失語症者の
実用コミュニケーション
臨床ガイド

竹内愛子 編集

協同医書出版社

序　文

　失語症のリハビリテーションでは，患者の言語機能に直接的に働きかけその改善をめざす伝統的な訓練法のほかに，言語機能障害を抱えながらも患者の残存能力を利用して，日常生活のコミュニケーションに直接役立つ能力の改善をめざす訓練の方法がある．Davis（1993，第Ⅰ章の文献参照）は，失語症臨床における最大の挑戦は訓練室で獲得した能力を彼らの日常生活に転移することである，と述べている．訓練室における呼称課題では正答できる語彙が実際のコミュニケーション場面では使えないという般化困難の問題は言語聴覚士（以下，本書ではSTの用語を用いる）たちも十分知っている．このような能力の乖離が起きるのは，実際のコミュニケーションはさまざまな言語・非言語的要因を含みながら参加者間の相互作用によって展開していくのに対して，伝統的な言語訓練は，一般に，STによってコントロールされた刺激が患者に一方向的に与えられ，刺激に対する反応として言語機能の改善をめざすという方法が取られることに原因があるのではないだろうか．この訓練の構造は本来の相互作用的なコミュニケーションの構造とは異なっているのは明らかである．そこで，多くのSTは，患者の実生活で本当に役立つコミュニケーション能力を改善するために，言語訓練では何をすればよいか迷い不安を抱えているのではないかと思われる．

　本書は，こうした失語症訓練の背景にある問題を踏まえて，実用コミュニケーションの改善をめざす訓練の概説と症例提示を行い，失語症臨床に寄与すべく編纂されたものである．我々の前書『失語症臨床ガイド』（協同医書出版社，2003）では，「実用コミュニケーション改善のための働きかけ」という章を設けこの問題に対処しているが，1章のみで実用コミュニケーションの問題を論じるのでは不十分と考え，今回，あらためて本書を計画した．

　本書は7章より構成されている．各章内の構成は前書『失語症臨床ガイド』と同じで，前半部では，その章の問題についての概説と，文献による訓練法や症例紹介を行う．また，章の後半部では，臨床経験が豊富なSTたちがその章で取り上げられている問題に対して，現実の臨床ではどのような訓練法で対処しているかの具体例を紹介する．この症例紹介の部分の構成もわずかな変更を加えただけで殆ど前書と同じである．すなわち，一般的な「症例報告」のように一人の失語症者の問題を広い範囲にわたって縦断的に述べるのではなく，本書では，患者の基本的情報や失語症状・関連障害について簡潔に紹介した後，訓練目標，訓練対象・訓練仮説，訓練方法，結果，考察，の項目を立て記述する方法をとった．なお，本書では1ページ程度のさらに短い症例紹介も加えられている．

　第Ⅰ章「「実用コミュニケーション」の考え方と評価法」では，実用コミュニケーションという用語が含む内容を定義し，わが国では1種を除いて殆ど開発されていないこの領域の評価法について概説した．第Ⅱ章「談話能力の改善をめざす訓練」は，言語学の語用論が関わる領域であり，

STにとってはいささか不慣れな用語が出てくるが，主として中・軽度レベルの失語症者を対象とした訓練について示唆を得るところが大きいと思われる．第Ⅲ章「相互作用を重視した訓練」は，第Ⅱ章の談話訓練に関する良く知られたいくつかの訓練法を紹介するものである．本章は1. PACEによる訓練，2. ロールプレイによる訓練，3. 現実の生活場面に参加しての訓練，の3つの項によって構成されている．第Ⅳ章「コミュニケーション促通のためのストラテジー獲得訓練」は，日常コミュニケーションの効率をあげるために使用するとよいさまざまなストラテジーの獲得について述べる．第Ⅴ章「拡大・代替コミュニケーション手段の獲得訓練」も2つの項から構成されている．1. 非言語様式を用いる代替手段の獲得訓練：実際のコミュニケーション場面では，意思疎通を図るために用いる代替手段を言語による代替か，あるいは非言語手段による代替かを分けずに，必要に応じて両方の手段が使用されるのが一般的と考えられるが，本項では主として非言語様式による代替手段の獲得訓練について述べられる．2. コンピュータ利用による訓練：今日，パソコンが大いに普及し，これに慣れた失語症者の増加も考えられるところからこの項を設けた．第Ⅵ章は「失語症グループ訓練」についてまとめられている．グループ訓練は患者の言語機能を社会化し，談話能力を改善するために有効な訓練法だと考えられる．第Ⅶ章「失語症者の社会参加のための環境調整」では，言語室から社会に出た患者のコミュニケーションを良くするために，彼らを受け入れる社会の側に対する働きかけについて検討されている．

　本書は，失語症者の実際のコミュニケーションを良くするために役立ちたいと願っているすべてのSTを対象としている．また，臨床実習に出る学生にも失語症臨床を考える上での材料を提供するだろう．

　最後に，編者の意図を汲んで執筆にご協力いただいたSTの皆様に深謝申し上げる．また，本書作成のために多くの執筆者をまとめ，多大な労力を費やしていただいた協同医書出版社・編集担当の関川宏氏にも深謝したい．

2005年10月

竹内　愛子

編　集

竹内　愛子（元・七沢リハビリテーション病院脳血管センター言語科）

執筆者（五十音順）

今村恵津子（元・医療法人社団三成会前田病院リハビリテーション科）
入江　美緒（元・横浜市総合リハビリテーションセンター）
荻野　　恵（きせがわ病院リハビリテーション課）
大澤富美子（元・横浜市総合リハビリテーションセンター）
織田　千尋（国立精神・神経医療研究センター病院リハビリテーション科）
金子　真人（帝京平成大学健康メディカル学部言語聴覚学科）
毛束真知子（昭和大学医学部神経内科，学習院大学文学部英語英米文化学科）
小島真奈美（横浜市総合リハビリテーションセンター医療部言語聴覚・心理科）
杉本　啓子（特定非営利活動法人コミュニケーション・アシスト・ネットワーク）
髙橋　政道（葛飾区地域福祉・障害者センター）
竹内　愛子（元・七沢リハビリテーション病院脳血管センター言語科）
土橋三枝子（虎の門病院リハビリテーション部言語聴覚科）
中村　　やす（調布市総合福祉センター）
野副めぐみ（川崎市北部リハビリテーションセンター）
廣實　真弓（帝京平成大学健康メディカル学部言語聴覚学科）
星野　由香（社会福祉法人シルヴァーウィング）
堀田　牧子（七沢リハビリテーション病院脳血管センター言語科）
緑川裕美子（汐田総合病院リハビリテーション科）
宮入八重子（元・東京都立神経病院リハビリテーション科）
山澤　秀子（医療法人社団廣和会藤本クリニック）
山田那々恵（太田川病院リハビリテーション科）

目　次

第Ⅰ章　「実用コミュニケーション」の考え方と評価法 ……… 1

総論　「実用コミュニケーション」の考え方と評価法（竹内愛子）……… 2
1. 「機能的コミュニケーション」能力と「語用論的」能力の関係（用語の問題）　2
2. 評価方法とその特徴　3
3. 失語症者の語用論的能力の特徴　14
4. 失語症治療における実用コミュニケーション訓練の位置づけ　15

第Ⅱ章　談話能力の改善をめざす訓練 ……… 19

概説　談話能力の改善をめざす訓練（竹内愛子）……… 20
1. 「談話」とは（用語の定義）　20
2. 文脈とは　21
3. 談話構造のレベル　22
4. 失語症者の談話能力　24
5. 失語症者の談話訓練についての特徴的な主張　29

症例Ⅱ-1　話題の自発と伝達能力の改善をめざしたブローカ失語例の訓練（荻野　恵）……… 34

症例Ⅱ-2　職場復帰した健忘失語例に対する談話訓練—食品営業をテーマとして
　　　　　（今村恵津子）……… 38

症例Ⅱ-3　喚語困難のために談話に自信がもてない失名詞失語例の訓練（金子真人）……… 42

症例Ⅱ-4　サイン言語と主語の同定により文の発話改善を図ったブローカ失語例の訓練
　　　　　（土橋三枝子）……… 46

症例Ⅱ-5　超皮質性感覚失語例に対する実用コミュニケーションの改善をめざした訓練
　　　　　（星野由香，毛束真知子）……… 50

症例Ⅱ-6　混合型超皮質性失語例に対する実用コミュニケーションの改善をめざした訓練
　　　　　（星野由香，毛束真知子）……… 54

症例Ⅱ-7　語義失語例に対する仮名を利用した日常コミュニケーションの援助（宮入八重子）
　　　　　……… 58

症例Ⅱ-8　回想法を用いた慢性期高齢失語例の訓練（今村恵津子）……… 62

第Ⅲ章　相互作用を重視した訓練 ……… 67

概説1　PACE（Promoting Aphasics' Communicative Effectiveness）
（堀田牧子）……… 68

1. PACEの4原則　68
2. 訓練への適用　69
3. 評価の方法　69
4. PACE訓練の報告例　70
5. PACEを拡大・応用した訓練の例　71
6. 典型的なPACE訓練の例　72

症例Ⅲ-1　ウェルニッケ失語例とその家族に情報伝達促進法を用いた訓練（広実真弓）……… 76
症例Ⅲ-2　ブローカ失語例とその家族に情報伝達促進法を用いた訓練（広実真弓）……… 80
症例Ⅲ-3　ブローカ失語例の介護スタッフを交えた伝達行動の拡がり（今村恵津子）……… 84

概説2　ロールプレイ活動（山澤秀子）……… 88

1. はじめに　88
2. ロールプレイを採り入れた評価法　89
3. ロールプレイ活動の意義　89
4. ロールプレイ活動の流れ　91
5. ロールプレイ活動の留意点　92
6. おわりに　94

症例Ⅲ-4　復職に向けロールプレイ活動を採り入れた失名詞失語例の訓練（山澤秀子）……… 96
症例Ⅲ-5　PACE後，主にロールプレイ活動を行った伝導失語例の訓練（山田那々恵）……… 100
症例Ⅲ-6　全失語例に対する数の理解から買物訓練まで（今村恵津子）……… 104

概説3　現実の生活場面に参加してのコミュニケーション活動
（小島真奈美）……… 108

1. はじめに　108
2. 実際の生活でのコミュニケーションの様相を把握する　109
3. 実生活上のコミュニケーション相手や場面に焦点を当てる　110
4. 今後の展望―STとしてのプログラムの工夫と，訪問STへの期待　111

症例Ⅲ-7	買物随行を機にコミュニケーション自立に向かった単身ブローカ失語例
	（今村恵津子）……………………………………………………………………114
症例Ⅲ-8	コミュニケーションの実用化と復職準備としての自助グループ活動（小島真奈美）
	………………………………………………………………………………………118
症例Ⅲ-9	隣人を射程に入れた最重度者・2人部屋でのコミュニケーション訓練
	（今村恵津子）……………………………………………………………………122

第Ⅳ章　コミュニケーション促通のためのストラテジー獲得訓練 …127

概説　コミュニケーション促通のためのストラテジー獲得訓練 （毛束真知子）
………………………………………………………………………………………128

1. 語用論的能力の重要性　128
2. コミュニケーションの促通に関わる語用論的要因　128
3. 失語患者の会話にみられる特徴　129
4. 実用コミュニケーションの促通ストラテジー獲得をめざす訓練課題　131

症例Ⅳ-1	うなずき・首振りによるyes-no表出をめざした全失語例の訓練（荻野　恵）…138
症例Ⅳ-2	象徴機能障害により○×カードの使用困難を呈した全失語例の訓練（金子真人）
	………………………………………………………………………………………142
症例Ⅳ-3	コミュニケーション・ノート（ボード）を使用した重度ブローカ失語2例の訓練
	（緑川裕美子，毛束真知子）……………………………………………………146

第Ⅴ章　拡大・代替コミュニケーション手段の獲得訓練 ……………153

概説1　非言語様式による代償手段の訓練 （堀田牧子）………………………154

1. ジェスチャー　154
2. 描画　156
3. コミュニケーション・ボード（ノート）　158
4. 多種のコミュニケーション手段の利用　159
5. 訓練を計画・実施する上での留意点　160

症例Ⅴ-1	代替手段としてジェスチャーを使用した重度ブローカ失語例の訓練（杉本啓子）164
症例Ⅴ-2	重度ブローカ失語例に対する代替手段としての描画訓練
	（小島真奈美）……………………………………………………………………168

概説2　コミュニケーション促通手段としてのAAC機器の利用 〈大澤富美子〉……172

　　1. はじめに　172
　　2. 失語症臨床におけるAAC機器の変遷　172
　　3. AAC機器使用の適応評価時の留意点　174
　　4. 失語症者が活用できる機器／ソフトウェア　178
　　5. AAC機器導入時のSTの役割　178
　　6. 今後の展望　181

症例V-3　伝導失語例に対するワープロ使用訓練―パソコン操作支援ソフトを利用して
　　　　　〈入江美緒〉……186
コラム　ローマ字入力で使える単語予測機能ソフトを利用したブローカ失語例の訓練
　　　　　〈入江美緒〉……190

第Ⅵ章　失語症グループ訓練 ……191

概説　失語症グループ訓練 〈中村やす〉……192

　　1. はじめに　192
　　2. グループ訓練の利点・意義　193
　　3. グループ訓練の分類　194
　　4. グループ訓練の効果，評価　201
　　5. グループ訓練の留意点，STの関わり方について　202
　　6. おわりに　204

症例Ⅵ-1　グループの運営活動を中心としたグループ訓練〈中村やす〉……207
症例Ⅵ-2　中・軽度グループに対する「世界旅行」をテーマとした訓練〈織田千尋〉……212
コラム　数詞表出をめざした重度ブローカ失語例のグループ訓練〈大澤富美子〉……216

第Ⅶ章　失語症者の社会参加のための環境調整 ……217

概説　失語症者の社会参加のための環境調整 〈中村やす〉……218

　　1. はじめに　218
　　2. 家族が抱える問題へのアプローチ　219

3. 慢性期失語症者の社会参加のためのアプローチ　228
　　4. 職業復帰　231

症例Ⅶ-1　失語症会話パートナーを導入した自主グループ支援（高橋政道，中村やす）……235
症例Ⅶ-2　失語症者家族の心理的支援としての交流ノート（小島真奈美）……240
コラム　生活の場への適応をめざした慢性期失語例の訓練（野副めぐみ）……242

索　引 …… 243

第Ⅰ章

「実用コミュニケーション」の考え方と評価法

総論

「実用コミュニケーション」の考え方と評価法

　我々STは，患者の現実生活でのコミュニケーション能力の改善をめざす訓練を「実用（的）コミュニケーション訓練」あるいは「機能的コミュニケーション訓練」と言い習わしているが，本章の第1項で検討する通り，その考え方は一様ではない．本書の第Ⅱ章以降では，さまざまな実用コミュニケーション訓練についての概説と実際の訓練例が紹介されるので，本章では訓練を開始する前の段階として，まず「実用コミュニケーション」の概念，考え方をとりあげると共に，主にその評価法ついて検討する．

1.「機能的コミュニケーション」能力と「語用論的」能力の関係（用語の問題）

　失語症者の実用コミュニケーション能力を表現する用語として，文献上，「機能的（functional）コミュニケーション」能力の他に，しばしば「語用論的（pragmatic）」能力の用語が使用されている．この後者の用語は言語学的知識が不充分な我々STにとってはどこかなじめない表現であるが，「機能的コミュニケーション」と明確な区別がなく，ほとんど同じ内容を指すかのごとく使用されている場合が多い．機能的コミュニケーション訓練も語用論的アプローチも，訓練の最終目標は，患者の現実生活におけるコミュニケーションの改善を通して，患者と他者との相互関係を改善することにあるのは間違いないが，まず，この2つの用語を同義語として扱ってよいのか，検討しておきたい．

　語用論の「語用」とは「言語使用」を指しており，pragmatics（語用論）は文脈における言語使用の規則を研究する言語学の一領域であると定義される（NewhoffとApel 1997, Worrall 1995）（「文脈」の用語については第Ⅱ章参照）．そしてその考え方は，言語障害者の症状を説明し訓練計画を立てるために有効な理論として，言語障害学の領域，特に失語症に適用され今日の隆盛に至っている．伝統的な失語症臨床では，語彙，統語，音韻など要素的な言語面が主な訓練対象となっているのに比較して，語用論的アプローチでは，文脈のある状況での言語使用能力の改善をめざした訓練が行われることになる．

　最初の疑問に戻って，コミュニケーションについて「機能的」あるいは「語用論的」と表現される能力は失語症者の同じ技能をみているのだろうかという問題である．

　Irwinら（2002）は，失語症者の言語障害の程度と機能的コミュニケーション成績，語用論的側面の成績の3者間の関係を調べている．それらを測定する検査として，言語障害の測定にはPICA（Porch Index of Communicative ability. Porch 1967）を，機能的コミュニケーション能

力の測定には，Wertzら（1981）がSarno（1969）のFCP（Functional Communication Profile）に基づいて開発したRFP（Rating of Functional Performance）を，語用論的能力の測定にはPruttingとKirchner（1987）のPP（Pragmatic Protocol）を用い，20名の失語症者について，発症後4週時から11週の間隔で1年間測定している．その結果は，①言語障害の重症度は発症後1年間のどの測定時にも，機能的コミュニケーションの重症度あるいは語用論的行動の重症度の両方と相関があった．しかし，②機能的コミュニケーションの重症度と語用論的行動の重症度は，発症後4週時に相関があったのみで，その後の測定時には相関がみられなかったというものであった．発症後4週間時に機能的コミュニケーションの重症度と語用論的行動の重症度間に相関があったというのは，私見だが，おそらく早期の脳損傷の深刻さを反映する障害の重さが前面に出た結果，これらの2つの能力の質的違いを覆い隠してしまった部分があったのではないかと推測される．

　Irwinらの結果は，あくまでも特定のテストで測定された機能的コミュニケーション能力と語用論的能力であって，これらの成績が患者の現実生活でのそれらの能力を本当に反映しているといってよいのかどうか疑問が残るとしても，失語症領域での「機能的コミュニケーション」と「語用論的コミュニケーション」の用語は，一般に使用されているほど，交換可能な同義的な用語ではないらしく，別々の能力を代表する部分があることを示唆している．Irwinらは，失語症者の機能的コミュニケーションの背後にある能力として語用論的行動を位置づけており，Worrall（1995）も機能的コミュニケーションの概念は語用論的行動を含むもので，両者は同一ではないとしている．

　以上から，機能的コミュニケーションと語用論的行動は，重複する部分が多いが部分的に重ならない能力面があり，同義語的用語ではないと考えることができる．本章では文献を引用・検討する際には，当該の研究者が使用している「機能的」あるいは「語用論的」を彼らにならって使いわけていくが，両方を含めて，議論を行う場合は「実用（的）」を使用することとする．

2. 評価方法とその特徴

　失語症者の機能的コミュニケーション，あるいは語用論的行動の測定法についてわが国では，「実用コミュニケーション能力検査—CADL検査」（綿森ら 1990）以外はほとんど知られていない．また，いわゆる語用論的評価に関しては皆無に等しい．そこで本章では評価の問題を取り上げる．

1）評価法の分類

　Manochiopinigら（1992）は，実用コミュニケーション能力の評価法として，それらの視点が機能的コミュニケーションにあるのか，あるいは語用論的行動かの区別をつけずに広範囲に評価道具を集め，これらをその特徴から以下のように5種のカテゴリーに分類している．本項は，こうした評価法を網羅的に紹介するのは目的ではなく，失語症者の実用コミュニケーションの評価

についてどのようなことが考えられているか，また何を考えるべきかを把握するのが目的なので，ここでは各々のカテゴリーの中から，代表的な検査名だけを記録しておき，それらの内容は後に検討することとする．

　①観察プロフィール：患者の自然な会話を録音したものや，現実生活での患者と他者との交流場面を通して，コミュニケーション行動の観察が行われ，チェック項目にしたがって反応特徴がプロフィールにまとめられる．例えば，Pragmatic Protocol（PP, PruttingとKirchner 1987）がある．②コミュニケーション効果の測定：このグループの評価法は，患者が他者と行うコミュニケーション行動の効果を評価することに焦点がある．例えば，Functional Communication Profile（FCP, Sarno 1969），Communication Effectiveness Index（CETI, Lomasら 1989）がある．③日常生活場面のシミュレーションを用いて検査し標準化したテスト：わが国でもよく知られているのがCommunicative Abilities in Daily Living（CADL, Holland 1980）である．このテストでは評価の方法としてしばしば，日常コミュニケーション場面をシミュレーションによって再現し使用するのが特徴的である．④家族への質問表や実際のコミュニケーション場面の観察による方法：家族が失語症者の病前のコミュニケーション習慣を現在の状態と比較して記入する調査表や，家庭での患者と家族の実際のコミュニケーションを観察して，そこで使用されるコミュニケーションストラテジーを把握しようとする方法など，いくらか非等質な評価法が混在する群である．観察による例としてHolland（1982）の方法がある．⑤複合的評価：このグループの評価法は，語用論的な言語使用に関する変数と共に，談話や会話分析の視点（例えば，「社会言語的な敏感性」）が組み入れられている．その例として，Profile of Communicative Appropriateness（PCA, Penn 1993より）がある．

　Manochiopinigらは①の観察プロフィールのカテゴリーと，⑤の複合的評価に含まれる検査は他のカテゴリーの検査よりも，理論的背景をもって作成されているとしている．そしてこれらの検査はコミュニケーションにおける広範囲な語用論的変数の能力をとりあげており，そのことによって他の主観的な臨床的判断にもとづく評価法に対して，系統的な観察の視点を提供していると述べている．

2）機能的コミュニケーションの評価
（1）機能的評価の定義

　ASHA（1990）によるコミュニケーションの機能的評価についての定義がある（Frattali 1996, Worrall 1995より）．

> さまざまな文脈で他者とコミュニケートする能力の程度・範囲を評価する．その際，環境の部分的変更，適応のための装置，コミュニケートするのに要する時間，患者の生活についての聞き手の経験度などを考慮する必要がある．また，メッセージの受容や受容強化のためにコミュニケーション・パートナーの調整が考えられなければならない．

この定義はさまざまなタイプのコミュニケーション障害をカバーして多数の重要な問題点を含んでいる．伝統的な検査では障害の抽出に焦点が置かれているのに対して，この定義は患者の外側

の諸問題を考慮して，コミュニケーション障害をみていくプラス志向の評価内容となっている．Worrallはさらに，失語症者は病前それぞれ，コミュニケーションを行う個有の環境をもっていることから，上記の定義に「個人の日常環境でコミュニケーションを行う能力を評価する」ことを追加すべきだと個人の生活環境の重要性を指摘している．

(2) 機能的コミュニケーション評価の視点

　伝統的な失語症検査では，失語症を形づくっているさまざまな言語要素（例えば名詞の喚語能力）をできるだけ純粋に取り出すために，反応の手がかりとなりそうな情報はできるだけ排除するかたちで作成されている．例えば名詞の喚語能力を調べるために，絵カードに描かれた単独の物品名を呼称することを求める．しかし，こうして測定された言語能力は，実際のコミュニケーション場面で使用される能力を反映しているとは必ずしもいえないだろう．日常コミュニケーションでは，言語的，パラ言語的，非言語的など，さまざまな文脈の中で話し手と聞き手の相互作用が行われるので，伝統的な失語症検査では正答できなかったことばも，こうした場面では文脈の助けを借りて理解しやすくなったり，想起しやすくなったりする場合をSTはしばしば観察しているだろう．機能的コミュニケーションの評価あるいは語用論的行動の評価は，より自然な相互作用のあるコミュニケーション状況で，あるいはそれに近い状況で，失語症者のコミュニケーション能力を評価しようとしているのが特徴であり，いわばこの考え方は，伝統的な失語症評価の対極にあるといってもよいかも知れない．

　Davis（1993）は，機能的コミュニケーション評価の視点は，言語使用者によるメッセージの伝達度を強調することにあると述べている．また，Holland（1980）はCADLについて，この検査はコミュニケーションの機能的適切性を問題にするのであって，正確性それ自体ではないとしている．そしてCADLの正反応は，情報の伝達手段を問わず，検者が情報を得られたかどうかに基づいて採点される．訓練においても「機能的コミュニケーション訓練」（Functional Communication Treatment．FCTと略称される）を主張するAten（1994）は，FCTで強調するのは，情報の伝達や人と人の相互作用としてのコミュニケーションであり，言語はコミュニケーションの重要な部分ではあるが，唯一の重要な訓練目標とはならないと述べている．

(3) 機能的コミュニケーションの評価道具

　失語症における機能的コミュニケーション能力を評価する検査のうち，代表的な方法を紹介する．

FCP（Functional Communication Profile）

　Sarno（1969）は，伝統的な失語症検査が自然な言語使用を捉えていないとして，失語症検査の領域に機能的コミュニケーションの評価の概念をもち込み，その評価法を完成した最初の人といってよいであろう．FCPは今日でも失語症者のコミュニケーションの評価について言う時，ほとんどいつもその名前が挙げられ，実際に使用されている場合もある．FCPは失語症者の日常コミュニケーション行動を，5つのカテゴリーに分類された45個の検査項目によって代表させ，

各々を9段階に評定する方法をとっている．臨床上の参考のために以下にカテゴリー別に項目を列挙する．

　動作：口腔運動を模倣する・コミュニケートしようと試みる・yes-noを示す・エレベーター操作者に行先階を示す・ジェスチャーを示す．

　口頭表出：挨拶する・自分の名前を言う・名詞を言う・動詞を言う・名詞＋動詞の連鎖を言う・自動的でなく句を言う・指示をする・電話で話す・短い完全な文で話す・長い文を言う．

　理解：大きな環境音に気づく・感情的なことばの調子に気づく・自分の名前を理解する・話しかけに対して注目する・家族の名前がわかる・日常物品の名前を理解する・動作動詞を理解する・ジェスチャーによる指示を理解する・口頭での指示を理解する・1対1での簡単な会話を理解する・テレビを理解する・2人以上の人との会話を理解する・映画を理解する・複雑な口頭指示を理解する・複雑で早い会話を理解する．

　読解：単語を読む・リハビリのプログラム表を読む・街の標識を読む・新聞の見出しを読む・手紙を読む・新聞の社説を読む・雑誌を読む・本を読む．

　その他：名前を書く・時間がわかる・模写する・書取りをする・お金の操作をする・話す替わりに書く・計算する．

　以上の45項目で，非言語的な認知能力から，日常生活での複雑な言語行動までの広範囲な能力が評価の対象となっている．評定のための資料は患者と検者との気楽な会話や，患者自身や家族などからの報告によって得られている．これらのデータをnormal，good，fair，poorの4段階に分け，さらに各段階の能力を上・下の2段階に分けて合計8段階とし，それに，段階0を加えて9段階に評定する．normalレベルは患者の病前の教育・職業・社会的地位・性格要因などを考慮して個々の患者の病前のレベルをnormalの規準としており，ここにも機能的評価の重要な特徴がみられる．得られた成績はカテゴリー別にまとめられ，その得点率およびFCP全体の総平均が算出される．わが国でもFCPが公刊された当時，失語症領域のSTたちは大いに関心を示したが，評定に主観的判断が入り込む余地が大きく，その判定のあいまいさから，臨床に定着するには至らなかった．

CADL（Communicative Abilities in Daily Living）

　Holland（1980）がCADLの主な特徴の1つとして，成績の評価は反応の正・誤それ自体によって行うのではなく，メッセージ伝達の成功の程度に依っている点を挙げている．さらに彼女はもう1つの大きな特徴として，CADLの検査項目の内容を挙げている．伝統的な失語症検査は課題を独立した言語モダリティー別（話す・聴く・読む・書くなど）に分けて，文脈のないかたちで行うのに対して，CADLの多くの項目は，そのような言語モダリティーに分けては記述し難い1つのまとまりとして，コミュニケーションの相互作用を扱っている点を挙げている．また，多くの検査項目では豊富な文脈が提供され，適切にコミュニケーションを行うためには，まず，文脈の理解が要求される場合が多い．その他の特徴として，多数の非言語的なコミュニケーション場面が設けられていることも挙げられる．

　CADLは68個の検査項目から構成されている．具体的な項目内容は，綿森ら（1990）の「実

用コミュニケーション能力検査」から類推できるところがあるので，ここでは省略する．2つのテストで重複する項目は少ないが，多くの項目が日常コミュニケーション場面のシミュレーションのかたちで再現され，評価の対象とするやり方は同じである．HollandはCADLの検査項目に含まれる質的特徴を検討し，それらを10個の行動カテゴリーに分けて説明している．1つの検査項目は1つのカテゴリー特徴を持つというのではなく，1個から数個のいわば因子を含むと考えるとよいかもしれない．

1．読み・書き・計算・数や時間の判断［検査項目例：現在時を示す時計をみせて「診察の予約時間までにあと何分ありますか」］：さまざまな文脈的読みや数に関する課題が関連するもので，21項目にこの能力が求められた．

2．発話行為［例：説明する，誤った情報を訂正する］：発話行為（発話・ジェスチャー・書字など，情報や意図の伝送のために使用される行為）に関連するもので，21項目にこの特徴がみられた．

3．言語・非言語文脈の利用［例：禁煙マークのある所で男の人が煙草を吸っている絵をみせて，「この絵で何が起こっていますか」］：直接的に質問内容に反応するのではなく，検者が提示した文脈を考慮して反応する特徴がある課題で，17項目がそれに該当した．

4．ロールプレイ活動［例：医師を尋ねるふりをする］：検者が受付の女性や医師の役割を演じるのに対して，患者もその場面の患者のふりをして応える：10項目がロールプレイングを求める課題であった．

5．系列的，関係依存的コミュニケーション行動［例：「ここに自動販売機と小銭があります．（検者は患者に85セント渡す）飲み物を買いたいのですが，どのようにすればよいかやってみて下さい」と指示され，患者は系列的に動作を行うか，それらを口頭で説明する］：例のように系列的行動を遂行する能力や，例えば車のスピードメータに表示されたスピードと制限速度のサインの関係を認知するといった，関係依存的なコミュニケーション行動の能力を調べる．これらには9項目が該当した．

6．社会的慣習［例：挨拶］：挨拶をする，お詫びを言うなど，日常生活でしばしば使われる発話行為が含まれており，8項目がこれに該当した．

7．拡散的行動［例：常識を逸した検者の発語に対して，驚きやばかげているといった反応を求める］：拡散的行動とは，与えられた情報を鵜呑みにするのではなく，論理的な可能性を産生することに関連する行動である．7項目がこの概念に関連していた．

8．非言語的記号によるコミュニケーション［例：男女別を示す標識をみせて，「トイレに行きたくなりました．あなたはどちらに入りますか」］：非言語的コミュニケーションやシンボルに関わる課題で7項目が該当した．

9．直示性［例：ドアの写真を見せて，「私達は店の前にいます．どのようにしてドアを開けますか」］：動きに関連したあるいは動きに依存したコミュニケーション行動と説明されている．6項目がこれに該当した．

10．ユーモア・不合理・メタファー［例：「『ホラを吹く』ことに関連する絵はどれです

か」：ユーモアやメタファーを理解するには高レベルの言語認知操作能力が関連している．4項目がこのカテゴリーを含んでいた．

　以上，CADLを構成する項目の質的特徴を示す10個のカテゴリーを概説した．先に紹介したFCPの項目は，多くのものが言語モダリティーによって分類され，また課題の難易度も名詞・動詞・2語連鎖・短文・長文といったように順序づけられており，伝統的な失語症検査の構成が強く残っている．これに対して，CADLは全く考え方を異にしており，患者の日常生活場面から切りとったような項目によって構成されている．また，それらの検査項目に含まれる質的特徴を示すカテゴリーの考え方も伝統的な言語モダリティーとは大きく異なっているのがわかる．

　CADLの採点法についての視点は先にも触れたが，得られた反応は，2：correct（正反応），1：adequate（適切反応），0：wrong（誤反応）の3段階に分類される．反応手段を問わず検者が適切な情報を得られればcorrectと採点され，また，例えば年齢を尋ねられて5歳以上異なっている場合，ある程度適切なことからadequateと評価される．

　Holland（1982）は，CADL開発のデータの一部から40名の失語症者の家庭での自然なコミュニケーション場面を観察し，失語症者が障害を克服するために使用する言語・非言語的な促通ストラテジーを分析しており，CADLも含めてテストでは得られない観察のもつ潜在的な豊富な機能を認めている．テストからは失語症者が日常のコミュニケーションで，実際に，何をどの程度コミュニケートしているかについての情報は得られず，CADLなどテストは臨床的に重要な評価道具ではあるが，失語症者をよく知るためには，観察は有益な手段であるとしている．

　なお最近，CADL-2（Hollandら 1999）が公刊されている．CADL-2は初版の基本的な特徴は残しながらも，主に次のような変更が加えられている．①対象患者を失語症のみでなく，中枢神経系の損傷に基づくコミュニケーション障害全般に拡大した．②検査項目を50個に減らし，検査時間を短縮した．③ロールプレイを行う項目，年齢や社会的地位が反映される項目，冗長な項目などを削除した．④初版では検査に含まれる10個の行動カテゴリーを抽出したが，第2版では7個のカテゴリーにまとめ直し，新しいカテゴリー名をつけている．以下にそれらを示すが，カッコ内は筆者が上記のように日本語にした初版のカテゴリー名である．

　社会的相互作用（社会的慣習，発話行為）：拡散的コミュニケーション（拡散的行動）：文脈のあるコミュニケーション（言語・非言語文脈の利用）：系列的関係（系列的，関係依存的コミュニケーション行動）：非言語的コミュニケーション（非言語的記号によるコミュニケーション，直示性）：読み・書き・数の使用（読み・書き・計算・数や時間の判断）：ユーモア・メタファー・不合理（初版のユーモア・不合理・メタファーとは語順が変えられている）である．

　初版にあったロールプレイを行う検査項目は，上述のように削除されているが，その理由をHollandらは，STの中にはロールプレイングが検者と患者の自然なコミュニケーションの相互作用を妨害すると感じ，CADLの使用を避ける者がいるためと述べている．訓練におけるロールプレイ活動は，患者のニーズや能力を背景として個々の患者に有用な場面が選択されるが，検査ではこうした配慮が全くない状態でのロールプレイングになるところに問題が生じるのではないかと思われる．

実用コミュニケーション能力検査—CADL検査—

本検査は，綿森ら（1990）によってわが国の失語症者を対象に標準化されたもので，わが国では機能的コミュニケーション能力評価の唯一の道具となっている．著者らは方法論的にはHolland（1980）のやり方を踏襲していると述べている．検査では，実物やそれに替わる模型を多用し，またロールプレイングもしばしば使用されている．検査内容は以下の34項目で構成されている．

1．挨拶をする　2．名前を言う　3．誤った情報（住所）対して，「はい—いいえ」をはっきり示す　4．住所を言う　5．年令を言う　6．不可解な早口の質問に対して聞き返しをする　7．症状を言う　8．受診申し込み用紙に記入する（日付・名前・住所・年令など）　9．受診申し込み用紙に記入する（自分の症状）　10．受付番号を模写する　11．病院内の書字標識を理解する（新患—再来）　12．病院内の書字標識を理解する（薬局）　13．薬袋の指示を読んで指定量の薬を出す　14．自動販売機で切符を買う　15．デパートの案内板をみて，行先のエレベーターの階を言う　16．買物をする（使用法を読んで品物を選ぶ）　17．買物をする（値段の判断をする）　18．買物をする（おつりの誤りを指摘する）　19．メニューを見て注文する　20．道を尋ねる　21．地図上で道順を理解する　22．指示を理解する　23．出前を注文する（与えられた電話番号をダイヤルする）　24．出前を注文する（そばを注文する）　25．区役所の電話番号を調べる　26．電話を受ける　27．電話の内容をメモする　28．聞いた時刻に時計を合わせる　29．時刻を告げる　30．テレビ番組欄から選択する　31．テレビチャンネルを選択する　32．新聞を読む　33．ラジオの天気予報を聞く　34．量を理解する（カードを三等分する）．

以上の34項目の反応を5段階に評価し，成績のプロフィールを作成すると共に総得点を算出する．その総得点からコミュニケーションの重症度レベルを「全面介助」から「自立」までの5段階に位置づけることになっている．

Hollandは各検査項目に関連するコミュニケーションの質的特徴を10個のカテゴリーに分けて説明したが，本検査でも各項目の課題遂行にかかわる要因として言語面と認知・行為面に分けて関連要因を列挙している．しかし，これらはHollandのカテゴリーとは考え方を異にしている．また，本検査ではコミュニケーション・ストラテジーとして聞き返し・代償反応・自己修正・回避の4種を記録する方法がとられている．

CETI（Communicative Effectiveness Index）

Lomasら（1989）によって開発されたCETIは，先述のFCPやCADLとは全く異なった評価手続きをとっている．まず，目標としているのは，機能的コミュニケーション能力の時間経過による変化を把握することである．FCPも1カ月ごとに施行可能とされ，機能的コミュニケーション能力の改善の様相をプロフィール上に重ね書きする方法をとっている．しかしCETIの方はさらに明確にこの能力の時間的変化に焦点をおいている．

つぎに特徴的なのは，患者の機能的コミュニケーション能力の評定者が家族や身近な者である点である．Lomasらは簡便に実施したいから，ロールプレイングの方法はとらないとし，また，患者の日常コミュニケーションをほとんど観察する機会がない臨床家が推測によって評定する方

法は不正確で信頼できないとしている．そこで，患者の家族などが直接観察したものを報告する方法をとったとしている．検査は4種のコミュニケーション・カテゴリーを背景として抽出された16個の項目から構成されている．このコミュニケーション・ニードがあるカテゴリーとは，1. 基本的ニード（例：トイレ，食事，整容），2. 健康についての不安（例：倒れた時に助けを呼ぶ，医療情報の理解や表出），3. 生活技能（例：ショッピング，電話の使用，交通標識の理解），4. 社会的的ニード（例：食事中の会話，友達に手紙を書く）の4種である．

　検査項目はつぎの16個である．1．誰かの注意をひく　2．患者について話されるグループの会話に加わる　3．yes-noで適切に答える　4．自分の感情を伝える　5．自分に言われていることを理解したことを示す　6．（ベッドサイドや家庭で）友人や隣人とお茶の時間に会話をする　7．あなたと1対1で会話をする　8．患者の前にいる人の名前を言う　9．痛みなど身体問題についてコミュニケーションをする　10．自発的に会話をする（会話を開始したり，あるいは話題を変えたりする）　11．ことばを使わないであらゆる方法（yes-noを含めて）を用いて反応したり，コミュニケーションをする　12．身近な家族ではない人と会話を開始する　13．書かれたものを理解する　14．大勢の人が加わっている早口の会話に参加する　15．知らない人との会話に加わる　16．何かの問題について，突っ込んだ表現をしたり，議論をしたりする．

　各項目の評定は，「全くできない」から「病前のようにできる」までの範囲を視覚的に10cm相当の尺度上に位置づけることによって行われる．例えば，FCPのようにfairやgoodといった評定の基準となるものはなく，連続量として変化する10cm相当の尺度の上に患者のコミュニケーション能力を位置づけ，時間経過に沿ってその変化を比較・検討する方法がとられている．

3) 語用論的評価
(1) 語用論的能力の必要条件

　Penn（1993）は語用論的な言語能力の特徴を明らかにするために語用論的コミュニケーションモデルを提出している（**図1**）．文脈のあるコミュニケーションは，図中の知識や技能の相互関係が反映され成立する．各々の技能について検討してみよう．

　1．**言語技能**（言語とその構造についての知識）：これには伝統的な失語症訓練が対象としている言語の語彙・音韻・統語・意味と，それらの関係についての知識などが含まれる．

　2．**認知技能**：もの・できごとについての知識・記憶，世界知識，信念，感情状態など，言語システムとは独立した広範な認知機能の関与が想定される．話し手と聞き手の間で共有する前提条件についての知識や，字面ではなく話し手の発話意図を適切に判断する能力なども含まれている．

　3．**社会的技能**：話者が属する社会で会話を支配する談話規則の知識についていう．伝統的な失語症訓練で口頭表出の改善を目標にしばしば実施されている呼称と，会話で使いたいと思った語を自ら想起するのとではおそらく，関与するメカニズムが非常に異なっているとHolland（2004）は述べている．

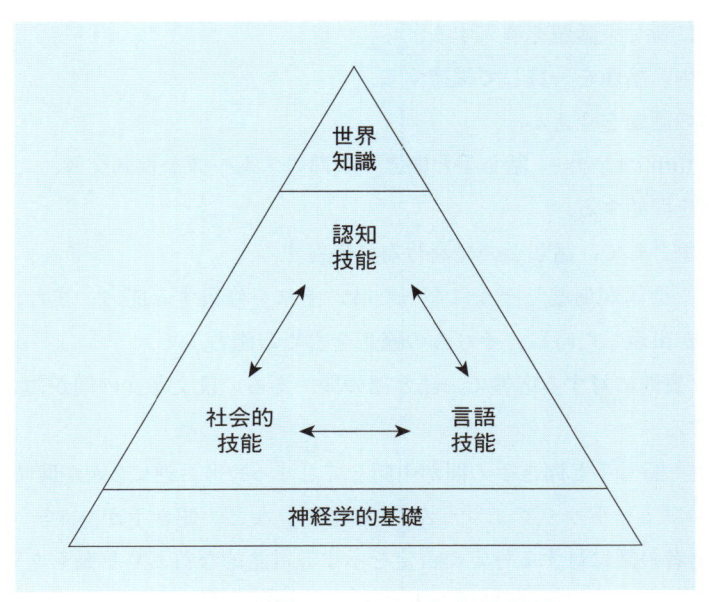

図1 語用論的能力のための必要条件
(Penn 1993より改変)

(2) 語用論的な評価道具とその特徴

語用論的観点を明確に前面に出している評価道具の例を紹介するが，内容がある程度把握できることをめざし，各々の著者らに従って簡単に項目内容の説明も追記する．

PP（Pragmatic Protocol）

PruttingとKirchner（1987）が作成したこの評価表は，文献にもしばしば登場しよく知られている．Pruttingらは，語用論的評価は言語の構造面と同時に，言語使用の規則に基づいて行われるコミュニケーションの特徴面を含めた広範囲な変数を対象にしなければならないと強調している．その結果，30個の行動が評価の対象として抽出されている．評価は，患者がコミュニケーション・パートナーと自発的で構成されていない会話を行っている場面を臨床家が実際に観察するか，またはビデオで15分程度の会話を観察した後に行う．判定は「適切」「不適切」「観察の機会なし」の3種類で各変数（項目）ごとに行う．以下に30個の変数を列挙する．

<u>言語側面</u>

A. 発話行為（speech acts）
1. ペアになった発話行為の分析：文脈に沿って適切に話し手と聞き手の役割を担う能力について評価する．ペアになった発話行為のタイプとしては，例えば，指示／承諾，質問／応答，要請／応答，コメント／承認などがある．
2. 発話行為の多様性：コメントを言う，主張する，要請する，約束するなど，さまざまな発話行為の多様性を評価する．

B. 話題（topic）
3. 選択：多様な側面を持つ文脈に適切な話題を選択する．

4. 導入：談話に新しい話題を導入する．
5. 維持：談話中，話題を一貫して維持する．
6. 転換：談話の話題を変える．

C. 役割交替（turn taking）：話し手と聞き手の間のスムーズな役割交替．

7. 開始：発話を開始する．
8. 応答：聞き手として，話し手の発話行為に応答する．
9. 修復／修正：会話が崩壊しそうになった時，それを修復する能力，また，会話で誤解や不明瞭な部分が出現した時に，それらの修正を求める能力．
10. 休止時間：質問に対する応答で，語と語の間，あるいは文と文の間が短すぎたり，逆に長すぎたりする．
11. 中断／重複：話し手と聞き手の間が中断してしまったり，逆に2人が同時に話したりする．
12. 話し手へのフィードバック：「うん」「本当？」など，聞き手がフィードバックを行う言語行動．話者の話に対する肯定や否定を示す非言語的な首ふり行動もある．
13. 隣接性：相手の発話の直後に隣接して起こる発話．隣接ペアの例として「質問―応答」「挨拶―挨拶」などがある．
14. 偶発性：先行する発話と同じ話題について，先行のコミュニケーション内容に情報を追加するような発話．
15. 量／簡潔さ：情報過多にならず，必要とされる情報が産生されなければならない．

D. 語彙の選択と使用

16. 特定性／正確さ：談話内容にもっとも適切な語彙を選択する能力．不適切な例では非特定的な語をしばしば使用するために情報が不明確になる．
17. 結束性：談話における発話間の関係をまとまりのある単位として認知するために用いられるさまざまな文法的手段で，例えば，指示（reference），代用（substitution），省略（ellipsis）などが挙げられる．結束性が不適切な例では，会話がバラバラに解体していてつながらない．また，発話は論理的に順序を追って表出されているとは思えない．その結果，聞き手は話者が表現する思考についていけず，誤解したり，あいまいにしか理解できなかったりする．

E. コミュニケーション・スタイルの多様性

18. コミュニケーション・スタイルの変更：話者は，例えば，ていねい表現を用いる，統語を変える，声の質を変えるなど，さまざまな対話条件に合わせて，コミュニケーション・スタイルに変更を加える能力が要求される．

<u>パラ言語側面</u>

F. 明瞭さとプロソディー

19. 明瞭さ：メッセージが理解されるための明瞭さの程度．
20. 声の強さ：メッセージを伝える声の大きさ．
21. 声質：共鳴と喉頭の特徴によって生じる言語音の性質．

22. プロソディー：メッセージの抑揚やストレスの強さ.
23. 流暢性：メッセージのスムーズな流れ・一貫性・速度.

非言語側面

G. 運動と近接空間

24. 身体接近：話者と聞き手がお互いに坐っている，あるいは立っている位置の距離の適切性.
25. 身体接触：話者と聞き手の間で持たれる身体的な接触の回数や場所の適切性.
26. 姿勢：前かがみになる，寄りかかるなど，話者と聞き手の間の姿勢のとり方.
27. 上下肢の動き：コミュニケーション中の足・脚・腕・手の動き.
28. ジェスチャー：言語行動を補助し，あるいはそれに替わるすべての動作.
29. 表情：顔の表情で肯定・中立・否定の表現を行う.
30. 視線：相手の顔をまっすぐに見る．対話ではお互いに見つめ合って行う.

PPを構成するのは以上の30個の変数であり，CADLとはかなり着眼点が異なるのがわかる.

PruttingらはPPを使用するに当たっての留意点を挙げている．まず，このプロトコルは全般的なコミュニケーションの特徴を示す指標であって診断手続きではない．プロトコル上の「不適切」の印は，ある観察期間にそれがみられたという記録に過ぎない．したがって，その行動が本当にしばしば出現するのかを決定するためには，別の状況で例えば，場所・コミュニケーションパートナー，話題を変えて再評価するための観察を行わなければならない．その結果，患者が当該の項目で「不適切」行動をしばしばとる特徴が把握できたら，それを治療の対象とする．また一方，プロトコル上で能力が高い項目群も調べ，治療計画の立案時に利用すべきだとしている．Pruttingらはプロトコルを見る場合，例えば，失語症者の喚語困難という特定の能力障害がコミュニケーションという大きな単位の中で，プロトコル上のさまざまな変数のうち，どの範囲に影響しているかを総合的にみていくべきだと述べている.

PCA（Profile of Communicative Appropriateness）

Penn（1993より）もかつて自身が開発した51項目から構成されている上記題名のテストを紹介している．PCAは，コミュニケーション行動を以下の6領域に分けて観察・評価するものである．各領域には6～12個の評価項目が含まれる.

尺度A．対話者に対する反応（項目例：要請・応答・他）
尺度B．意味内容のコントロール（例：話題の開始・維持・変更・他）
尺度C．結束性（例：省略・関係節・接続詞・他）
尺度D．流暢性（例：中断・繰り返し・喚語困難・他）
尺度E．社会言語的敏感性（例：間接的発話行為・風刺／ユーモア・他）
尺度F．非言語的コミュニケーション（パラ言語面と非言語面の両方を含める）

評価は「適切性」の程度を5段階に評定して行い，さらに「評価できない」の項目を追加している．PCAをPruttingらのPPに比較すると，いずれもコミュニケーションにおける相互作用を語用論的観点から把握しようとする姿勢が同じである．CADLに代表される機能的コミュニケーションの観点からの評価法が，先述したように，メッセージの伝達度を重視するのに対して，

語用論的視点をもつ評価法は，もちろんコミュニケーション行為の適切性も問題にするのだが，同時にその行為の多側面を分析し多様な特性を明らかにしようとしていると考えられる．

3．失語症者の語用論的能力の特徴

Penn（1993）は，失語症者の語用論的能力について，先述のPCAを使って測定したといういくつかの研究結果をまとめている．重要な特徴を挙げると，

尺度A．対話者に対する反応：役割交替はよく保たれている．述べられた主題の理解はよい．発話行為の範囲は健常者に近い種類がある．先行する叙述文脈情報を利用することができる．

尺度B．意味内容のコントロール：全体的に叙述構造は保たれている．主な意味ユニットは保たれている．

尺度C．結束性：指示関係に問題がある．接続詞を誤る．時制の使用，省略に誤りがある．

尺度D．流暢性：遅延反応も含めて，語想起のストラテジーに問題がある．

尺度E．社会言語的な敏感性：社会的慣習はよく保たれている．会話の失敗を修復する能力がある．理解できないことを示す能力がある．フィードバックに応答することができる．ステレオタイプな代償手段を使用する．

尺度F．非言語的コミュニケーション：ジェスチャーなど非言語的行動はよく保たれている．言語行動を非言語的に置き換えることができる．発話の速度や高さをさまざまに変化させて，要求や感情の範囲を表現できる．

以上のまとめから，失語症者の語用論的能力は比較的よく保たれている領域と，逆に困難が明らかな領域があることがわかる．Pennは能力が保たれている領域として尺度A，Bの一部，E，Fの尺度を，また，困難が大きい領域として尺度C，Dを挙げている．尺度Aは会話に参加し，対話者に反応する能力，Bの一部とは，叙述課題で主な意味内容を保持する能力，尺度E，Fは文脈の特性に対する敏感さ，コミュニケーション障害に適応しそれを代償する能力などに関連している．以上をまとめると，失語症者で比較的保たれているのは認知能力と社会的能力とみることができる．一方，失語症者の困難が大きい尺度C，Dは，メッセージが含む言語要因に大きく依存した領域と考えられ，失語症における語彙や統語などの基底的障害が反映されている．

ここで図1の「語用論的能力のための必要条件」を思い出していただきたい．そこでは，神経学的な基礎の土台の上に，言語技能，認知技能，社会的技能の3要因が相互関係的に作用しあっていたが，Pennのまとめから，失語症者はコミュニケーションにおいて，認知技能と社会的技能は比較的保たれていて，言語技能が大きく障害を受けているために問題が出現する様相が伺える．

文脈における言語使用について，一般的に，失語症者は文脈処理は比較的保たれていて，言語要因自体に障害があるから日常コミュニケーションに問題があり，一方，右半球損傷者は言語要因自体は大体保たれているが，文脈処理に障害があるためにコミュニケーションが崩壊すると言われている．先のPruttingら（1987）のデータでも，失語群と右半球損傷群を比較すると，「適

切」と判定された項目の出現率総平均は2群間で大きくは異ならないが，失語群では語彙や発話産生に関連する項目で「不適切」の判定が多かったのに対して，右半球損傷群では「視線」「プロソディー」「隣接性」「偶発性」「量／簡潔さ」で「不適切」判定が多かった．Pruttingらはこのうちの後3者は言語能力によっても影響を受けるが，前の「視線」「プロソディー」の2つの変数は，感情面の問題が大きいとして，この群の言語使用能力の特異性を指摘している．

　この項の最後に追記したいのは，「失語症者では比較的文脈処理能力が保たれている」といわれる場合，諸研究の対象となっている失語症者は多くは軽度群であり，中には中度群も対象とされる研究もあるが，少なくとも重度失語症者は語用論的研究の対象外であるということである．したがって，上記の傾向も，比較的軽度な失語症者についていえるものであることを記したい．

4．失語症治療における実用コミュニケーション訓練の位置づけ

　評価に関する項では，それぞれの評価法の内容が失語症者の「機能的コミュニケーション」を標榜する方法と，コミュニケーションの「語用論的側面」を強調するものがあることを述べた．しかし治療領域では機能的コミュニケーションと語用論的行動は，中には意図的に区別をつけている研究者もいるが，多くは，むしろもっと交換可能な用語として使用されている場合が多い．本項でもこの傾向に倣って，「実用コミュニケーション訓練」を用いた．

　失語症治療における実用コミュニケーション訓練の妥当性を認める根拠はどこにあるのだろうか．伝統的な（刺激法）失語症治療では，患者の残存能力が大きい機能へ働きかけるべきだといわれている（Wepman 1951, Schuellら 1964）．一方，失語症者は言語自体の能力に比べて，コミュニケーション能力（語用論的能力）は比較的保たれているという主張が一般的な傾向であることは上述した通りである．そこでHolland（1991）は，語用論に基づいたアプローチは失語症者に比較的残存する機能を利用した働きかけを行うことから，先の伝統的な主張に合っているとも言い，失語症治療におけるこのアプローチの妥当性をいう根拠の1つとしている．研究者たちは，「機能的コミュニケーション」訓練の基底にある考え方は，失語症における言語技能の崩壊は大きくは回復不可能という考え方に立って，言語・非言語の手段を問わず，残存する能力を代償手段として利用することであるとしている（Holland 1991, Worrall 1995）．すなわち，このアプローチは損傷された機能の回復をめざす訓練を行うのではなく，むしろその機能障害を回避して，コミュニケーションを成功させるためのストラテジー獲得をめざす訓練アプローチであるといってよいであろう．そして，臨床の場ではSTは，個々の患者にもっとも適したコミュニケーション・ストラテジーを見極め，患者がそれを実用的に使用できるように訓練する必要がある．

　実用コミュニケーション訓練は，基底的なところで伝統的な訓練法と考え方が異なるために，この訓練法に対する誤解が生まれている．Holland（1991）はその誤解の1つとして，このアプローチが，要素的な言語機能に対して厳密な方法で行ういわゆる伝統的な訓練法を排除するという考え方であるとしている．Hollandは，自身の経験を通して，語・句・文の理解と表出や，読み書きの文字言語も含めて，これらの基本的な言語面を無視して語用論的アプローチに集中する

のは，失語症者に適切なサービスを提供できないことに気づいていたと述べている．この Hollandの発言にもみられる通り，失語症者の日常コミュニケーション改善のために語用論的アプローチの重要性を主張する研究者たちは，伝統的な治療法が強調する基本的な言語機能訓練の重要性を否定するのではなく，むしろその重要性を認めている（HoughとPierce 1994）．

Holland（1991）は失語症訓練における語用論的アプローチの長所・短所について列挙しているが，それらはつぎのようにまとめられる．まず，長所として挙げられるのは，①この方法は，患者の日常コミュニケーション環境に則したアプローチなので，患者はコミュニケーションにおいて言語の問題を示すかも知れないが，それでも周りの人はある程度の情報を得ることができるし，患者も，健常者のコミュニケーションの世界へ参加しやすくなる例が多い．②患者の残存能力が大きい面を利用して働きかけるので，苦痛を伴わない訓練形態である．このアプローチでは失語症者が積極的に問題解決にかかわるので知的に刺激され，間接的には，健常者の世界に加わるためのメカニズムを提供する．語用論的テクニックを有効に利用することを学んだ患者は，コミュニケーションの相互交流における役割を自然に引き受け，またコミュニケーションに参加しやすくなる．③語用論的アプローチではその対象に患者だけでなく家族を含めている．このアプローチでは，患者の日常コミュニケーション状況を考慮し，可能な限り家族の関与を促している．

一方，語用論的アプローチの弱点・短所として考えられるのは，①この方法は必ずしも失語症者の言語機能自体の改善をめざして訓練計画が立てられるわけでない．むしろ，患者が代償的手段を使って日常コミュニケーションに適応していく枠組を提供する方向で計画されている．②この訓練アプローチの焦点は①で述べたようにコミュニケーションにある．しかし患者や家族が一般的に言語訓練に期待しているのはさまざまな言語機能に直接的に働きかける訓練方法である場合が多い．そのため，直接的アプローチを行わない語用論的方法には満足せず，この方法を理解し，受け入れてもらうには患者や家族のカウンセリングが重要となる．③患者の日常コミュニケーションにおいて，家族はしばしば重要部分を構成しているから，コミュニケーションのとり方など，家族の側の変容を求めることが出てくる．だからSTと家族との強力な相互交流が必要となるが，実際には，こうしたカウンセリングを十分に行うのは非常に難しい．④語用論的アプローチは毎日のコミュニケーションにおける相互作用に効果を示すことが期待されているので，伝統的な失語症訓練のように訓練効果をデータとして出すのが困難な場合が多い．⑤語用論的アプローチは失語症者が持つ問題のすべてに効果的なのではない．全失語の患者にはなすべき方法がほとんどないだろう．また，語用論的技法を獲得できた患者の場合も，言語の問題は残存することになる．こうした患者には，語彙，文処理，音韻障害など特に問題となる機能に対する訓練も行われるべきである．

以上の特徴をもつ語用論的アプローチの失語症訓練における位置づけについて，Hollandは伝統的な訓練技法，語用論的技法，カウンセリングの3種の併用を勧めている．そのうち，患者や家族に対するカウンセリングは，語用論的技法では特に重視されることは上述の通りである．これらの3種のアプローチは個々の患者について失語症の特徴，患者の性格，教育・職業歴など，さまざまな関連要因を考慮し，訓練時間の配分を考える必要があるだろう．

本章では第Ⅱ章以降で紹介される具体的な訓練技法に先だって,「実用コミュニケーション」の考え方とその評価法の概要を述べた.

(竹内 愛子)

文 献

Aten Jl : Functional Communication Treatment. In R Chapey (Ed.), Language Intervention Strategies in Adult Aphasia, 3rd ed. Williams & Wilkins, Baltimore, 1994(機能的コミュニケーション訓練(河内十郎,河村 満・監訳:失語症言語治療の理論と実際,第3版).創造出版,2003).

Davis GA : Pragmatics and Discourse. In GA Davis, A Survey of Adult Aphasia and Related Language Disorders, 2nd ed. Prentice-Hall, Englewood Cliffs, New Gersey, 1993.

Frattali CM : Functional assessment of communication : merging public policy with clinical views. In C code, D Müller (Eds.), Forums in Clinical Aphasiology. Whurr, London, 1996.

Holland AL : Communicative Abilities in Daily Living : A test of functional communication for aphasic adults. University Park Press, Baltimore, 1980.

Holland AL : Observing Functional Communication of Aphasic Adults. J speech Hear. Dis. 47 : 50-56, 1982.

Holland AL : Pragmatic Aspects of Intervention in Aphasia. J Neuroliguistics 6 : 197-211, 1991.

Holland AL, et al : Communication Activties of Daily Living. 2nd ed. Austin, TX, Pro-ed, 1999.

Holland AL, Ramage AE : Learning from Roger Ross : A clinical journey. In JF Duchan, S Byng (Eds.), Challenging Aphasia Therapies : Broadening the discourse and extending the boundaries. Psychology Press. Hove, 2004.

Hough MS, Pierce RS : Pragmatics and Treatment. In R Chapey (Ed.), Language Intervention Strategies in Adult Aphasia, 3rd ed. Williams & Wilkins, Baltimore, 1994(語用論と治療(河内十郎,河村 満・監訳: 失語症言語治療の理論と実際,第3版).創造出版,2003).

Irwin WH, et al : Relationship among language impairment, functional communication, and pragmatic performance in aphasia. Aphasiology 16 : 823-835, 2002.

Lomas J, et al : The Communicative Effectiveness Index : Development and Psychometric Evaluation of a Functional Communication Measures for Adult Aphasia. J speech Hear. Dis. 54 : 113-124, 1989.

Manochiopinig S : Pragmatic assessment in adult aphasia : a clinical review. Aphasiology 6 : 519-533, 1992.

Newhoff M, Apel K : Impairment in Pragmatics. In LL Lapointe (Ed.), Aphasia and Related Neurogenic Language Disorders, 2nd ed. Thieme, New York, 1997.

Penn C : Aphasia Therapy in South Africa : Some Pragmatic and Personal Perspectives. In AL Holland, MM Forbes (Eds.), Aphasia Treatment : World Perspectives. Chapman & Hall, London, 1993.

Porch BE : The Porch Index of Communicative Ability. Consulting Psychologist Press, Palo Alto, Calif. , 1967.

Prutting CA, Kirchner DM : A Clinical Appraisal of the Pragmatic Aspects of Language. J speech Hear. Dis. 52 : 105-119, 1987.

Sarno MT : The Functional Communication Profile. New Yok University Medical Center, Institute of Rehabilitation Medicine, New York, 1969.

Schuell H, et al : Aphasia in Adults : Diagnosis, Prognosis, and Treatment. Harper & Row, New York, 1964(永江和久,笹沼澄子・訳:成人の失語症―診断・予後・治療.医学書院,1971).

綿森淑子, 他：実用コミュニケーション能力検査—CADL検査—. 医歯薬出版, 1990.
Wepman JM : Recovery from Aphasia. Ronald Press, New York, 1951.
Wertz RT, et al : Veterans Administration cooperative study on aphasia：A comparison of individual and group treatment. J speech Hear. Res. 24：580-594, 1981.
Worrall L : The Functinal Communication Perspectives. In C Code, D Müller (Eds.), The Treatment of Aphasia：From Theory to Practice. Whurr, London, 1995.

第Ⅱ章

談話能力の改善をめざす訓練

概説

談話能力の改善をめざす訓練

　談話には随筆や研究論文から会話まで多種類の形態が存在する．しかし本章が対象とするのは，失語症者の日常生活や言語訓練で使用する範囲の談話である．我々STが患者の実用コミュニケーションの改善を問題にする時，それは実用的な談話能力の改善と言いかえても本質的には誤りではない．本書ではさまざまな実用コミュニケーション訓練の方法が紹介されるが，非言語的な方法も含めて，それらすべては究極的には談話能力の改善をめざす方法と言っても差し支えないだろう．

1.「談話」とは（用語の定義）

　「談話」(discourse) とは「いくつかの文が連続し，まとまりのある言語表現をいう．話されたもの，書かれたものの両方を含む．…一文（語）からなるものも広く談話に含まれることが多い．」と言語学大事典（三省堂 1996）に述べられている．この定義には「いくつかの文が連続」するという表現の長さの面と，「まとまりのある表現」という意味面の両面が含まれている．

　Armstrong（2000）は談話について，異なった理論的背景に基づいた2つの見方を紹介している．1つは形式的あるいは構造主義的背景からくる考え方で，談話は文（sentence）以上の言語単位であるとする．この考え方は上述の定義の，表現の長さの問題に関連する面についていうものである．この定義を用いると，談話は，それを構成する語・句・文の総計であり，これらの構成要素を分析することによって，談話の特徴が把握できることになる．こうした考え方では，談話における文脈にはほとんど注意が払われないことになるだろう．

　もう1つの考え方は談話を言語使用の観点から機能的に見るもので，上述の定義におけるように談話を文法の単位としてではなく，意味の単位としてみる見方が重視される．これは前出の定義の「まとまりのある表現」，また，文の長さの問題ではないことを追記した「一文（語）からなるものも広く談話に含まれる」に関連する面についていうものである．Armstrongは，形式的・構造的な見方はシステムとしての言語や，言語システムそのものに研究の焦点を置くのに対して，機能的な見方は言語を社会的な文脈に根ざした社会現象とみている，とまとめている．

　談話とほとんど同義語として用いられている語に「テキスト」（text）がある．この2つの用語の区別は明らかではなく，全く区別をつけていない文献をみることもあるが，どちらかというと，「談話」はアメリカ系の研究者がよく使用し，「テキスト」はヨーロッパ系の研究者が使用する傾向があるといわれる．また一方では，談話は「話されたもの」，テキストは「書かれたもの」

に対する用語として区別している人もあるという（言語学大事典，前出）．DavisとWilcox（1985）も談話とテキストは構造上の性質は非常に類似しているとしながらも，「テキスト」は読解が対象となる場合の言語学的レベルとしており，なんらかの区別をつけているようである．本章では，引用文献が「テキスト」を使用している場合を除いて，「談話」の用語を使用する．

2. 文脈とは

　談話が成立するためには常にその背景に文脈がある．先述の一語文でも談話であるというのは，その語が発せられる背景に文脈があるから，それとの関係で談話の1部分として理解されることになるからである．

　談話には，失語症臨床でしばしば訓練対象とされる孤立した語や文の表出とは異なり，それが行われる具体的な場・意味の流れが存在する．広い意味でいうと，文脈には言語・非言語の両面が関わっており，これらは言語的文脈（verbal context），場面的（社会的）文脈（situational context）と呼ばれる．言語的文脈とは，例えば，語彙の多くは多義的でありさまざまな意味を持っているが，文脈を考慮することによって，当該の談話で使われている語の意味が明確に選択

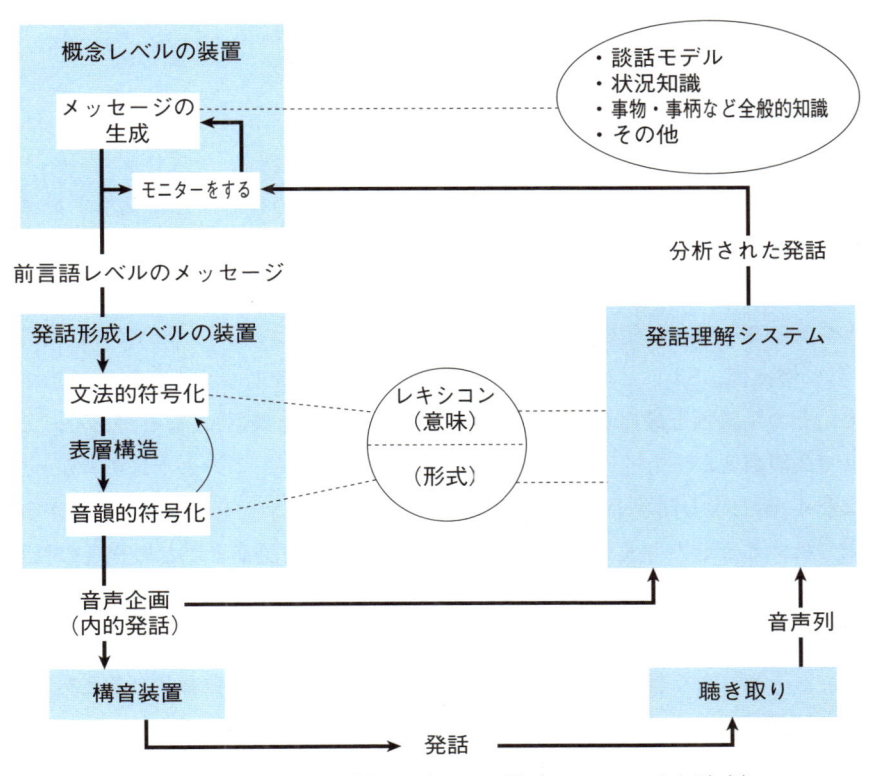

図1　言語表出にかかわる理論的モデルの一例（Davis1993より改変）
　　注）………：システムの外にあって，システム作動に関与する要素
　　　　レキシコン：心内辞書

され理解される例が挙げられる．場面的（社会的）文脈は，我々が状況文脈と言い習わしているものである．例えば，酔っぱらって午前様になった御亭主が帰宅する場面をイメージしてみよう．玄関のドアを開けるなり，奥さんに「あなた！今何時だと思っているのですか！」と言われる例が考えられるかも知れない．妻の声は大きく早口で，しかも厳しい表情をしている．これらは彼女の発話のパラ言語的，非言語的文脈となっている．この場合，彼女は時間を尋ねているのではなく，彼女の発話の字づらではない言語外の意味を状況文脈から察して夫に答えてもらいたいのである．このように談話の理解や産生には，常に言語・パラ言語・非言語的な文脈を考慮する必要がある．**図1**に談話産生にかかわる1つのモデルを紹介する．

Davis（Davis 1993, DavisとWilcox 1985）は，上述の場面的（社会的）文脈に相応すると思われる領域を言語システムとは独立なものとして位置づけ，外的文脈と内的文脈に分けて説明している．外的文脈とはコミュニケーションを行う患者を取り巻く外的状況，例えば，家族，身近な人々，リハビリテーションスタッフ，仕事仲間など人が構成する状況のほかに，物理的環境なども含まれるだろう．内的文脈とは患者の内的世界についていうもので，例えば，記憶，感情，世界知識，信念など，主として言語システム以外の認知機能があげられている．Davisは患者の日常コミュニケーションを改善するためには，コミュニケーション行動そのものに対するアプローチとは別に，こうしたコミュニケーション文脈の変容をめざすアプローチの重要性を主張している．

3．談話構造のレベル

失語症の臨床において，STが患者から談話を引き出すためにしばしば使用する課題として，情景画について話す，マンガなど一連の絵についての物語を話す，STが前もって聴・視覚的に与えた物語を再生する，「桃太郎」の話などのようによく知られた昔話を話す，家族のこと・仕事のこと・病気のことなど特定のトピック（話題）を与えられて話す（以上の例は叙述話と呼ばれる），さらに例えば，STに「お茶を入れる時にはどのようにしますか，順に話してください」と問われて，その手続きを最初から順序よく説明する（手続き談話），などがある．これらはSTに求められて失語症者が一方的に談話を産生する課題であるが，このように患者が一方向的に話す形式ではなく，話し手と聞き手が相互作用しながらコミュニケーションを行うのが会話である．

日常臨床では，こうしたさまざまな談話を通して，STは失語症者がどの程度の長さの内容を話すことができるか，語彙や統語の状態はどうかなどを推測しようとして試みる場合が多いのだが，実際は，失語症者の談話能力をどのように分析・把握すればよいのか，迷っているのではないだろうか．もっともよく行われる方法は，談話の語彙・句・文の数などを数えあげたり，文構造の複雑性を問題にするものであるが，このやり方は第1項で述べたようにArmstrongが形式主義的と呼んでいる方法で，談話の全体構造を把握しがたい．すなわち，以下で述べる談話のマクロ構造に対する視点が欠けている．

談話の構造を検討するために，これをミクロ構造とマクロ構造の2つのレベルに分けて考える

方法がある．ミクロ構造とは，談話におけるいわゆる言語学的側面であり，マクロ構造とは第Ⅰ章で述べた語用論的側面とみることもできるだろう．つぎに，談話構造のこれらの2側面の特徴を Armstrong（2000），Christensen（1995），Davis（1993），Davis と Wilcox（1985）の主張から簡単に紹介する．

　まず，**ミクロ構造**（microstructure）とは，談話を構成している個々の命題（談話中の意味の最少単位をいい，それは文によって表現される）や，命題間を関係づける構造についていうものである．談話のまとまりをよくするためには，文内レベルや文間レベルでさまざまな文法的工夫がなされている．日常の臨床でしばしば行われる文間レベルの課題として，物語文に含まれる指示代名詞の理解がある．物語文を書字または口頭，あるいは両方の様式で提示し，物語中の語や文を受けて使われる〈それ〉が何を指しているかを，読みの教材上で指さすかあるいは口頭で答えるのを求めるものである．こうした指示代名詞の理解は，失語症者にとってはかなり軽度でないと難しく，前方照応の例であるにもかかわらず，指示代名詞よりも後方にある語や文を指す例を，ST は経験しているのではないだろうか．代名詞（指示代名詞・人称代名詞）は，談話中で語や文が重複するのを避け，しかも1つの文を越えて他の文に意味を連続させることによって，談話をわかりやすく，また，まとまりをよくするための装置の1つであり，ミクロ構造レベルの能力の指標として，しばしば研究対象にされている．

　代名詞を含め，発話を1つの談話（あるいはテキスト）に結び合わせるために使用される語彙的・統語的装置は「結束性」（cohesion）と呼ばれる．結束性があるとは，談話におけるある要素の解釈が他の要素に依存している時に起きる現象ということができ，結束性は談話に一貫性を産み出すための言語学的装置といえる．それには例えば，先ほど例にあげた指示代名詞の前方照応（anaphora．例：デパートへ行った．そこで洋服を買った），代用（substitution．例：口紅がなくなった．新しいのを買おう），省略（ellipsis．例：玄関で誰に会ったの？　山田さんです）や，その他さまざまな方法がある．

　つぎに，**マクロ構造**（macrostructure）であるが，これは物語を全体としてまとめている構造である．いわば起承転結にあたると考えるとわかりやすい．物語の細部にこだわらず，談話の全体的意味はマクロ構造によって促通されることになる．失語症者は喚語困難や統語障害がありながらも，彼らが言いたいことが大まかにでも理解されるのは，談話のマクロ構造の機能に依っていると思われる．別の言い方をすると，談話では，話し手も聞き手も，語彙や文など談話の細部にこだわらずに，まず，話を全体的意味の視点からみようとする態度があることが，このことを可能にしている．先にマクロ構造の典型例として，起承転結を挙げたが，一般的には，物語は①場面設定（時間・場所・参加者など），②展開，③結果，④評価，⑤しめくくり，の5つの部分から成っているといわれる（言語学大辞典．三省堂，1996）．

　失語症者のマクロ構造レベルの能力をみる研究として，しばしば使用されるのは「一貫性」（coherence）の評価である．具体的には，評定尺度による主観的評価を用いたり，あるいは，特定の測度を用いて客観的数値を求める方法がとられている．結束性は先述のように，談話に一貫性を保つための具体的な言語装置であるが，ここでいう一貫性は客観的な装置ではない．その

ことが，失語症者の談話の一貫性についての研究間で異なった結果を産む原因ともなっている．

　第Ⅰ章で中・軽度の失語症者は言語自体の操作に障害があるが，語用論的能力は比較的保たれているという意見が支配的であることを述べた．談話においても同じことがいえ，ミクロ構造面の障害に比べてマクロ構造面は残存する傾向がいわれている．なぜこのような能力の乖離が起きるのかについて，ArmstrongはGlosserとDesser（1990：Armstrong 2000より）による脳損傷の部位に関連する2つの仮説に言及している．すなわち，失語症を引き起こす左半球はミクロ的言語技能にのみ関わり，マクロ的言語技能は右半球に関連するのではないかという仮説と，もう1つは，マクロ的言語過程は，広範囲で非特定的な神経システムに依存しているという仮説である．そのため局所的な脳損傷によって引き起こされる失語症では，ミクロ的言語技能の障害は大きいが，マクロ的言語技能は残存しやすくなる．一方，頭部外傷や認知症（痴呆）など広範囲な脳損傷が推測される症候群では，ミクロ的言語技能は残存しやすいが，マクロ的言語技能はその症候群の特徴に対応した障害を受けることになるという．竹内ら（1989）は右半球損傷群に実用コミュニケーション能力検査を実施し，その反応特徴を調べると同時に認知症（痴呆）群との比較を行っている．

　このように談話のミクロ構造面とマクロ構造面で能力に乖離があるとすれば，失語症者は障害されたミクロ構造を通しては談話の一貫性を保つことは困難が大きいだろう．ではどのようにしてその一貫性が保たれているのであろうか．Armstrongは今後の課題として，談話構造のこの2側面の相互作用のあり方を明らかにすることによって，談話表出に含まれる言語過程を知ることができるし，失語症臨床により明確な道筋が提供されるだろうと述べている．そして，ミクロ構造とマクロ構造の相互作用を知る手がかりとして，結束性の研究の重要性を指摘している．

4．失語症者の談話能力

1）失語症者の全体的傾向

　第Ⅰ章では，失語症者は談話において，言語自体の障害に比較して語用論的側面は比較的良好に残存すること，また，本章の第3項でも談話の構造レベルの観点から，ミクロ構造レベルの障害に比較して，マクロ構造レベルは比較的良好であるとする主張が優勢であることについて述べた．これらはいずれもほとんど同じ問題を異なった切り口で述べたものと考えてよいだろう．すなわち談話は大きく分けて少なくとも2面構造を成しており，言語システムそのものの障害が影響する構造と，言語システムとはほとんど独立な認知・社会的技能が影響する構造がある．

　談話は言語・非言語両面のさまざまな要素が加わり，今までの標準的な失語症検査では測定しきれない多面的な行為である．そこで失語症者の談話研究でも多様な観点から研究が行われている．本項では失語症者は言語機能障害があるにもかかわらず，談話は崩壊し難いという問題を中心に検討する．

　Ulatowskaら（1981）は軽度失語症者（10名）を対象に叙述話と手続き談話の産生課題を実施し，健常者との比較を行っている．結果は，失語症者はよく構造化された談話を産生し，健常者

に比較すると複雑性と量の両方が低下していたが，質的に異なるものではなかったという．すなわち，失語症者の談話能力は健常者と質的に異ならず量的低下であるという，一般的に優勢な意見を支持する結果であった．しかし，失語症者のこのような談話能力の傾向は，対象者が軽度群であったからではないかという疑問が残るだろう．

そこでUlatowskaら（1983）は，軽度失語症者で得られた結果が，失語症が中等度レベルの群（15名）についてもいえるかどうかを調べている．叙述話を引き出すために使用された課題は，a．記憶に基づいて経験したことを自発的に話す　b．連続画（5枚の絵画）についてその物語を話す　c．検者が寓話を音読するのを聴いて直後にその物語を再生する　d．2つの物語（b，c）についてそれらのまとめと物語に含まれる教訓（moral）を言う，であった．

得られたデータは，文レベルの文法，談話レベルの文法についての客観的分析，談話の内容と明瞭性についての主観的評価，の3つの側面について多様な分析が実施され健常者群との比較が行われている．なお，談話の「内容」とは，談話の一貫性に関する尺度，「明瞭性」とは談話の結束性に関する尺度と考えられる．いずれも聞き手が主観的に3〜4段階に評定するものである．

その結果，文レベルの分析では，失語症者の談話は埋め込みの量が少なく，構造的複雑性が低い発話を行っていることがわかった．一方，談話レベルの分析では，談話構造を保持するために必要な要素，すなわち，状況設定（setting），行動（action），解決（resolution），評価（evaluation）の4つのカテゴリーに発話内の節を分類し検討している．その結果，失語群は物語叙述（課題のbとc）で，健常群と異なり「状況設定」に関する節と「解決」に関する節が少なかったが，「行動」の節数では差がなかった．また失語群ではエピソードの数が有意に少なかったが，物語の展開の順序は，多くの場合保たれていた．物語の「内容」と「明瞭性」についての評定では健常群より有意に劣っていたという．

以上の結果から，中等度レベルの失語症者では，談話構造は基本的なところでは保たれているが，その複雑性が有意に低下し，また談話産生の量が有意に低下していると結論され，基底的には軽度失語症者に関する前研究を支持するものとなっている．

このように失語症者の談話は量的に低下しているものの，談話構造に必要な状況設定，行動，解決などすべての基本的要素が保たれていた．しかし多くの問題があることも明らかであった．例えば，文レベルのさまざまな問題は別として，物語から引き出される教訓を産生できたのは15名中1名のみだったという．これは失語症者が物語の内容をより具象的レベルでしか捉えられないためであり，Ulatowskaらはその原因として考えられるのは，言語機能障害そのものではなく，失語症者の認知機能の低下によるのではないかと示唆している．また，叙述「内容」の評定成績は標準的な失語症検査（ボストン失語症診断検査を使用）の成績と相関があったと言い，失語症検査で測定される全体的な言語能力，つまり，失語症重症度は談話能力と相関すると考えてよい結果となっている．「明瞭性」の評定成績は，文構造の複雑性に関連する測度と相関があり，談話レベルではっきり考えを表現するためには，あるレベルの統語能力が要求されることを示した．

最近，Ulatowskaら（2003）はアフリカ系アメリカ人の民族的方言が中等度レベルの失語症を

持つ彼らの談話にどのように影響しているか調べている．結果は談話を引き出すために使用された課題によって異なり，例えば，物語（寓話）の再生では民族的な方言の特徴がみられないが，あまり構造化されていない，例えば個人的なトピックについての談話では民族的パターンがしばしばみられたという．

　以上のUlatowskaらの研究から，談話の能力には言語機能面だけでなく，先の研究（1983）で主張された認知面の機能，また本研究における文化・社会的面の機能などが影響すること，さらにそれらの影響が談話の種類によって異なることがわかる．

　Hondaら（1999）は高度に言語機能が残存する失語症者（13名）を対象に，ごく軽度例でも失語症者の談話能力は健常者に比べると量的に低下しているのみではなく，質的すなわち談話の組織化の面でも低下しているのではないかという仮説を立て，また同時に，組織化能力はコミュニケーションのみでなく，非言語的な認知・行為面にも影響するのではないかという，2つの仮説について調べている．

　課題として手続き談話が用いられている．テレビの画面から，牛乳パックを写真のフィルムやプリントを保存する物に作り替える方法をビデオに撮り，被験者はそれを見た直後に，ビデオで何を見たかをそれを見ていない人に説明するかのように話すことが求められた．こうした手続き談話は，話の各ステップが順序正しく産生されなければならないが，それだけではなく，なぜそのような方法が勧められるのかなど，背景となる情報も加えて，談話を全体的に組織化しなければならない特徴がある．

　結果は，内容語の数で示された情報量では失語群は優位に少ないが，談話のさまざまな種類の構造化要素の出現率では健常群と差がなかった．またUlatowskaら（2003）の談話の一貫性の評定にいくらか類似した，談話の組織化についての主観的評定（5：理解しやすい～1：理解できない）では，失語群では優位に低い成績となっている．本研究では先の仮説の2番目の問題である談話能力と認知機能との関係を調べるために，綿森ら（1990）の実用コミュニケーション能力検査（JCADLと略称）を実施して，その総得点と談話の組織化評定との間に相関を見出している．

　以上の結果から，Hondaらは結論として，障害が軽微な失語症者でも，複雑な情報の組織化や産生される情報量などは健常者に比べて制限されていると，談話能力の制限を強調している．しかし，同時に，もっとも基本的要素の表出という観点からは失語症者の談話構造は保たれていることも認めている．また，JCADLの複雑な行為の遂行と談話の組織化との相関から，Ulatowskaらやその他の研究者たちの主張と一致して，談話能力と認知・遂行機能との関連を示唆している．

2）失語タイプによる談話能力の違い

　中・軽度失語症者の談話は，表層構造レベルでは語彙，統語などで多様な誤りを示すのだが，基底的なところで談話構造は保たれ一貫性があるという主張は本項の1）で述べた．しかし，こうした能力はあるレベルの重症度が保たれていれば，すべての失語タイプについていえるのか，

あるいは失語タイプによって異なるのではないかという疑問が残る．

　Christensen（1995）は，流暢型失語症について，失名詞失語，伝導失語，ウェルニッケ失語（各5名ずつ）の3群を用い，談話における一貫性の崩壊の有無とタイプによる特徴を調べている．まず問題は「一貫性」を何で評価するかということであるが，Ulatowskaら（1983）ではこうした能力の測度として，「内容」と「明瞭性」の評価尺度が用いられていた．Christensenは，一貫性の崩壊の測度として，(1) 完全性の崩壊（物語に基本的な命題の不足），(2) 物語の進行の崩壊（物語に関連する命題の繰り返し），(3) 関連性の崩壊（物語に無関連あるいは非論理的な命題の挿入），の3種を用い，成績を客観的に数値化している．使用された材料はWAIS絵画配列の4～5枚から成るマンガ4種で，それらの物語の叙述を行っている．

　結果は，流暢型の失語症3群とも全例が軽度失語症にもかかわらず健常群に比較すると，叙述話においてなんらかの一貫性の障害を示した．また，その崩壊の特徴は失語タイプによって異なっていた．障害パターンの基本的特徴をみると，失名詞失語では情報量が低下しており，伝導失語では物語の命題の繰り返しが行われていた．一方，ウェルニッケ失語は，物語に無関連な命題を多く産生する，というものであった．こうした結果の拠ってくる原因として，Christensenは失名詞失語と伝導失語の一貫性の崩壊は，基底にある語彙や統語の障害を補償するための適応ストラテジーの結果だと推測されるのに対して，ウェルニッケ失語は，彼らの言語機能障害とは別に，談話のミクロ―マクロ構造を形成するのに基底的な障害があると推測している．そして，この群の一貫性の障害が談話表出に限定されるのか，あるいはマクロ構造の理解や概念知識を障害する広範な意味理解障害が基底にあり，表出における一貫性の崩壊はその部分現象なのかを検討していく必要性があると述べている．

　叙述話の産生における流暢型と非流暢型の比較は，Ulatowskaら（1983）の論文が後方型と前方型の用語を用いて行っている．結果は，後方型失語は指示関係が不明瞭な代名詞を多用することを示した．一方，前方型失語は全体的にみると，文レベルの誤りは後方型より多いものの，談話産生レベルの誤りには差がなく，結局，後方型が言語産生量が多い点を除けば，2群間に明らかな差はなかったという．また，後方型の談話の明瞭性は前方型よりも高く評定されていた．こうした曖昧な結果に終わったのには，前出のChristensenの論文にみられるように，失語タイプによるより細かい特徴を考慮せずに前方型対後方型失語とまとめた方法に，その一因があるのではないだろうかと筆者は考える．

3) 失語症者の談話能力の縦断的研究

　Coelhoら（1994）は軽度健忘失語（失名詞失語としてもよい）例（発症後1カ月）の1年間に亘る訓練が談話産生に及ぼした効果について報告している．評価に用いられた刺激は寓話的な物語で，19個の連続絵によって構成されており，課題はその物語の再生である．結果はつぎの3つの測度によって分析された．すなわち，①文レベルの統語的複雑性を測るものとして，関係節の出現率，②文間の結束性を測るものとして，結束性カテゴリーの使い方の適切性評定と，完全な結束性タイの出現率，③物語文法を測るものとして，完全なエピソードの出現数を指標とするが，

各々のエピソードは，キャラクターが行動を開始するにいたった原因・行動・結果によって構成されていなければならない，である．本例の日々の訓練では伝統的な言語中心のアプローチが行われており，談話は直接的な訓練対象とはされず，評価対象としてのみ扱われている．

　こうした1年間の訓練後に得られた談話の特徴は①文レベルの統語能力は変動はあるものの当初より比較的健常に近い，②結束性タイの出現率を指標としてみた結束性の能力は，失語症の全般的回復に平行して改善した，③完全なエピソードの出現数を指標とした物語文法の能力は，中等度障害レベルからほとんど改善しなかった，というものであった．そして本症例の物語文法の低さを説明する仮説としてCoelhoらもまた，この障害は言語機能そのものの問題よりも，全般的な脳損傷の効果，すなわち認知機能が関わっているかも知れないとし，今後は談話における言語と認知面の相互作用についての理解を深める必要があるとしている．

　Osiejuk（1991）は，中等度レベルの前方型失語症者（発症後8カ月）に談話能力の改善を目標とした訓練を2カ月半実施し，言語・認知・談話の各機能でその効果を検討している．この症例は前頭─頭頂葉に低吸収域がある非流暢型と記述されているので，ブローカ失語に対応すると考えてよいだろう．訓練では，絵やSTの口頭による刺激で難易度の異なる叙述話や手続き談話，記憶に基づいた発話などが求められた．また，訓練中は同じ課題が繰り返し用いられ，STは患者に援助を行って，より詳細な情報を追加するように促していく方法がとられている．

　結果は，標準的な失語症検査で，聴覚的理解や口頭表出など，全体的に言語成績に改善がみられた．一方，認知機能の指標として実施されたWAIS（訓練開始前，PIQ93）にはほとんど改善がなかった．談話機能面では，訓練開始時には談話の表層構造の著明な減少があり，物語のもっとも重要な表層構造要素をわずか2・3個の節で表現できたのみであったが，訓練後は物語の状況設定，活動，結果，抽象化などが出現して，ほとんど完全な表層構造を産生したという．また，手続き談話は手続きの随意的なステップの数は少ないものの健常群とほとんど同レベルであったという．

　Osiejukはこれらの結果から，中等度レベルの前方型失語症者に対する談話産生の訓練はその有効性が支持されたと結論している．一方，統語レベルの改善や，認知的に複雑な談話機能の改善にはほとんど効果がなかったとしている．

　以上の2つの研究の症例は，失語タイプ・重症度や訓練期間が異なるので，結果の解釈には慎重であらねばならないが，Osiejukのブローカ失語例にみられるように，談話訓練を積極的に実施した場合，統語や結束性などミクロ構造レベルではほとんど改善がないが，産生量は少ないものの物語産生の能力が改善するという結果になっている．反対に，Coelhoらの健忘失語例では伝統的な語彙・文レベルの訓練が実施され，ミクロ構造レベルでは改善したが，物語レベルでは，エピソードの産生量は1年前とほとんど改善がなかったという結果が得られている．以上の2研究から訓練内容は失語症者の改善の傾向に影響し，失語症者の談話訓練の有効性が示唆されたと考えてよいのではないだろうか．また，マクロ構造レベルの改善における認知機能の重要性の指摘も心に留めなければならないだろう．

5. 失語症者の談話訓練についての特徴的な主張

　失語症者の談話訓練に関する概説や，研究者たちの主張は多数紹介されている．例えばArmstrong（1993, 1995），Aten（1994），Davis（1993），DavisとWilcox（1985），Hough（1994），Leiwo（1994），NewhoffとApel（1997），Penn（1993, 1997），浮田（1999），Worrall（1995）などがあるが，本項では談話訓練の総花的な概説を行うのではなく，3人の研究者たちの特徴的な主張を紹介する．

1）社会言語学的視点からの治療

　Armstrong（1993）は失語症言語治療の考え方には2つのカテゴリーがあり，それらはお互いに排除するものではないとした上で，つぎのように説明している．その1つは，言語システムを個人に内在する過程から出てくる，規則が支配するセットとみる言語心理学的アプローチ（intra-psychological）であり，もう1つは，言語は個人間で意味が伝えられ相互作用が行われる手段とみる社会言語学的アプローチ（inter-psychological）である．そして具体的な治療では，言語心理学的アプローチの場合，まず低いレベルの言語の単位として単語の訓練からはじめ，より複雑な階層へと訓練を進めていく．これは我々がよく知っているいわゆる伝統的な訓練の進め方に対応しているだろう．一方，社会言語学的アプローチでは，訓練の対象とする言語の単位として談話を置いている．しかし，失語症臨床にいるSTにとっては，例えば，単語しか言えない患者に，いきなり談話の訓練というのは奇異な感じが否定できないであろう．Armstrongは談話を文の長さや統語的複雑性でいっているのではなく，文脈の中での意味の単位として位置づけている．伝統的な喚語訓練では，絵カードに描かれた物品絵などを全く文脈とは関係なく患者に提示して呼称を行うが，社会言語学的アプローチでは，意味のある文脈の中での語想起を促す方法がとられる．例えば，「今，お昼の食事が済んだところですね，パンでしたか？」と尋ね，「ごはん」を導き，さらに昼食の内容に関連づけて食べ物や調理法や味などに関連する語の想起を促す方法が考えられるだろう．

　社会言語学的アプローチの特徴は，上述の内容で推測されるように言語の機能性が重視されることにある．訓練は患者が関心を持ち，彼の日常的な文脈の中でのコミュニケーションにおいて有効に機能する言語の獲得をめざすものでなければならない．失語症臨床では，しばしば名詞を使用するが，名詞想起の訓練の方法でも，孤立した語として扱う呼称課題ではなく，さまざまな機能のために名詞を使えるように訓練する．例えば店に入って欲しいものを言う場合を設定するとか，誰かにそのことを教えるために名詞を言うなどいろいろ考えられるだろう．文のかたちを使用する場合は，名詞は動作主や動作の受け手や対象物などになりうるし，また，特定の見方の強調型にも使われるだろう．失語症臨床でよく使用されるマンガの続き絵を用いて叙述話を引き出す訓練では，文のかたちが困難な患者の場合には単語の羅列でもSTは受け入れる．それらの語を特定の文構造にはめ込む訓練をするよりも，それらの語を手がかりにまず，多数の意味を引

き出す訓練からはじめる．

　社会言語学的アプローチでは発話の形式よりも，意味機能が重要であることを強調しているが，一方では，形式の重要性も述べている．言語学的アプローチについてはArmstrong（1995）を参照されたい．しかし患者の意味能力を越えて正しい文法形式を強調することはやってはいけないともいっている．例えば「私，家」（私は家に帰る）という発話が可能な場合，これらの語彙に脱落している部分を補って，早期に正しい構造を教えるのではなく，患者の残存機能を調べた後，語彙を多種類に変化させたり，簡単なかたちの疑問型や欲求表現など，患者のレベルに合った形式から訓練を開始することを勧めている．

　伝統的な失語症治療では，患者はSTの出す刺激の受信者としての立場をとらされているが，社会言語学的アプローチでは，患者は言語治療の積極的な参加者であるという考え方に立ち，彼らに残存する言語機能を使って，社会で再び自身の体制を確立するのを目標とした援助を行う．

2）階層的談話治療

　Penn（1993），Pennら（1997）は軽度失語症者を対象とした階層的談話治療（hierarchical discourse therapy，HDTと略称）の有効性を主張している．対象とする患者は軽度群の中でもごく軽度で，標準的な失語症検査ではほとんど問題を示さないが，復職するには問題があるような高機能の失語症者を対象にしているらしい．こうした患者群の談話の問題は，言語と思考・推理といった認知機能との分かち難いグレーゾーンにあるのではないかという視点に立ってHDT法が主張されていることが，まず重要点である．HDT法は教育心理学の領域で，学生の討論能力を抽象レベルまで改善させるために開発されたもので，Pennらはそれを失語症治療に導入した．人が深いレベルで談話を理解し，そのことによってより高いレベルの反応へと移行する順序は，課題の違いを越えて一貫した系列があるとして，つぎのような段階づけが行われている

　レベル1　構造前反応：質問と答に論理的関係がない反応．例えば，質問の内容を否定したり，反復したり，ほかの内容に変えてしまったりする．

　レベル2　単一構造反応：関連するたった1つの側面だけが言われている反応．基底的な内容把握を誤っている．

　レベル3　多面構造反応：競合する出来事や不充分な証拠など，さまざまな関連特徴を言うのだが，主意の把握が貧困なために，それらをリンクし解釈することができない．

　レベル4　関係的反応：談話から全般的な結論を正しく導き出すことができる．

　レベル5　拡大抽象反応：与えられた状況を越えて，問題を抽象化し推論することができる．

　談話能力の改善はレベル1からレベル5に向かって進むのだが，まず，さまざまな談話材料を使って，訓練開始前の患者のレベルを調べなければならない．また材料によってはレベル5まで求めていないものもあるかも知れない．

　以上の設定されたレベルを上げていくための治療ストラテジーは，訓練材料ごとに患者のレベルに合わせて，系統的に難易度が上がるように周到に準備した質問の系列を用いることである．Pennらは頭部外傷患者と脳卒中後の軽度失名詞失語の患者にこの方法を適用し，2例とも改善

好評書のご案内

協同医書出版社

妥当性のある失語症の評価・訓練を行えていますか？

今までになかった！ 総合的訓練、聴覚的理解・発話の訓練法を網羅し、付録動画で具体的な手順が確認できます

第25回 日本言語聴覚学会 売り上げNo.1

失語症の言語訓練
言語情報処理モデルとエビデンスに基づく音声単語のセラピー

電子書籍あり

中村 光 著

B5判・208ページ・2色刷
定価4,730円（本体4,300円+税10%）　ISBN978-4-7639-3061-3

日々の臨床で疑問に思うことに、この1冊が応えてくれます

- どのような評価に基づいて訓練を行う？
- 評価・訓練にはどのような種類がある？
- 訓練法の選択基準は？
- 実施方法は？
- 訓練効果のメカニズムは？
- 予後に関わる要因は？
- ロゴジェンモデルを臨床に生かすためには？
- フィードバックは行うべき？
- 誤反応分析ってどのようにする？
- 単語の属性って？

etc.

標準的治療法として妥当性が認められている、認知神経心理学的アプローチとエビデンスに基づいたセラピーで臨床の質が向上する。STの必読書

目次

第Ⅰ部　失語の言語訓練総論

第1章●患者の全人的理解と失語リハビリテーション
People with aphasia／失語リハビリテーションの目的とICF／失語は言語機能の障害／失語はコミュニケーションの障害／失語は社会参加の障害

第2章●エビデンスとSDM
失語の訓練におけるエビデンス／SDMと失語

第3章●言語・コミュニケーションの回復
回復に関連する要因／修正可能な要因

第4章●言語訓練の分類
言語機能アプローチ／コミュニケーションアプローチ／心理社会的アプローチ／新しいアプローチ

第5章●言語訓練の基本原理
適切な刺激／手がかり漸減または誤りなし学習／フィードバック／分散練習

第6章●言語訓練の強度と期間
訓練の量／CI失語療法または集中的訓練／訓練の期間／訓練量の確保のために

第Ⅱ部　言語情報処理モデルと失語の評価

第7章●言語の情報処理モデル
モデルとは／ロゴジェンモデルの概要／古典的ロゴジェンモデルの修正／言語情報処理モデルと失語型／単語の属性

第8章●言語情報処理モデルに基づく失語臨床の展開
言語情報処理モデルを用いた失語臨床の原則／言語と全般的精神機能・他の認知機能／評価の展開／コミュニケーションと失語

第9章●聴覚的理解のプロセスと評価
聴覚的理解のプロセス／聴覚的理解の障害／聴覚的理解障害の評価

第10章●意味システムの構造と評価
意味システムと意味記憶／意味の分散モデル／失語における意味障害／意味障害の評価／分散モデルとカテゴリー特異性障害

第11章●発話のプロセスと評価
発話の下位モダリティ／発話のプロセス／発話の障害と誤反応傾向／発話障害の評価

第Ⅲ部　言語情報処理モデルと失語の訓練

［A．総合的訓練］

第12章●訓練の展開と効果の指標
訓練の展開／訓練効果の指標

第13章●単語の総合的訓練法
刺激法【動画】／遮断除去法【動画】

［B．聴覚的理解の訓練］

第14章●聴覚分析モジュールの損傷に対する訓練法
語音の弁別【動画】／意味的情報を伴う語音の弁別／読話と予測の促進

第15章●音韻入力辞書モジュール周辺の損傷に対する訓練法
概要／音声単語と絵のマッチング／文字単語と絵などのマッチングの併用

第16章●意味システムの障害に対する訓練法
単語と絵・実物のマッチング／単語の正誤判断／意味属性分析の応用

［C．発話の訓練］

第17章●音韻セラピーと意味セラピー
発話のセラピー／音韻セラピーと意味セラピー／意味セラピー効果のメカニズム／音韻セラピー／意味セラピー選択の基準／意味+音韻セラピー

第18章●意味システムの障害に対する訓練法

概要
《意味セラピー》
単語と絵のマッチング／意味判断／類似性判断【動画】／Odd word／picture out【動画】／意味属性分析【動画】／意味キューまたは定義文キュー／ジェスチャーキュー

第19章●音韻出力辞書モジュール周辺の損傷に対する訓練法

概要
《意味セラピー》
単語と絵のマッチングまたは意味判断／意味属性分析／迂言誘発呼称促進法
《音韻セラピー》
復唱的呼称または単語復唱／漢字単語音読／単語音読／音韻成分分析【動画】／音韻キューまたは補完キュー
《機能再編成》
機能再編成：漢字書称など

第20章●音韻配列モジュールの損傷に対する訓練法
単語・非語復唱（音読）／仮名書字

第21章●構音プログラミングモジュールの損傷に対する訓練法
概要／構音－運動法1：運動訓練／構音－運動法2：モデル－復唱法／構音－運動法3：構音キュー法／速度／リズムコントロール法1：メトロノーム法／速度／リズムコントロール法2：メトリカル法

第22章●それ以外の訓練法
即時呼称　【動画】

協同医書出版社
〒113-0033　東京都文京区本郷3-21-10
Tel. 03-3818-2361／Fax. 03-3818-2368
kyodo-isho.co.jp

言語聴覚療法臨床マニュアル
改訂第3版
平野哲雄・長谷川賢一・立石恒雄・
能登谷晶子・倉井成子・斉藤吉人・椎名英貴・
藤原百合・苅安 誠・城本 修・矢守麻奈●編集

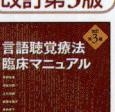

臨床において必要な知識と技術を網羅した「茶本」を全面的に刷新。言語聴覚士を目指す学生にとって、資格取得のための重要な一冊であるとともに、臨床現場でも活用できることを考慮している。

B5判・568頁・2色刷
定価7,480円（本体6,800円＋税10%）　ISBN978-4-7639-3049-1

脳卒中後のコミュニケーション障害
改訂第2版
成人コミュニケーション障害者のリハビリテーション：失語症を中心に
竹内愛子・河内十郎●編集

脳卒中後の患者を理解するために必要な脳に関する知識や実際の臨床の進め方を具体例を示しながら紹介する。

B5判・378頁・2色刷
定価6,160円（本体5,600円＋税10%）　ISBN978-4-7639-3047-7

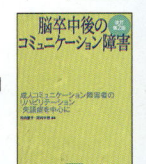

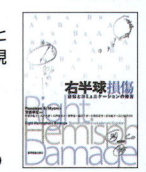

言語聴覚士のための 摂食嚥下リハビリテーションQ&A
臨床がわかる50のヒント
福岡達之●編著
今井教仁・大黒大輔・齋藤翔太・杉下周平・
南都智紀・萩野未沙・宮田恵里・渡邉光子●著

言語聴覚士が問診、検査、評価、訓練を行うために必要なポイントを50のQ&Aにまとめた。

B5判・180頁・2色刷
定価3,520円（本体3,200円＋税10%）　ISBN978-4-7639-3052-1

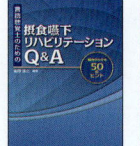

言語聴覚士のための パーキンソン病のリハビリテーションガイド
摂食嚥下障害と発話障害の理解と治療
杉下周平・福永真哉・田中康博・今井教仁●編集

パーキンソン病患者の摂食嚥下障害と発話障害について、基本的な知識と臨床で活用できる情報を紹介する。

B5判・160頁・2色刷
定価3,740円（本体3,400円＋税10%）　ISBN978-4-7639-3056-9

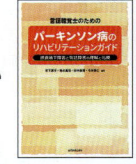

高次脳機能の神経科学とニューロリハビリテーション
森岡 周●著

ニューロリハビリテーションは、複雑な高次脳機能障害の治療の中で、人間の本質とは何かを必然的に問うものである。本書は、神経科学や認知心理学、発達科学などの知識を厳選し、コンパクトに解説している。

【電子書籍あり】

A5判・380頁
定価4,400円（本体4,000円＋税10%）　ISBN978-4-7639-1089-9

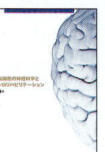

右半球損傷
認知とコミュニケーションの障害
Penelope S. Myers●著　宮森孝史●監訳

右半球損傷による障害についての研究を概観し、診断と治療、リハに関する情報を提供する、臨床的視点を重視したテキスト。右半球損傷者の特性がなぜ生じるのか、どのように対処したらよいのかについて解説。

B5判・312頁
定価5,500円（本体5,000円＋税10%）　ISBN978-4-7639-3043-9

言語機能系の再学習プロセスに向かって
失語症のリハビリテーションのために
稲川 良・安田真章●編著

失語症を、人間の神経機構と心理・文化・社会的な文脈とを橋渡しする言語機能系の障害として捉え、評価と訓練方法の流れを紹介した画期的なテキスト。

【電子書籍あり】

B5変判・216頁
定価4,400円（本体4,000円＋税10%）　ISBN978-4-7639-3059-0

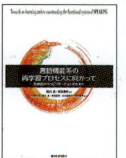

「日常言語」のリハビリテーションのために
失語症と人間の言語をめぐる基礎知識
佐藤公治●著

人間のコミュニケーション行動を言語がどのように成立させているかという「日常言語」の観点から失語症を考察し、臨床の実践に近接した知識を提供。

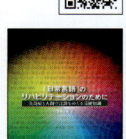

【電子書籍あり】

A5判・220頁
定価3,300円（本体3,000円＋税10%）　ISBN978-4-7639-3060-6

言語聴覚士のための AAC入門
知念洋美●編著
東江浩美・木場由紀子・東川 健・西脇恵子・
平山孝子・村西幸代・吉ແ博代●著

言語聴覚士に必要なAACの知識、技術、最新情報を網羅した一冊。AACの定義や導入の流れを概観したうえで、臨床でAACを活かすためのヒントを多数示す。

B5判・256頁・2色刷
定価4,400円（本体4,000円＋税10%）　ISBN978-4-7639-3054-5

子どものことばを育てる
聞こえの問題に役立つ知識と訓練・指導
能登谷晶子・原田浩美●編集

聞こえのしくみの基礎から補聴器や人工内耳の最新情報、そして乳幼児期から就学期までの子どもの言語発達と実際に行う言語指導について詳しく、分かりやすく説明するとともに、具体的な訓練・指導を解説。

B5判・200頁・2色刷
定価3,960円（本体3,600円＋税10%）　ISBN978-4-7639-3058-3

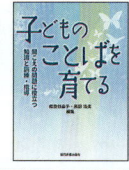

構音訓練に役立つ 音声表記・音素表記 記号の使い方ハンドブック
今村亜矣●著

音を記録する際に混乱しがちな「音声表記」と「音素表記」の違いを理解し、[ ]と/ /を正しく使い分けることができるようになるための必読書。

A5判・148頁
定価2,420円（本体2,200円＋税10%）　ISBN978-4-7639-3051-4

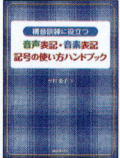

構音訓練のためのドリルブック
改訂第2版
岡崎恵子・船山美奈子●編著
今井智子・大平章子・加藤正子・川田順子・
竹下圭子・三浦真弓・山下夕香里●著

構音訓練に欠かせない単語と文を多数収録。単語は、名詞に限らず動詞・形容詞等も精選。文は対象者を考慮し、親しみやすく、かつ訓練に有用な文を掲載。

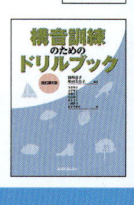

B5判・226頁・2色刷
定価3,300円（本体3,000円＋税10%）　ISBN978-4-7639-3042-2

協同医書出版社
〒113-0033 東京都文京区本郷3-21-10
Tel. 03-3818-2361／Fax. 03-3818-2368
kyodo-isho.co.jp

最新情報はこちらから
facebook／X／Instagram／ホームページ

したという結果を得ているが，Clinical Forumに提出されたPennらの主張には多くの反論がある．もっとも根本的な問題は，軽度失語症者のすべてに認知障害があるのかという疑問である．また，改善したというが分析方法に客観性がなく，追試が不可能という点もあげられている（BastiannseとVisch-Brink 1997）．

3）会話指導（Conversational Coaching）

　叙述話や手続き談話では固定した刺激があり，失語症者はそれに対する反応として一方的に談話を産生することが多い．しかし会話は話し手と聞き手があり，話題がどのように展開するかは会話の参加者次第で，話し手と聞き手の間に言語的・非言語的な相互作用が起きるという特徴がある．このような柔軟な性質をもつ会話を対象としてどのような訓練が可能なのであろうか．

　Holland（1991）は会話指導（会話コーチングとも言う．Conversational Coaching, CCと略称）を開発している．この方法では，患者のニードや能力を勘案して，6～8語程度で表現される患者の発話場面が設定される．その際，発話内容のスクリプト（台詞）の表出を達成するためには，患者は訓練されたストラテジーを使わなければならない．訓練ではスクリプトが完成したら，STは患者にそれを強力に訓練する．つぎにスクリプトの内容を知らない家族が聞き手として呼ばれ，患者と家族の間でスクリプトに関したコミュニケーションが行われる．この時，STは患者に対してストラテジー使用などの指導援助を行うと共に家族もまた訓練対象とする．つまり，家族は聞き手であると共に，コミュニケーション相手として，患者に質問したり，内容を推測したり，それが困難な場合は質問を変えてみるなど，患者との会話の進め方についてSTから助言を得る．

　会話場面はビデオに撮り，終了後そのテープを聴いて患者・家族・STで話し合うことによって，会話時の問題点について患者・家族の意識を高め，効果的な方法についての洞察へ導いていく．さらに，聞き手として家族の替わりに，患者があまり知らない人やグループメンバーなどが用いられ，患者が獲得した会話の般化をはかる．CCは，いわばコントロールされた会話であり，柔軟に相互作用が出現する本来の会話とは性質が異なるが，コミュニケーションの相手を替え，会話場面や内容の難易度を変化させることによって，実際のコミュニケーションに近づけることができるだろう．Hopperら（2002）は2組の患者夫婦にCCを実施し，会話中に夫婦間でコミュニケーションに成功した主意の数を指標にした実験研究を行っている．結果は，治療後，有意な改善が認められており，さらに参加者たちはCCからさまざまな利益を得たと評価している．例えば訓練されたストラテジーを日常会話に使うことによって夫婦の会話の効果が改善したと述べている．

　Holland（2004）はCC的方法を「文脈に基づいたアプローチcontext-based approaches」と呼んでいる．例えば，患者の希望に応じて店にプレゼントを買いに行く場面を設定し，そこでの会話場面の訓練を行う．Hollandの症例は，彼の家を尋ねて来る人に電話で道順を教える，本当のマーティニの作り方をバーテンダーや友人に教える，などの会話場面の訓練を希望した．そこでSTは患者の発言にしたがって会話内容を書き，患者がそれを修正した後，さらにSTは，患者

の失語症による表現の問題点を修正して明快な内容のスクリプトを作成したという．それをまず音読のかたちで訓練し，ついでそれらが自動的に使えるようになるまで強力に訓練する．文脈に基づいた訓練では，家族とのコミュニケーションの改善だけを強調するよりも，患者ごとに有用な現実場面を用意して，その場面での会話内容を強力に訓練し，さらに般化の手続きをとることが重視されている．

（竹内　愛子）

文　献

Armstrong EM：Aphasia Rehabilitation：A Sociolinguistic Perspective. In AL Holland, MM Forbes (Eds.), Aphasia Treatment：World Perspectives. Chapman & Hall, London, 1993.

Armstrong EM：A Linguistic Approach to the Functional Skills of Aphasic Speakers. In C Code, D Müller (Eds.), The Treatment of Aphasia：From Theory to Practice. Whurr, London, 1995.

Armstrong EM：Aphasic discourse analysis：The story so far. Aphasiology 14：875-892, 2000.

Aten Jl：Functional Communication Treatment. In R Chapey (Ed.), Language Intervention Strategies in Adult Aphasia, 3rd ed. Williams & Wilkins, Baltimore, 1994（機能的コミュニケーション訓練（河内十郎，河村　満・監訳：失語症言語治療の理論と実際，第3版）．創造出版，2003）

Bastiaanse R, Visch-Brink E：Clinical Forum, Discourse analysis and therapy. Aphasiology 11：614-618, 1997.

Christensen JA：Coherence Violation and Propositional Usage in the Narratives of Fluent Aphasia. Brain Lang. 51：291-317, 1995.

Coelho CA, et al：Longitudinal Assessment of Narrative Discourse in Mildly Aphasic Adult. Clinical Aphasiology 22：145-155, 1994.

Davis GA：Pragmatics and Discourse. In A Survey of Adult Aphasia and Related Language Disorders, 2nd ed. Prentice-Hall, Englewood Cliffs, New Jersey, 1993.

Davis GA, Wilcox MJ：Adult Aphasia Rehabilitation：Applied Pragmatics. College Hill, San Diego, 1985.

Holland AL：Pragmatic Aspects of Intervention in Aphasia. J Neuroliguistics 6：197-211, 1991.

Holland AL, Ramage AE：Learning from Roger Ross：A clinical journey. In JF Duchan, S Byng (Eds.), Challenging Aphasia Therapies：Broadening the discourse and extending the boundaries. Psychology Press. Hove, 2004.

Honda R, et al：Production of discourse in high-functioning individuals with aphasia-with reference to performance on the Japanese CADL. Aphasiology 13, 475-493, 1999.

Hopper T et al：Conversational Coaching：Treatment outcomes and future directions. Aphasiology 16：745-761, 2002.

Hough MS, Pierce RS：Pragmatics and Treatment. In R Chapey (Ed.), Language Intervention Strategies in Adult Aphasia, 3rd ed. Williams & Wilkins, Baltimore, 1994（語用論と治療（河内十郎，河村　満・監訳：失語症言語治療の理論と実際，第3版）創造出版，2003）．

Leiwo M：Clinical Forum, Aphasia and communicative speech therapy. Aphasiology 8：467-506, 1994.

Newhoff M, Apel K：Impairment in Pragmatics. In LL Lapointe (Ed.), Aphasia and Related Neurogenic Language Disorders, 2nd ed. Thieme, New York, 1997.

Osiejuk E：Discourse exercises in aphasia therapy：a case study. Aphasiology 5：443-446, 1991.

Penn C：Aphasia Therapy in South Africa：Some pragmatic and Personal Perspectives. In AL Holland, MM Forbes (Eds.), Aphasia Treatment：World Perspectives. Chapman & Hall, London,

1993.

Penn C, et al : Clinical Forum, Hierarchical discourse therapy : a method for the mild patient. Aphasiology 11 : 601-632, 1997.

Prutting CA, Kirchner DM : A Clinical Appraisal of the Pragmatic Aspects of Language. J speech Hear. Dis. 52 : 105-119, 1987.

竹内愛子,他:右半球損傷者のコミュニケーション能力.音声言語医学30:178-187, 1989.

浮田弘美:実用言語の治療(濱中淑彦・監修:失語症臨床ハンドブック).金剛出版, 1999.

Ulatowska HK, et al : Production of Narrative and Procedual Discourse in Aphasia. Brain Lang. 13 : 345-371, 1981.

Ulatowska HK, et al : Production of Narrative Discourse in Aphasia. Brain Lang. 19 : 317-334, 1983.

Ulatowska HK, et al : Relationship between discourse and Western Aphasia Battery Performance in African Americans with aphasia. Aphasiology 17 : 511-521, 2003.

綿森淑子,他:実用コミュニケーション能力検査―CADL検査―. 医歯薬出版, 1990.

Worrall L : The Functinal Communication Perspectives. In C Code, D M üller (Eds.), The Treatment of Aphasia : From Theory to Practice. Whurr, London, 1995.

症例 Ⅱ-1　話題の自発と伝達能力の改善をめざしたブローカ失語例の訓練

症　例　YJ，男性．55歳．右利き．大学卒．会社員．

原因疾患・発症後経過月数　脳梗塞．発症後3年8カ月経過．

損傷部位　左前頭葉〜頭頂葉．

神経学的所見　右片麻痺．

全体的言語症状　聴理解・読解ともに短文レベルで良好であったが，口頭命令や書字命令では低下が認められた．日常会話でも，YJに馴染みのうすい話題やこみいった内容になると，理解が十分でないこともあった．自発話は，時に短文レベルの表出（「むすめの家・・・ひっこし・・しました」，「サッカー・・見ました」等（・・・は無言の部分））があったが，発語失行の影響で，音の歪みや引き延ばし，音節や句の繰り返しなどによる滞りが頻繁に認められた．内容のある語の表出が見られたが，単語の羅列となることが多かった．呼称の成績は良好で，SLTAでは90％，動作説明は80％正答（**図1**）．書字は仮名に比べ漢字単語が良好で，発話の代用として利用できることもあった．

　非流暢ではあるが発話能力が比較的保たれ，また本人にもっとしゃべりたいという意欲があるにもかかわらず，訓練場面でも家庭でも自分から話題を提供することがほとんどなく，聞かれたことに答える形でのコミュニケーションが主となっていた．また質問に対して，最初はyesかnoのみの答えであることが多く，それ以上の情報が必要な場合は，聞き手がさらに質問を重ねる必要があった．返答は単語のみか，2文節程度の短いものであることがほとんどであるが，何度か質問することによって目的とする語の表出ができることが多かった．

失語タイプ・重症度　ブローカ失語．中等度．

他の認知・行動面の特徴　知的な側面は良好に保たれ，家族との関係も良好．観念運動失行，口部顔面失行あり．家族からの情報によると，発症前から非常に外向的というわけではなく，家でもあまりしゃべる方ではではなかったが，発症後は一層聞いているだけのことが多くなったということであった．またことばの障害を気にして，友人と会うことを避けるようになったことを家族は気にしている．

訓練目標　①聞かれたことに答える受け身のコミュニケーションではなく，自分から話題を提供する．②伝える情報量を増やす．

訓練対象・訓練仮説　文を表出するだけの発話能力は保たれているのに，自分からはほとんど話さず，質問されて初めて単語か短い文で必要最小限の答えをするという，受け身のコミュニケーションになりがちであった．話題もほとんどがSTから提供し，それについて話し合うことが多かった．お孫さんの話など，話したいことがある場合には自分から話題を持ち出すこともあったが，たとえば「昨日孫がきました．かわいかった」（ST：お孫さんと何をしましたか？）「あそ

んだ」のように，聞かれたことに対する答えにはなっており，やりとりとしては成立しているが，伝える情報量としては十分とはいえないことが多かった．また聞き手が質問したことに答えるという形で会話が進むので，会話の主導権は常に聞き手側にあり，聞き手が聞きたいことについて話さなければならず，他にYJが話したいことがあっても，それが話せていない可能性もあった．そのため，訓練の対象はYJの表出面，特に自分から話題を提供して，自分が伝えたい情報を伝える能力の改善とした．

会話時には質問を重ねることで必要な情報が得られていたので，あらかじめYJが話題を用意し，準備をしてくることで，自発的にもう少し情報を含んだ表出ができる能力は保たれていると思われた．STに対して新しい情報として何かを伝えることを課題とし，自分が選んだ内容について話すのであれば，聞き手主導ではなく，YJの保たれている発話能力を生かしたコミュニケーションができるのではないかと考えた．

訓練方法　動作絵を利用した文レベルの理解・表出の訓練を訓練開始時から継続して行っていたが，それと平行して以下のような課題を実施した．

①家で新聞を読んで気になった記事を切り抜くか，テレビのニュースで気になったものを覚えておき，次回の訓練時にSTにその内容を伝える．その際「何についての話か」「誰の話か」「いつあったことか」「どこであった話か」などの重要な点についての情報を入れることを確認する．

②単語の羅列になるような場合には，STがその記事のキーワードとなる単語が表出されたときに書き取っておき，キーワードを見ながら「誰が」「いつ」「どこで」「何を」「どうした」と書

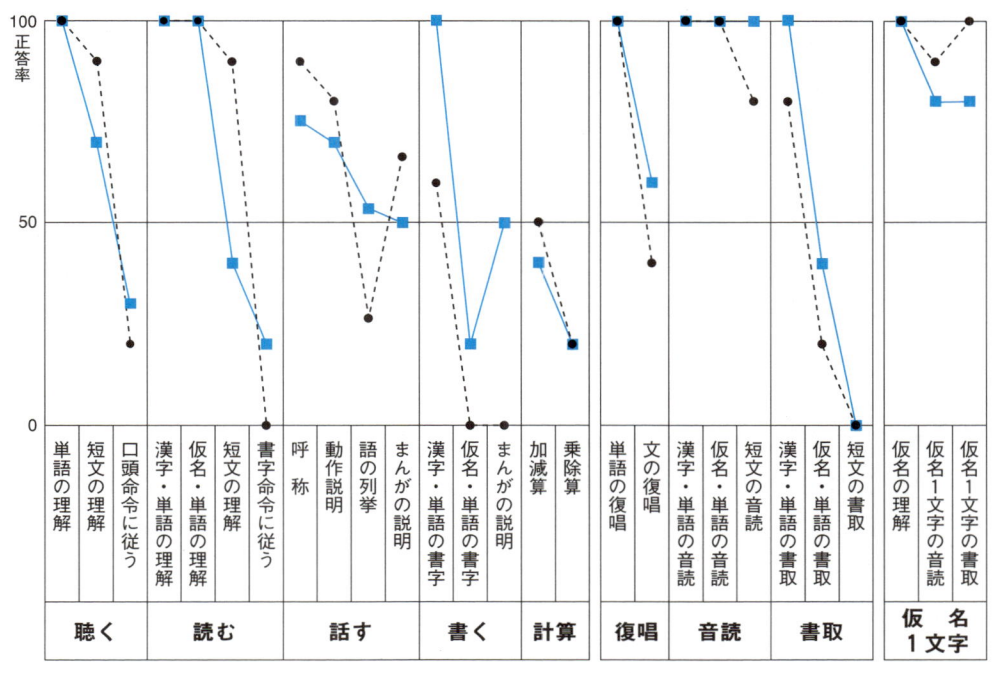

図1　症例YJのSLTAプロフィール

・・・●・・・発症後3年8カ月　　―■―発症後4年4カ月

いた紙を手がかりに，それらの情報が伝わるようにキーワードを利用してもう一度言いなおしてもらう．難しいようであれば，STがそれらの語を利用してまとめたものを聞いてもらう．可能であれば，YJにもう一度伝えなおしてもらう．

結　果　開始当初は話したいと思ったところに線を引いた新聞記事の切り抜きを持参し，訓練時に固有名詞や内容が思い出せなくなると，それを音読しようとすることが多かった．そのため，細かい内容については気にせず，記事を持ってきていてもなるべくそれは見ずに，重要な点について話すように促した．また，「いつ」「誰が」「どこで」「何を」「どうした」と書いた紙を提示して話してもらうと，その順番にとらわれて「いつ・・・」と話し出してしまうことがあったので，はじめはこの紙を見せずに話してもらうようにした．本人が関心を持っているスポーツに関する話題が多く，そのような場合には人物の名前，チーム名，試合結果などのキーワードとなる単語の表出は概ねできることが多かった．たとえば，パラリンピックに関する話題では，語や句の繰り返しや言い直しなどで時間はかかったが，「パラリンピック，水泳，山田拓朗（選手名），障害者，最年少」というキーワードの表出が見られた．しかし名詞の羅列となって動詞が抜けていたり，逆にいきなり動詞のみが出てきたり，複数の人間が出てきたときなどにはその関係が分かりにくかったりと，十分に情報を伝えているとは言えないことが多かった．たとえば相撲の話題で，いきなり力士の名前から話が始まり，「あそ・・・モンゴル出身の・・・あさしょうりゅう・・・一敗．」のように，相撲を見ている人でなければ何の話か分かりにくいことがあった．また，失語症者が絵を描いて，婚約者と二人で売っているという話をテレビの番組で見た時のように，「きらきらっと生きてる・・・失語症の話・・・（ST：どんな？）しゃべれ・・・しゃべりたい・・・教育テレビ・・・7時半」と何の話かが伝わらず，STが何度か質問をして内容を確認しなければならないこともあった．一人ではうまくまとめられない時には，STが聞き取った情報をもとに内容をまとめて話し，それを参考にしてYJにもう一度伝えなおしてもらった．書き取ったキーワードを提示し，さらに不十分であった情報に関して「誰が」「いつ」などと書いたものを同時に見せて，再度話してもらうことを繰り返したところ，ニュースの内容によっては簡潔に情報を伝えられることもあった．たとえば，ピアニストの話題では，キーワードを利用して「脳出血で倒れたピアニストが左手でピアノに復帰する」という内容にまとめることができた．

　家族の話では，家で熱心に新聞を読んで記事を選ぶようになったとのことで，話したいニュースは必ず準備してくるようになった．目標①の自分から話題を提供する，ということは行えるようになったが，目標②の情報量を増やす，という点では依然不十分で，STが重要な点について質問をして確認しないと，内容がはっきり伝わらないことが多い．また話の内容が覚えてきたことに限られてしまい，自分がそれについてどう感じたかということや，なぜその記事を選んだかというようなことについては話すことが困難で，話が記事そのものの内容をこえてふくらまないという点も，改善の望まれる問題として残っている．

考　察　保たれている発話の能力が十分に生かせず，コミュニケーションが受け身になりがちな症例に対して，自分から話題を提供し，伝える情報量を増やすことを目標に訓練を行った．本人

に「話したい」という意欲はあったが，訓練開始時は，STが質問をしないかぎり自分からはほとんど話をしなかった．そのため自分の話したいことについて話せるよう，ニュースからいくつか話題を選んで話してもらうという課題を行った．もともと喚語能力は保たれており，時間はかかるが目的とする語の表出ができることが多かった症例なので，準備をしてきた内容について，キーワードとなる単語を表出することは，それほど難しい課題ではなかったと思われる．この課題を行うことで，STからの質問を待つのではなく，自分から話題を提供することはできるようになったが，キーワードが表出されているとはいえ，単語の羅列となってしまうことも多く，それらの間の関係や，なぜそうなったかなどの因果関係についてはうまく伝えられないことが多かった．これは文を構成する能力の低下も一因であると思われた．名詞の表出や，2文節から3文節程度の文の表出が可能で，動作絵の説明などはできていても，会話時に自ら話したい内容をまとめて相手に伝えるという作業はより負荷が高いと考えられる．名詞と名詞の関係，名詞の意味役割があきらかになるように即時に文を構成するためには，喚語能力だけではなく，さらに高次の処理が必要とされる．伝えている情報量が増えているとはいえないが，訓練時にYJが話をしている時間が増え，必ずしも聞き手主導でないコミュニケーションもできるようになってきた．今後は伝える情報量を増やし，さらにそれを正しく伝えるという観点で，文の構成能力を改善させるマッピング訓練のようなプログラムを取り入れる必要があると思われる．

(荻野　恵)

文　献

土橋三枝子：マッピング仮説とマッピング訓練（竹内愛子・編：失語症臨床ガイド）．協同医書出版社，pp137-141, 2003.

症例 II-2　職場復帰した健忘失語例に対する談話訓練 ―食品営業をテーマとして

症　例　TT，男性．51歳．右利き．大学卒．会社員．
原因疾患・発症後経過月数　脳出血．当訓練を実施した時点では，1年1カ月経過．
損傷部位　左尾状核〜被殻．
神経学的所見　初期に右下肢の不全麻痺を認めたが，改善．
全体的言語症状　発症後2カ月時のSLTA（**図1**）では，理解面は良好で，口頭命令80％，書字命令70％を除く項目は満点であった．表出面は，語の列挙が呼称に比べて著明に低下，また書くことが漢字，仮名とも軽度に低下していた．症状の特徴は，喚語困難と失書であった．
失語タイプ・重症度　健忘失語．軽度．
他の認知・行動面の特徴　特に問題なし．
訓練目標　会社のフードサービス事業部にて，専門的な内容も含めて，円滑な発言ができるようになること．
訓練対象・訓練仮説　当訓練を実施するまでは，喚語と漢字書字および漫画の説明を系統的に訓練し，日常会話や世間話ではほぼ健常レベルに近づくほどの成果を上げた．しかし，職場復帰（発症7カ月後）以降に残った問題として，本人の内省では「話そうとすると口ごもる」「頭で考えながら話すから，まだ今の言い方はきつい」との訴えを受けた．それを改善するには，実際に症例が必要としている食品関係の話題を広く取り上げ，自由会話の形式で実用場面に近いコミュニケーションの経験を積み，折に触れて適切なフィードバックないしアドバイスをしていくことと考えた．話の内容としては，営業に関して専門的なレベルが要求されるであろう．
訓練方法　材料として，症例の持参した会社発行の情報誌や，社内文書である市場調査の資料と，STが随時持ち寄る食品関連の新聞記事，チラシ，ダイレクトメールなどを用いた．また，症例の属する会社のテレビ・コマーシャルも話題にした．方法は，情報誌や新聞記事を音読した後，質疑応答とディスカッション，市場調査の資料はテーマと数字を要約して説明した後，質疑応答とディスカッション，STの提示したチラシ，ダイレクトメール，コマーシャルなどは，その場でディスカッションを行った．
結　果　当訓練は，最初の1年1カ月は，週1回1時間集中的に行い，それ以降の3年5カ月間は，本人の希望で月1回のフォローとし，終了となった．

　上記の方法によるきわめて実用的な談話訓練は，筆者も初めてのことであり，試行錯誤しつつ経過の中から訓練方法を考えていく結果となった．各回の発話の切り出しも，症例のその時々の気分や関心に沿って行われたため，内容も自由で，STはただ，発話が整合性のあるものとなるように援助する立場をとった．

　結果を以下のように，発話内容と談話の特徴，およびその継時的変化に分けて記述する．

①発話内容と談話の特徴

　話されたトピックをまとめると，自社製品の説明，売れ行きの動向と営業方法，製品を出すまでの流れ，社内の組織再編成・人事異動と自分の仕事，食品業界・外食産業全般の動向などに分けられる．

　会社の情報誌を使った場合，特定の食材や各国の食生活などのテーマで書かれたものを音読することから始めた．音読は，早期から問題がなかったが，内容理解が同時に伴うまでには多少の時間を要した．音読後のディスカッションでは，必ずしもわかりやすくまとめて話すことができず，つじつまの合わない点もあり，そのつど質問して確認しながら話を進めていく必要があった．そしてその過程で，2つ以上の概念について比較・対照しつつ特徴を述べるように誘導するなど，考えを整理しながら話す方略を指導することとなった．具体的には，自社製品の特徴，各種の市場調査についてデータの取り方のちがい，食品の原材料のちがいなどをポイントを絞ってわかりやすく説明してもらった．

　また，専門用語に関しては，相手が知っていることを前提としたような話し方しかできなかったため，そのつど質問して部外者にわかるように説明を求めた．これは，ことばの定義を行うことを中心としたメタ言語の訓練となった．

　本例は長年営業畑を歩いてきた人で，営業についての話題は豊かで最も熱がこもり，他の話題に対しても営業の観点から関連づけるなど，聞いていて学ぶところ大であった．

　製品を出すまでの流れについては，社内で担当する各部署名と外注する他社との関係，テレ

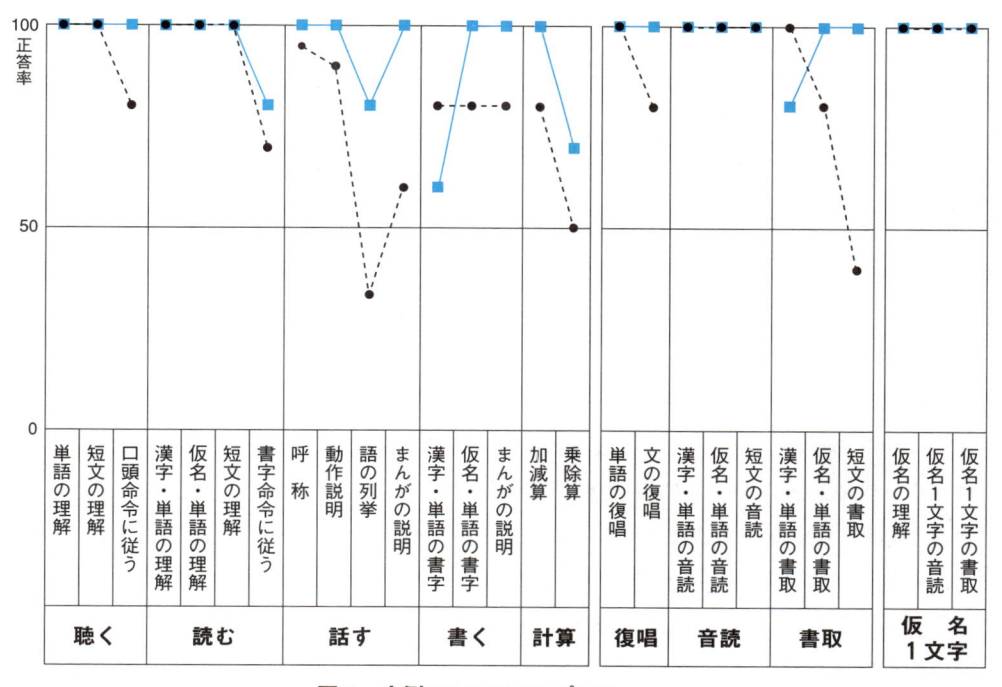

図1　症例TTのSLTAプロフィール

・・・●・・・ 発症後2カ月　　━■━ 発症後5年7カ月

ビ・コマーシャルの作り方など，組織上の知識を組み立てることが中心となるため，比較的良好な説明が可能であった．職場復帰してから数年の間に，部署の統合や人事異動など会社組織の変動に伴い，人間関係や仕事のやり方に関して苦渋の発言をすることが何度かあったが，それらを傾聴し，得意な営業の観点から本例の考えを聞き出すことで落ち着きを取り戻すことができた．

　食品業界全般の話題は，STから提起されることが多く，本人が資料を持ち寄る場合とちがって準備がないため，不意打ちを食らって最初から躓く傾向があった．しかし，食品という共通項を軸に社会で流行し，今話題になっているものを広く見据えて，あらゆる話題で話す楽しみを経験することによって，彼は，徐々にこうした訓練に慣れていった．

②継時的変化

　当訓練開始10カ月頃から，発話に質的な変化が見られるようになった．それは，材料が何であっても，その日のテーマについてのみ語るのでなく，他の主として営業の話題に関連づけつつ，自ら話の流れを作っていったことである．たとえば，塩の種類について述べた後，多種の商品が出てきた背景には，塩に関する法律の改正があったことに話が及び，岩塩などマイナーな商品は，特色を出すために小さな店に入れるといった営業の戦略へと発展した．また，ハヤシライスとハッシュドビーフについて，食品の作られた起源にさかのぼって話すとともに，ルーとレトルトについて，他社とのシェアの関係で利益のつけ方が異なることを教えてくれた．

　1年1カ月頃からは，随意入札と競争入札など，抽象的な概念についても違いを比較して説明することができるようになった．2年後には，まとめ買いにおけるサービス法の比較で，一箱をプラスするのとマネーバックするのとで問屋，末端の店との関係がどう変わるか，書類の流れと社員の仕事内容がどう変わるかといった複雑に絡み合う内容を説明することに挑戦した．この頃から話そうとする概念を図式化し，単語と矢印を中心としたメモを書きながら話す努力が見られるようになった．これは，自己の表現の不十分な点を補い，かつ相手の理解を促進するストラテジーとして，本例の側から編み出されたものである．しかし，それでもなお，言うことと書くことがつながらなかったり矛盾する点があったりして，営業の知識がない者には理解しがたい部分があった．そのため，STは質問によって考えを整理するのを助ける必要があったが，翌月に行った話の続きでは，自らどこに儲けが入るかを比較し，各方法の長所と短所をまとめることができた．

考察　本例の得意分野である営業を中心に，食品産業全般にわたって実用的な談話訓練を行った．初めは，その日のテーマについて話すだけで内容に矛盾が見られることもあったが，長期にフォローする中で，本人が「次に何を話そうか考えられ，余裕が出てきた」と言うようになった時点から，症例自らが関連ある話題を結びつけ，発展させて話をリードするようになっていった．そして，経過とともに話題どうしの関連づけが複雑になり，STの援助なしで首尾一貫した談話ができるようになって，納得の上で訓練を終了した．

　本例は病前は課長職にあり，病後も給与面では十分保障され，職場復帰に会社の理解が得られた方である．しかし，失語症のために満足な仕事が与えられず，実用的な言語訓練の成果が得られた頃は，新しい分野の仕事が出てきても年齢的なことで，その方面には行かれなかったようで

ある．このほか，会社組織自体の変化や人事の変化に伴う悩みもあり，これらを消化する機能を，言語訓練の場が長期フォローにより果たしえたと考えられる．すなわち，カウンセリングの手法をもって，得意とする営業に関し，過去を振り返りつつ敬意をもってその経験に耳を傾けたことで症例は自己の尊厳を取り戻し，営業の視点から世の中を見つめて考える経路を手にした．こうして，自己を受け入れることを経て，訓練終了時には定年後の希望も表現できるようになったのであった．

〔今村恵津子〕

症例 II-3 喚語困難のために談話に自信がもてない失名詞失語例の訓練

症　例　TM，男性．43歳．右利き．大学卒．会社員．

原因疾患・発症後経過月数　脳梗塞（左中大脳動脈領域），発症2年経過．

損傷部位　左側頭葉の皮質下．

神経学的所見　軽度右片麻痺．

全体的言語症状　理解面では視覚的理解が良好である．一方，聴覚的理解は文章レベルで理解障害を認め，軽度な語聾症状を呈している．単語および単音の語音認知検査には障害が認められない．また，単語レベルの復唱は良好であるものの，復唱が出来ても意味を取り違える誤りもみられる．自由会話場面では，状況の判断力が良好であり，視覚的理解力も保たれていることから，仕事へ復帰しつつリハビリテーションに外来通院している．発話面では，喚語困難が強く，「ワープロでは上手く書けるのに，話しになると駄目なんですよね．」というのが口癖になるほど苦手意識を持ち自信をなくしがちである．実際の会話場面でも，ことばが出なくなると黙ってしまい会話が途切れがちになる．相手との会話の受け答えは十分に可能であるが，自分の表現したいことがほとんど伝えられない状況は本人の自己イメージとはかけ離れている感じが常につきまとっているようである．自発書字はワープロを用いれば文字想起で困ることはなく，実用レベルにある．また，鉛筆による自発書字も時間を要するが可能である．計算障害も認めない．

失語タイプ・重症度　失名詞失語．軽度．

他の認知・行動面の特徴　レーヴン色彩マトリックス検査は発症後3カ月で35/36．精神機能も良好であり失語症以外に特に問題は認めない．

訓練目標　対人場面における円滑なコミュニケーション能力を高めるための語想起の改善をめざす．

訓練対象・訓練仮説　本症例の特徴は，軽度な語聾による聴覚的理解障害と語想起障害である．発症後2年のSLTA（**図1**）では全般的な失語症状はほぼ改善したが，「口頭命令に従う」の正答率は70％であり，依然として聴覚的理解障害を認める．SLTA補助テスト（SLTA-ST）の「5．長文の理解」では全問正答したが，ニュース文は5/6の正答率であった．抽象語理解力検査（SCTAW）では39/45であり，平均よりやや低下を認めるが，実用上のコミュニケーションでは聴覚的理解に障害を感じさせない水準にあると判断できる．本例は人の表情などを巧みに読み取り，状況の理解も良好であるため日々の生活で聴覚的理解に問題を呈することはない．しかし，仕事上での新しい案件に関する聞き違いや，病院の初診受付などで口頭で説明されたにもかかわらず正しく手続きを理解できず待合室で待ち続けてしまうなどの経験が発症後2年を経過してもみられる．状況を予測できない複雑かつ新規な場面では聴覚的理解障害が依然として残存していることを伺わせる．このような聴覚的理解力の低下とともに，語想起障害が日常場面においても

常に本例を苦しめる障害として顕在化している．日常での状況判断力や社会性は十分に備わっており，日常物品や固有名詞などの呼称ではつまずくことはない．本例の問題点は会話などで適切なことばが想起できず，積極的に自分の考えを伝えられず会話に自信が持てないことにある．語想起や喚語能力は軽度な失語症例においても最後まで残存する障害として捉えることができる．特に，本例の場合には流れのある談話的なやりとりのある会話において，自分の伝えたいことばを上手く想起できず会話の整合性が合致しない点にある．このような叙述的な談話能力の改善が目標となる軽度失語症例に対しては，ある特定の場面に限定した動作絵などの語想起訓練を行うというより，談話的な流れのある状況を踏まえた設定を考慮する必要があると考えた．静的な場面設定ではなく，動的な場面設定を条件として訓練することで談話能力が改善し自信へと結びつくと考えた．

訓練方法 ①週1回の外来訓練を行っているため宿題として「くりちゃん」4コマまんがを用いて1コマずつまんがの状況を書字にて説明することを求めた．その際，まんがのオチが分かるように工夫してノートに書くことを求めた．

②翌週の訓練時に宿題の修正加筆を行い音読練習とまんが呈示のみによる口頭説明を練習した．また，宿題として自宅にて「くりちゃん」のまんがを見ないで筋を思い出しながら説明することができるように練習することを伝えた．

③訓練時にまんがを見ずに頭の中でイメージしながら筋を説明することを求めた．

④最終的に10本程度の4コマまんがをランダムに選択して，4コマまんがを見ずにその筋を思

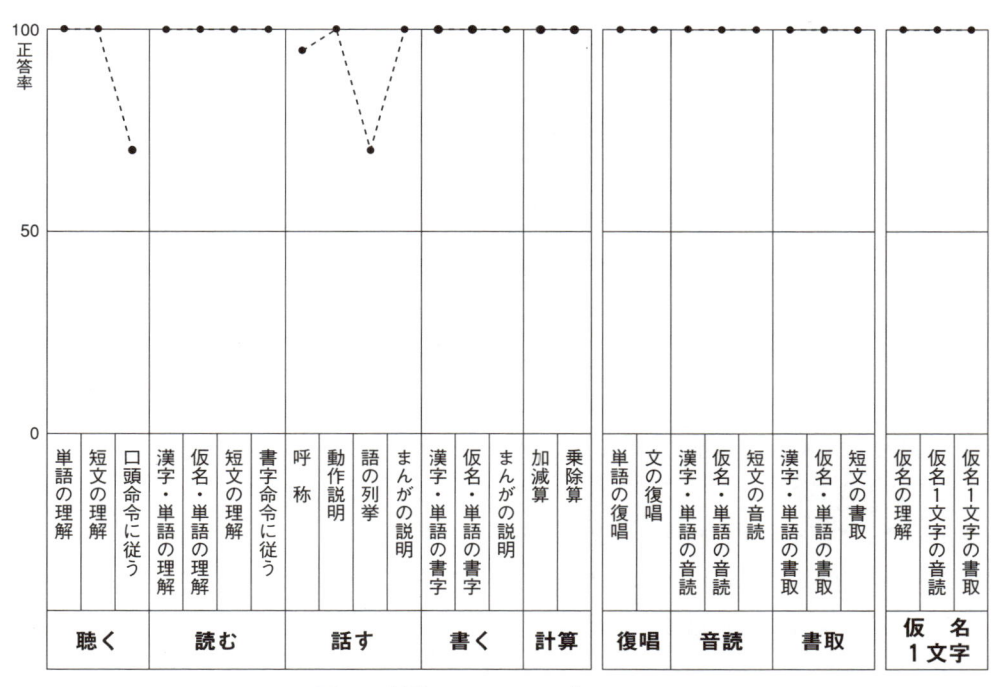

図1 症例TMのSLTAプロフィール

--●-- 発症後2年

表1 症例TMの訓練方法の推移と経過

まんがの呈示	訓練方法	訓練開始	訓練開始1カ月	訓練開始3カ月	訓練開始6カ月
あり	①ストーリーを文章で書く	○	○	○	○
あり	②口頭で説明する	△	○	○	○
なし	③ストーリーを思い出して説明する	×	△	○	○
なし	④1コマずつ要点をまとめる	×	×	△	○
なし	⑤まんがのオチを説明する	×	×	×	△

○：可能，△：出来かけている，×：難しい

い出しながら説明できるようになることを目標に練習を行った．

⑤4コマまんがのオチを要領よく解説することを求めた．

結　果　本例の訓練経過と結果の推移を**表1**にまとめた．訓練①では4コマまんがの筋を文章にて書くことを求め，容易に書字説明が可能となった．次に，訓練②ではまんがを見ながら口頭にて筋を説明することを求め，訓練開始1カ月後には問題なく説明が可能となった．次に訓練③としてまんがを呈示しないでまんがの筋を思い出して説明することを求めた．はじめのうちはなかなかことばを思い出せずに苦労していたが，訓練開始3カ月後にはほぼ問題なく可能となった．文章を書き音読練習をした後では比較的容易に覚えることができた．しかし，覚えるまんがの本数が増えるに従いことばが浮かび難いなどの語想起障害を訴えることがみられた．そのために訓練④では，1コマずつまんがの要点を簡潔にまとめる練習を行った．訓練開始6カ月頃には，まんが1コマを要領よく述べることが可能となった．最後に，訓練⑤では4コマまんがのオチを述べることを求めたが，作者が意図する4コマまんがのオチを上手に表現することは容易ではなかった．時間をかけながらあきらめずに訓練を継続していくことで叙述的な発話に対する自信が芽生えていった．

考　察　4コマまんがの筋を書字にて説明し，作者が意図するオチを押さえる練習は通常の訓練場面でよく行われているが，本訓練は訓練方法③以降に特徴がある．訓練③はまんがを見ずに筋を表現する課題で，これまで練習してきたことばを想起しながら筋を叙述することを求めている．自発書字にて文を書く練習とその音読を繰り返した過程を思い出しながらまんがの筋を頭に入れ，まんがの流れを叙述していく．患者はまんがのイメージと自分が書いた文章を思い出さなければならない．この段階は事前に宿題として練習を繰り返しているために比較的容易に説明することができるようである．

訓練④ではまんがを見ずに筋を思い出しながら要点をまとめていくことを求めた．訓練で用いたまんがの数が増すにつれて，訓練③で学習した個々のまんがの内容をきちんと把握しておくことが難しくなってきている段階である．学習した内容が曖昧になりつつあり，1コマずつ要領よく要点をまとめることが必要な段階である．3カ月ほどをかけて簡潔にまとまった内容にて要点を叙述することができるようになった．時間の経過と共に語想起が難しくなるなかで訓練①にて書いた文章の中で要点となるべき単語を想起することに終始したことを患者が述べている．

最後に，訓練⑤として，まんがのオチを説明する課題を行った．4コマまんがの要点を簡潔にまとめるために，4コマまんがの中核となるまんがのオチを適確に表現しなければならない．これまで4コマのまんがを1コマずつ順番に話しながら構成を説明していったのに対して，簡潔に要点をまとめることを求める課題である．これまでの訓練過程には含まれていない課題であり，まんがの意味をよく理解していなければむずかしい．この過程は本例にとって現在においても難しい．

　このような訓練の中で少しずつは叙述的な説明に対して自信をもつと共に，自発的にこの課題を好んで行うようになっていった．訓練の流れを通して，仕事の場面などにおいても同様のストラテジを用いて事前にシュミレーションすることができるようになったためと考えられる．本例の苦手とした語想起障害に対して，叙述場面での対応を助けるものと考えられる．突発的な事態に対しては実用性に欠ける点もあるが，ストラテジーの獲得は本例に自信を与えるきっかけになったと考えられる．

　仕事上などでの叙述能力を向上させるためには，個々の症例の背景に合った訓練法を工夫する必要がある．叙述話の訓練を必要とする患者の障害は一般に軽度であることからSTが患者の言語能力と社会的背景を的確に判断して，訓練計画を立案することがとても重要である．本例も会社での談話的な表現の克服に役立つという実感が，訓練に対する意欲に結びついたと考えられる．

（金子　真人）

症例 II-4 サイン言語と主語の同定により文の発話改善を図ったブローカ失語例の訓練

症　例　MY．男性．48歳．右利き．専門学校卒．自営業．

原因疾患・発症後経過月数　脳出血．発症後4年6カ月経過．

損傷部位　左前頭葉皮質・皮質下．

神経学的所見　右片麻痺．

全体的言語症状　理解面は，長文の聴理解に困難を呈するほかは概ね良好．一方，表出面は発症後6カ月経過時点で最重度レベルだったが，その後の訓練で喚語力や発語失行が徐々に改善していった．しかし，発症4年目においても実用性には著しく欠け，SLTA（**図1**）に示すように，復唱や音読に比べ文レベルの発話では制限がみられていた．「まんがの説明」（発症後4年2カ月目）の発話例を以下に示す．

　「あーんと　んー　え　あー　んー　あー　んと　んと　何　わかんない・・・（ST「絵をひとつずつ，よく見ていって下さい．」）・・・あるってる　やすってる　え　やすっ　え・・・・・・うんと　え　ふーと　吹かれている　あの　え　ほんお　あ　ちがう　うんと　何・・・ころころってやってる　で　いい？　えと　あーあって　や　あの　ポタポタってやってる」
　　　　　　　　　　　　　　　所要時間：2分44秒，「・・・」：無言部分

このように，伝達の意図はみられるが内容語の表出や構文は困難だった．そして，社会的には接客を必要とする仕事に就いていたので会話場面が多かったが，応答中心のコミュニケーションとなりがちであったために本人は不全感を強く持っていた．

失語タイプ・重症度　ブローカ失語．理解面軽度，表出面は自発話が顕著に制限されているほかは中等度．

他の認知・行動面の特徴　失語以外の高次脳機能障害は認められなかった．レーヴン色彩マトリックス検査は35/36であった．しかし，心理的には発症後3年間は抑うつ症状に支配されていて自宅で数回の自殺企図があった．そのため，週2回の外来STには欠かさず来院していたが体系的な訓練遂行は困難であり，課題内容は負荷のかからないレベルを選んで行っていた．発症後4年1カ月時に精神科で入院加療を受けた後，抑うつ症状は徐々に軽快し，訓練では難度の高い課題にも取り組めるようになった．

訓練目標　自発話の改善により，家族間の意思疎通や職務上のコミュニケーションに主体的に参加できるようになること．そして，そのことを通して自分に自信が持てるようになること．

訓練対象・訓練仮説　文レベルの発話促進を対象とした．障害要因については，検査結果や訓練時の観察から検討して，次の2点を仮説とした．

　ひとつには，まとまった内容を表す際の喚語の問題である．MYは会話や課題（動作絵や情景画の説明）において，実質的な内容語を喚語しようと努力するよりもオノマトペや情動語や「せり

ふ様発話」に依存することが多かった．しかし，PACE訓練の際にサイン言語や身振りを用いると喚語が促進された．これは，言語過程だけではなく，複数のモダリティでの処理が作用して語彙にアクセスできた結果なのではないだろうか．このことから，MYの喚語困難には認知レベルで事象を主観的・情動的に捉えるに留まっていることが関係しており，身体運動を伴うサイン言語はターゲットとする事象の客観的把握のためのself cueとして機能するかもしれないと考えた．

　もうひとつの障害要因は，発話内容に関する命題設定の困難である．MYは，発症後4年2カ月のSLTAで「呼称」55%，「動作説明」50%正答できていた．このように喚語力はある程度改善してきたので，もし，「このことを話そう」と命題を定めることができたら，断片的であっても内容叙述がなされるはずである．しかし，複数の事象が描かれている情景画や連続画，あるいは眼前にはないエピソード，自分の気持ち・考えなどを話すとき，MYはほとんどの場合，「うーん，えーとね」といった間投詞を言い続けた後，思いついた事柄について順不同に口頭表出していった．そして，この際の内容は，前述したように，オノマトペや情動語（例：「しょうがない」等）や言及した時点で行っていた会話の際の問いかけや相槌の再現（例：「『いい？』って言ったら『まあね』ってね」）が主であった．このような症状が出現した場合，聞き手側が事象を細分化するように促したり，あるいは疑問詞（例：「誰のことですか？」，「どこですか？」等）を用いて1つずつ質問をしながら会話を進めたりすると内容語が表出されて来るといった反応傾向が見られた．そしてこのときは，語句だけでなく，ときには文レベルの表出が可能であった．この傾向を日常場面やある話題を開始する際に活用する際には，自ら命題設定できるようになる

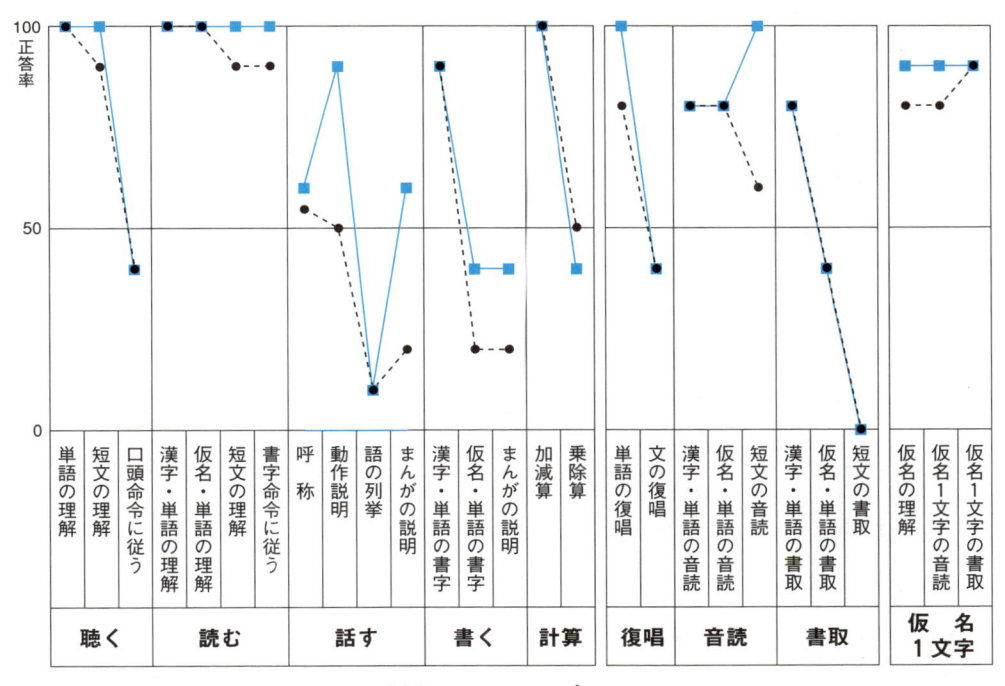

図1　症例MYのSLTAプロフィール

--●-- 発症後4年2カ月　　━■━ 発症後5年10カ月

ことが必要である．そこで，日本語の規範文では文頭に位置することが多い主語に着目し，これを命題設定と発話開始のストラテジーとして用いることが有効なのではないかと考えた．

訓練方法　障害要因仮説に従って，以下の2種類の課題をおこなった．訓練頻度は週1～2回，1回40分であった．これら以外は，日記（新聞の見出しの書き写し）の確認と漢字書字課題を行った．

①サイン言語を用いた動作絵説明（発症後4年6カ月～5年1カ月）

　サイン言語は，「日本版マカトンサイン線画集」（日本マカトン協会）を基準として用い，ステージ1～9まで約330種を順番に学習していった．サインを表す線画（**図2**）を見ながら，初めはSTがモデルを示して模倣を行い，次に自発的にサインの表出ができるように繰り返した．マカトンサインの中で，両手を使用するものや，症例にとって了解しにくいものはMYとSTが相談してわかりやすいサインに変更した．マカトンサインを一通り学習した後，動作絵の説明課題に移行した．初めは，名詞または動詞にマカトンサインで学習した語が含まれていて，さらに人物主体で動作を行っている絵カードや写真を教材にして施行し，次第に多様な内容を取り入れて行った．人物主体の動作絵から開始したのは，MYの発話に事象を主観的に捉える傾向がみられたので，描かれている登場人物に少しでも共感できれば発話を導けるのではないかと考えたからである．

②主語を同定した情景画叙述（発症後5年2カ月～5年10カ月）

　2コマと4コマからなる情景画を用いた（**図3**）．手順としては，まず視覚的に内容を確認した後，症例自身が述べたい箇所に赤鉛筆で丸を付けていく．次に，印のついた部分を言語化するが，この際，主語（「～が」）を同定してから文を展開するように指示した．さらに，なるべくマカトンサインや描写されている動作模倣を随伴させながら語想起や構文をするように促した．STは症例の発話をなるべく受容的に頷きながら聴き，必要に応じてヒントを与えて文を補正し記録を

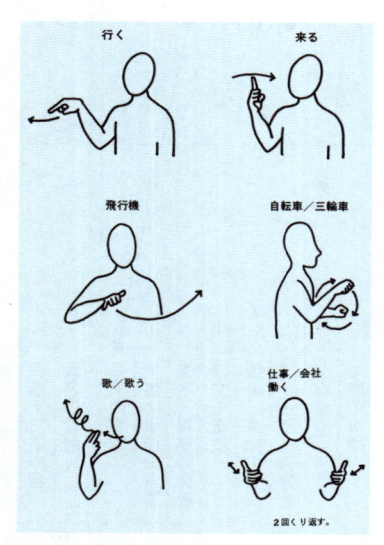

図2　マカトンサインの一例
（松田ら1989より）

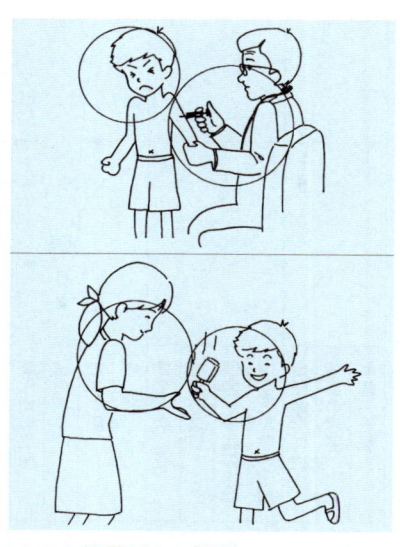

図3　2コマ情景画の一例
（小倉美智子，他：失語症会話ノート活用ドリル．エスコアール，1998）
注：図中の○については筆者が追加

した．この際，目標文を単純な3文節文（「〜が〜を〜」，「〜が〜に〜」等）とした．そして，全体を表現し終わったら，復唱や書字でドリル訓練を行った．

結果 発症5年10カ月のSLTAプロフィールを図1に示す．項目「話す」の「動作説明」が50％から90％となった．「まんがの説明」の発話は以下の通りであり，段階2から段階4へと改善が認められた．

「とご　とぼとぼ歩いている　で　えーと帽子が・・・えーと　えーえー帽子が　上に　おっこっちゃった　で　ころころころがして　えー　ちゃ　ジャブン・・・海におこっちゃって　えー　帽子　え　帽子　ううん　いやえー　えとね　えー・・・帽子が　上で　海が　うんと　えーと・・・え　海におっこった　で　えー・・・う　えと　杖ですくって　おしまい」

所要時間：2分47秒，「・・・」：無言部分

「動作説明」でも「まんがの説明」でもオノマトペや代動詞だけでなく内容語の喚語がなされ，文の表出もみられている．日常会話では，受身だったコミュニケーション態度が変化し，左手での指差しや身振りを入れながら自分の考えやエピソードを話すことが多くなった．自発話の増加はST以外の場面でも認められた．

考察 ブローカ失語にみられる発語失行症状に対して，初頭音がcueとなることはよく知られている．このことはMYについても単語レベルの表出では効果的であったが，発症4年目となり，構音企画や語彙力が改善してきた段階では文の発話改善を別な方法で図る必要があった．そこで，訓練時の反応傾向に基づいてマカトンサインと主語同定による命題設定をcueとして取り入れた．

マカトンサインは，オノマトペや直接話法的な表出が多かったMYにとって事象の概念化に寄与し，特に動作を伴うことから動詞の喚語力をさらに高めることへとつながったと考えられる．そして，動詞はその語彙特性から統語情報を含んでいるとされているので，語彙レベルだけでなく文を展開することへのきっかけともなったのではないだろうか．

主語については，日本語では省略されることが多く，実際，MYも「まんがの説明」で1つ1つの場面に主語を入れてはいない．しかし，まとまった内容や抽象的な事柄を表す際に，どこの部分から話題を展開していったら良いかわからないMYにとって，主語は事象に焦点を当てる際の手がかりになったと思われる．そして，主語の表出あるいは主語部分への注目をきっかけとして発話を始め，さらに2〜3文節の定型的な統語枠組みの中にマカトンサインによって促進された語を当てはめることで文の発話が実現に至る，といったプロセスをMYが一種のパターンとして学習したことが実用コミュニケーション能力を高めたのではないだろうか．

言語訓練において，単語から文レベルへの移行が困難な場合，STは文の復唱・音読や文法課題を導入して言語機能自体の改善を図ることが多い．しかし，症状によっては，方略行動を適宜適用しながら認知面の活性化や談話レベルへ働きかけることがブローカ失語の文表出に結びつく可能性が本症例を通して示唆された．

（土橋三枝子）

文献

松田祥子，他：日本版マカトンサイン線画集．日本マカトン協会，1989．

症例 II-5　超皮質性感覚失語例に対する実用コミュニケーションの改善をめざした訓練

症　例　KM，59歳．右利き．女性．中学卒．パート事務員．

原因疾患・発症後経過月数　脳出血．発症後2カ月経過．

損傷部位　左被殻出血術後，その後に右中大脳動脈未破裂動脈瘤クリッピング術施行．

神経学的所見　右側の運動・感覚障害．

全体的言語症状　初回評価時のSLTAを**図1**に示す．聴理解は単語，短文で誤りが多く，日常会話では，身近な事柄に関する質問でも理解できない場合がある．発話は流暢であるが，語性錯語や保続が生じ，自分の名前や住所も言うことができない．時には新造語ジャーゴンとなり，内容を全く理解することができない発話となる（発話例：「えーと，そうですね．おばんとして．こばんとして，これはして．やーそれー，これをひるとって．このばんをひきとって」）．復唱は比較的良好に保たれている．読解は漢字・仮名単語や短文も困難である．単語の音読は可能で，漢字よりも仮名単語の方が良好であるが，意味理解を伴っていない．書字は重度に障害されており，自分の名前や住所も書くことができない．

　非言語的機能も重度に障害されている（**図2**）．特に物品や線画の意味的関連の理解が低下している．物品写真は，2種類なら何とかカテゴリー分類をすることができるが，3種類は困難である．

　このように本症例は，音読や復唱のような言語を音韻化する側面は比較的保たれているのに対して，言語的にも非言語的にも意味の障害が強くみられ，簡単な会話のやりとりも困難であった．

失語タイプ・重症度　超皮質性感覚失語．重度．

他の認知・行動面の特徴　右上肢は廃用手．レーヴン色彩マトリックス検査の成績は24/36と低下している．しかし，課題の了解や病棟生活での状況判断には問題がない．

訓練目標　家族など身近な人との簡単なコミュニケーションが成り立つようにする．

訓練対象・訓練仮説　入院当初の発話面の訓練では，日常物品の呼称と動作絵の叙述を行った．呼称訓練は意味cueを用いて行ったが，反応は無反応のほか，語性錯語，保続が多く，課題語の発話はほとんど困難であった（**表1**）．正答を教えても「え？そう？」と驚いた表情をして，既知感が全くないようであった．動作絵の叙述でも，名詞句と動詞句からなる2語文の発話を求めると，絵の内容とは異なる発話となったが，絵を見て自由に発話した場合には適切な表現がみられた（**表1**）．

　したがって，本症例の実用コミュニケーション能力を改善するためには，自由度が高い発話状況で適切な表現を引き出すような訓練を設定するのが有効であると考えた．

訓練方法　発話訓練には，以下の4種類の方法を用いた．

　①物品の線画や写真，動作絵，状況画についての叙述，②線画や動作絵に関連した絵の選択と叙述，③PACE訓練，④会話訓練．

①物品の線画や写真，動作絵，状況画についての叙述：絵や写真について「思ったことを何でも言って下さい」と教示した．名称を言うことにこだわらずに外見や使用方法などの属性や用途，状況の説明など何でも自由に発話するように促し，適切な表現がみられた場合にはそれを強化し，内容を掘り下げるような質問を行った（**表 2**）．②線画や動作絵に関連した絵の選択と叙述：課題と関連した絵を選択することによって課題絵の意味づけを強めてから①と同様に行った．③ **PACE訓練**：絵を患者だけに見せて行った．発話の他にジェスチャーや描画，コミュニケーション・ノートなどの代用手段も併用した．④ **会話訓練**：体調や家族，休日の話題などについて会話を行った．必要に応じて，ジェスチャー，描画，コミュニケーション・ノートなども使用した．

結　果　約4カ月間の訓練で，発話面を含めた言語機能に全般的な改善を認めた．

SLTA（**図1**）の再評価では，呼称の成績には大きな変化はみられなかったものの，動作説明やまんがの説明では叙述能力に改善が認められた（発話例：「正式な…が歩いてるでしょ．で，風がきてバーっとふられちゃったのね．で，つつつーときて，ここで落っこっちゃったのね．で，彼女がつ，ふりあげたの」）．

症例KMは，検査よりも自由会話の方が発話は良好であり，STが推測しながら発話を引き出していけば，夫とドライブに行ったというような身近な事柄であれば情報を伝えられる場合が多くなった．病棟では，「左耳がぐあーんとする」「薬しても変わらないのよね」などと看護師に対して適切に訴えを表出できるようになり，看護師の退院時報告にも"適切な言葉が多く出るよう

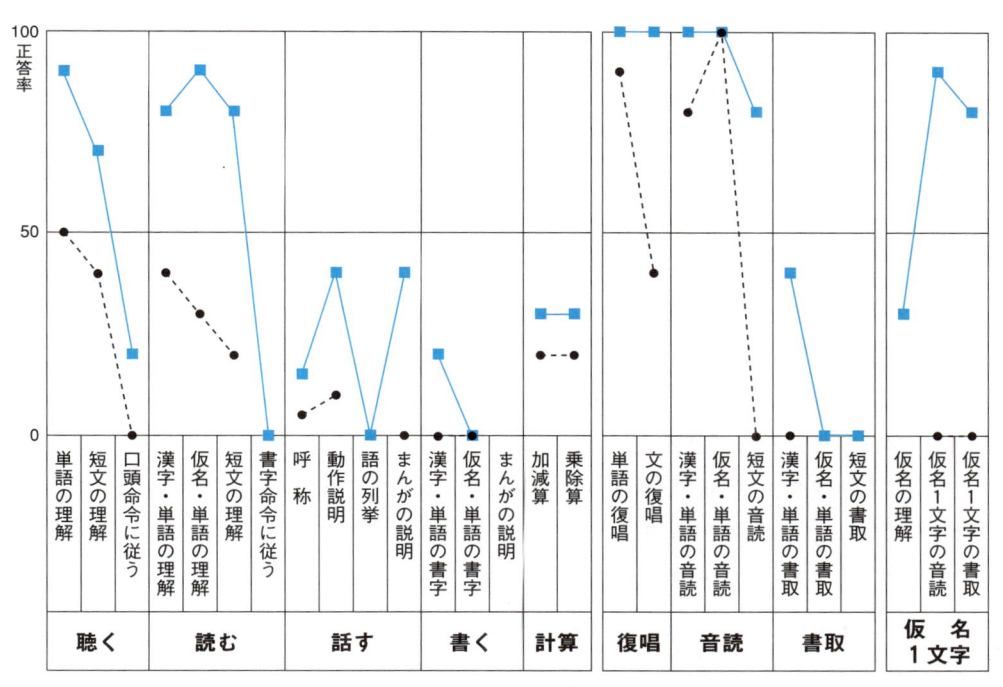

図1　症例KMのSLTAプロフィール

・・・●・・・ 発症後2カ月　　━■━ 発症後6カ月

注：正答率の表記がない項目は，検査不能であったものである．

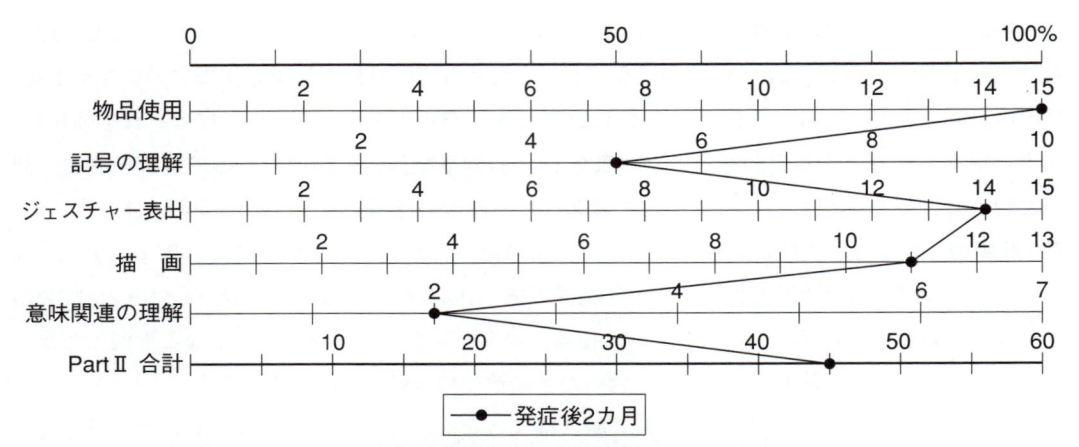

図2 症例 KM の重度失語症検査 Part Ⅱ・評価領域別正答率プロフィール

表1 呼称・動作絵の叙述訓練における反応例

課題語・文	反 応	
	誤反応例	（誤りの種類）
先　生	カード	（語性錯語）
そ　ば	ウイスキー	（語性錯語）
風　呂	コード風呂	（語性錯語）
た　こ	ますたこ	（語性錯語）
桃	まるべにバス	（保続，語性錯語）
服を着る	ごかんをよく	
歯を磨く	ないてる	
	良好な反応例	
握手をする	こんにちはってごあいさつ	
電話をかける	うちに電話しないと	
買い物をする	おつりもらってる，おつりをやったり	
勉強に飽きる	あくびしてたところ	

になり，以前よりは適切に要求が伝わるようになった"と記載された．

　本症例では，実用的な代用手段の獲得は困難であり，退院日を伝えるためにカレンダーを指さす程度にとどまった．描画は，課題を見ながら写すことはできても目の前にないものを想起して描くことは困難であり，ジェスチャーの使用を促しても応じることなく口頭で答えようとする場合が多かった．コミュニケーション・ノートはSTが開いたページに目的物がある場合は指すことができたが，患者自身が目的物のカテゴリーを特定してページを開くことはできなかった．

考　察　本症例は復唱や音読が良好で，語の音韻化の側面は比較的保たれていると考えられた．一方で，語頭音効果がみられず，語の既知感もないこと，SLTA再評価時の「口頭命令に従う」項目の誤りは，ほとんどが物品の取り違いで文の構造はほぼ正しかったことなど，語の意味障害が著明であった．また，物品絵や写真のカテゴリー分類ができないなど，物品レベルでも意味障害が明らかであった．本症例の実用コミュニケーション能力を改善するためには，意味を喚起する必要があると考えられた．そのため入院当初は，意味の喚起を促すために意味cueを用いて訓練を行った．しかし，"語""文"というような枠内での発話を目的とした訓練では，保続などの混乱が生じやすく，課題語や課題文の表出は困難であった．

　一方，比較的自由度の高い状況で絵や写真についての叙述を促したり質問した場合には，適切な発話がみられた．また，検査や絵カードなどを使用する課題に比べると会話での発話能力の方が高く，病棟生活でも適切なコミュニケーションをとることができた．会話での発話能力が高か

ったのは，課題よりも会話や日常場面の方が刺激の情報量が多いために意味的側面が活性化されやすいからではないかと考えられた．今回実施したような，比較的自由度の高い状況での叙述訓練は，"語""文"というような枠内での発話を求める訓練に比べて，本症例にとって発話しやすい状況である"会話"により近い状況であるために，適切な発話表出に結びつきやすかったのではないかと考えられた．

　本症例KMの代償手段は，訓練を行ってもほとんど定着しなかった．KMは非言語的な意味障害をいくらか持っているため，ジェスチャーや描画，コミュニケーション・ノートの使用能力も十分ではなく，発話が困難な場合に代償手段を使って伝えられた，という成功経験を積み重ねていくことができなかった．本人のモチベーションは発話面にあり，代償手段はあまり使いたがらなかったことも，定着

表2　発話訓練の例

刺激図版	患者とSTのやりとり（実際のSTの発話は丁寧語）
鏡 （図版は加藤正弘・監修：失語症言語訓練キット．新興医学出版社，2000．による）	患者「床屋」 ST　「床屋で何に使うもの？」 患者「これ見て最後ととのえる」
写真を撮る （図版は笹沼澄子，他：失語症の言語治療．医学書院，1978．による）	患者「2つとってもらってる」 ST　「何をとってもらってる？」 患者「カメラ．カメラで2つ」
薬を塗る （図版は加藤正弘・監修：失語症言語訓練キット．新興医学出版社，2000．による）	患者「遊んでて怪我しちゃったの」 ST　「それでどうしたの？」 患者「怪我しちゃったからチョイチョイってなおしてる」
ストーブにあたる （図版は鈴木弘二・監修：絵カード2001．エスコアール，1993．による）	患者「さむいので，あったかいので，手をおぎなっている」 ST　「何で？」 患者「ストーブで」

しなかった理由の一つと考えられる．ただし，発話訓練だけではコミュニケーション能力の改善には限界があると考えられたため，今後は実用的な伝達方法の一つとして代償手段の使用訓練も含めた実用コミュニケーション訓練を行う必要があると思われる．

　本症例のような失語症者とのコミュニケーションを成立させるためには，会話の相手が，患者が意味的側面を活性化しやすいように配慮した適切な情報を提示したり，質問したりするような工夫を行うことが必要であると考えられた．

（星野　由香，毛束真知子）

症例 II-6 混合型超皮質性失語例に対する実用コミュニケーションの改善をめざした訓練

症　例　SY，59歳．右利き．女性．高校卒．喫茶店経営．
原因疾患・発症後経過月数　クモ膜下出血．発症3カ月時水頭症を併発．発症後5カ月経過．
損傷部位　左前頭葉を中心に左側頭葉，左基底核に広範な脳梗塞．左頭頂葉後頭部に出血．
神経学的所見　右側の運動・感覚障害．
全体的言語症状　初回評価時のSLTAを図1に示す．聴理解は重度に障害されており，日常会話では，住所や家族の人数などごく身近な事柄についての質問も理解できない．単語・短文の理解も困難だが，語彙性判断は良好である．発話は流暢で，新造語，反響言語，補完現象，保続が生じる．発話量は非常に少なく，名前や住所など身近な事柄についての質問に対する応答は，ほとんどが反響言語である．復唱は保たれており，4モーラの非単語や文の復唱も可能である．読解は漢字・仮名単語ともに困難で，音読もほとんどできない．書字障害は重度で，自分の名前や住所も書くことができない．

　非言語機能も重度に障害されており（図2），ジェスチャーや描画の表出は十分ではない．物品や線画の意味的関連の理解も低下しているが，物品写真のカテゴリー分類は5種類でも可能である．

　このように本症例の言語能力は，復唱以外は理解面，表出面ともに重度に障害されていた．
失語タイプ・重症度　混合型超皮質性失語．重度．
他の認知・行動面の特徴　発動性の低下が著明である．失行，失認は認められない．レーヴン色彩マトリックス検査の成績は19/36と低下しているものの，課題の了解や病棟生活での状況判断には問題がなく，知的には著しい低下は認められない．
訓練目標　家族など身近な人との簡単なコミュニケーションが成り立つようにする．
訓練対象・訓練仮説　当初の発話面の訓練では，日常物品の呼称と動作絵の叙述を行ったが，意味cueに対しては機械的な復唱や保続となり，課題語の発話は困難であった．また，課題語や課題文の表出が一旦可能となっても，ごく短時間のうちにまた言えなくなった．一方，絵や写真の呼称ができない場合に，「いつ使う？」「どんな味？」などと周辺的な情報を問う質問をすると，適切な発話がみられる場合があった．例えば，傘の絵カードを示して「これは何ですか？」と尋ねても患者が無反応であった場合には，「どんなものですか？」と質問を変えると「さすもの」と適切な応答がみられた．

　したがって，本症例の実用コミュニケーション能力を改善するためには，あらかじめ設定した課題語や課題文を発話することにこだわらず，課題と関連した言葉を多く発話するように促す働きかけをするのが有効であると考えた．

訓練方法　発話訓練は以下の方法で実施した．

①物品の線画や写真，動作絵，状況画についての叙述，②PACE訓練，③会話訓練．

①物品の線画や写真，動作絵，状況画についての叙述：絵や写真について「思ったことを何でも言って下さい」と教示した．名称を言うことにこだわらずに，外見や使用方法などの属性や用途，状況の説明などを自由に発話するように促した．患者の自発的な発話が少ないため，「どんなふうに鳴く？」「いくらくらい？」「その後どうしたの？」などと質問してなるべく多くの発話を引き出し，適切な表現がみられた場合にはそれを強化し，内容を掘り下げるような質問を行った（**表1**）．②PACE訓練：絵を患者だけに見せて行った．発話の他にジェスチャーや描画，コミュニケーション・ノートなどの代用手段も併用した．③会話訓練：発話を多く引き出すことに重点をおき，ジェスチャーや描画，コミュニケーション・ノートなどの代用手段は必要な時に使用を促した．

結　果　訓練開始約1カ月後より，徐々に自発話が増えて，失語症のタイプは超皮質性感覚失語となった．3.5カ月後のSLTA再検査では，言語機能全般に改善を認めた（**図1**）．動作説明やまんがの説明では叙述能力に著明な改善がみられ，「本」と呼称できなくても動作説明では「本を読んでいる」と動詞まで発話可能な場合があり，まんがの説明も一部可能であった（発話例：「これは・・・えーと，子どもが，えーと，います．子どもが，えーと，まきこまれています．まきこまれていますから，水に落ちました．それでおわりです」）．

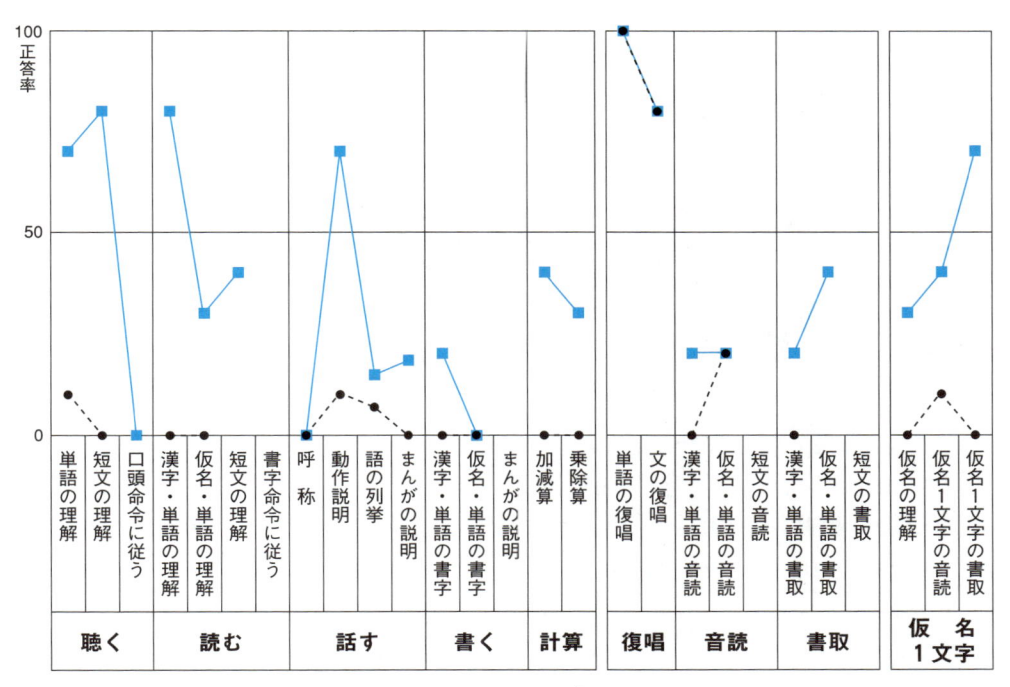

図1　症例SYのSLTAプロフィール

----●---- 発症後5カ月　　―■― 発症後8.5カ月

注：正答率の表記がない項目は，検査不能であったものである．

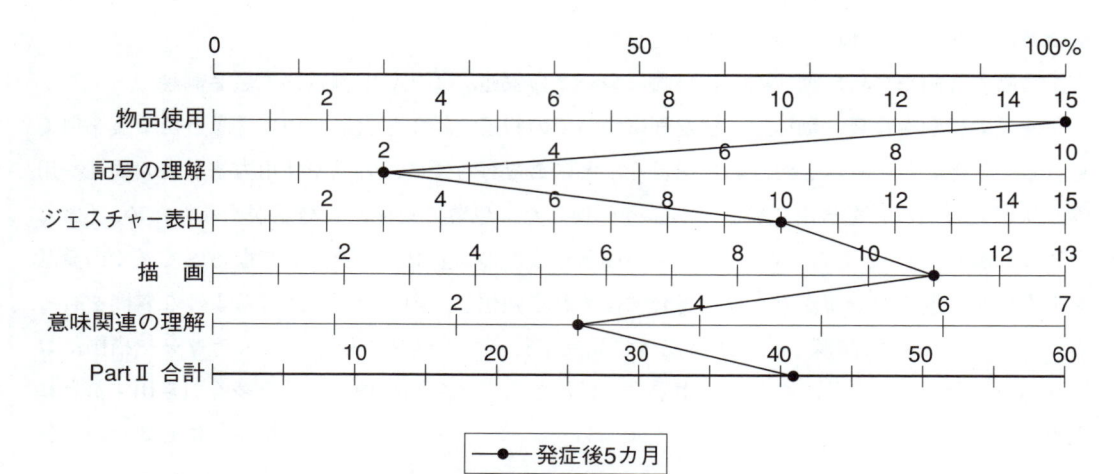

図2 症例SYの重度失語症検査PartⅡ・評価領域別正答率プロフィール

（発症後5カ月）

	物品使用	記号の理解	ジェスチャー表出	描画	意味関連の理解	PartⅡ合計
発症後5カ月	15	2	10	13	6	40

表1　発話訓練の例

刺激図版	患者とSTのやりとり（実際のSTの発話は丁寧語）
柿 （図版は笹沼澄子，他：失語症の言語治療．医学書院，1978．による）	ST「これは何？」 患者（無反応） ST「どんな味？」 患者「味はね…」 ST「甘い？しょっぱい？」 患者「甘い」 ST「甘いですよね．いつなるの？」 患者「秋になる．甘くて」
注射する （図版は鈴木弘二・監修：絵カード2001．エスコアール，1993．による）	患者「診察してる」 ST「診察でどんなことしてる？」 患者（無反応） ST「この子なんて言ってる？」 患者「痛い」 ST「痛いことって？」 患者「注射してる」

　本症例SYは，検査場面よりも自由会話の方が発話は良好であった．例えば，経営していた喫茶店のコーヒーの値段を「350円」と答えたり，転院予定先の病院に見学に行った際に「何をしてきたのですか？」と問うと「お医者さんからの調べと，○○（病院名）の人の調べかな」と答えたり，病棟生活でも，「家ねえ，帰りたいかなあ」「ちょっと目がまわるから横になってたの」などと看護師とやりとりができるようになった．ただし，新規の場面や見知らぬ人に対しては混乱をきたすことが多く，反響言語が増える傾向が認められた．
　SYは代用手段の活用は困難であった．描画は課題を見ながら写すことはできても，目の前に

ないものを想起して描くことは困難であり，ジェスチャーは使用を促してもほとんど用いることがなかった．コミュニケーションノートは，名前や住所のページ以外は自発的に使おうとすることはなく，開かれたページに目的物がある場合に指さしをする程度にすぎなかった．

考　察　SYは発動性の低下が著明で，入院時は自発話がほとんどなく，反響言語や補完現象が出現した．発症早期は，超皮質性感覚失語に発動性低下が加わって，混合型超皮質性失語を呈していたと考えられる．

　語彙性判断課題が可能で，非単語の復唱では「おかしい」と笑ったりすることから，語彙は良好に保たれていると考えられ，絵のカテゴリー分類が良好であることから，物品の意味知識も問題ないと思われた．したがって，本症例の症状は，語彙は保たれているものの意味が喚起されない状態であると推察することができ，質問などの外的刺激を与えることによって意味的な側面を活性化し，発動性を高めるような訓練が有効であると考えられた．

　絵カードや写真の喚語訓練では，意味cueなどを提示して喚語を促しても機械的な復唱や保続となり，目標語や文は表出できなかったが，比較的自由度の高い状況で絵や写真についての質問をすることにより，発動性が高まり適切な発話を引き出すことが可能となった．

　訓練後のSLTAでは，単語レベルよりも文レベルの方が適切な発話を表出しやすかった．また，検査や絵カードなどを使用する課題に比べると会話での発語能力の方が高く，病棟生活でも適切なコミュニケーションをとることができた．これは，単語よりも文の方が，また，課題よりも会話や日常場面の方が刺激の情報量が多いために意味的側面がより活性化され，自発性が高まるのではないかと考えられた．

　ジェスチャーや描画，コミュニケーションノートを会話の補助的手段として用いる訓練も行ったが，本人が自発的にさまざまな手段を使い分けるのは極めて困難で，実際の会話場面で代償手段を活用できるまでには至らなかった．

　本症例は，日常生活レベルの簡単なコミュニケーションなら何とか可能となったが，発動性の低下や混乱しやすさが残存した．本症例のような失語患者とのコミュニケーションを成立させるためには，会話の相手が，患者の自発性を高め，かつ混乱が生じないような適切な働きかけを行うことが必要であると考えられた．

（星野　由香，毛束真知子）

症例 Ⅱ-7 語義失語例に対する仮名を利用した日常コミュニケーションの援助

症　例　MB，女性．57歳．右利き．高校卒．主婦．

原因疾患・発症後経過月数　側頭型ピック病（疑）．55歳頃から，よく知っている人の顔でどこの人かもわかるのに名前がわからない．家族に言われる料理や食べ物の名前が理解できない．漢字が読めなくなり新聞に書いてあることが理解できない．人や物の名前がわからない症状が次第に強くなり，発症後約2年経過して受診．

損傷部位　MRIで左側頭葉に限局した萎縮像を認めた（**図1**）．SPECTで左側頭葉，前頭葉の血流低下．MRIとSPECTは初診時と1年後で変化はみられなかった．

神経学的所見　異常なし．

全体的言語症状　聴理解は文レベルに比して，単語の中でも特に名詞で障害が強かった（例：あなたはお医者さんですかという質問に対して「お医者さんって何ですか」，バナナは皮をむかないで食べますかに対して「バナナって何ですか」と聞いた）．数はわかるが序数詞がわからなかった（例：「1円って言う円て何ですか」）．自発話は流暢で多弁であり，代名詞の使用も多いが，構文は保たれていた．個々の具体名詞がなくなり，抽象名詞またはより広い意味で使う名詞を使っていた（りんごを「食べ物」，スカートを「洋服」，コップを「飲む物」など）．音韻性錯語は出なかった．呼称は喚語困難が著明で，初頭音効果はみられなかった．復唱は良好．音読は仮名は良好で，漢字は時計を「じけい」，三味線を「さんみせん」，左目を「さもく」，森林を「もりばやし」のような類音的錯読がみられた．読解は名詞で低下した．書字は仮名は良好で，漢字は類音的錯書がみられた．統語は保たれていた．計算は加減算はできるが，九九を忘れてきているため乗除算で誤りがみられた（九九は63％可）．

　WAB失語症検査で失語指数AQ55.1．CQ57.6（**図2**）．自発話16.0/20，話し言葉の理解3.65/10，復唱7.4/10，呼称0.5/10，読み2.0/10，書字8.75/10，行為（右手）6.3/10，構成9.3/10．WABの下位検査Ⅵ-B書字による表現（**図3**）．漢字1文字の読みは小学校1年漢字73/80（91％），小学校2年漢字62/140（44％）可能であった．

失語タイプ・重症度　緩徐進行性失語（語義失語）．中等度．

他の認知・行動面の特徴　標準高次視知覚検査の下位検査3．相貌認知で，有名人の命名，指示はできないが未知相貌での異同弁別・同時照合・表情の叙述・性別・老若とも可能だった．相貌認知や地誌的見当識の障害はなかった．態度は礼儀正しく行為には問題なし．買物，運転，物の使い方などは問題なく，日常生活は自立していた．人格変化は明らかではなく，病識もあった．エピソード記憶は保たれていた．コース立方体組合せテスト87/131，IQ89．WAIS-R知能検査VIQ62，PIQ70．WMS-R記憶検査 注意集中88，視覚性93．レーヴン色彩マトリックス検査35/36．

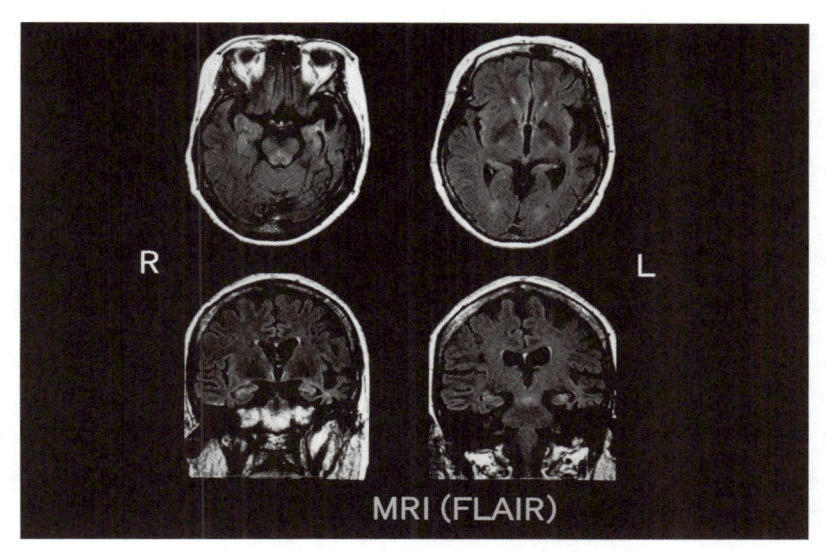

図1　症例MBの頭部MRI（FLAIR）画像

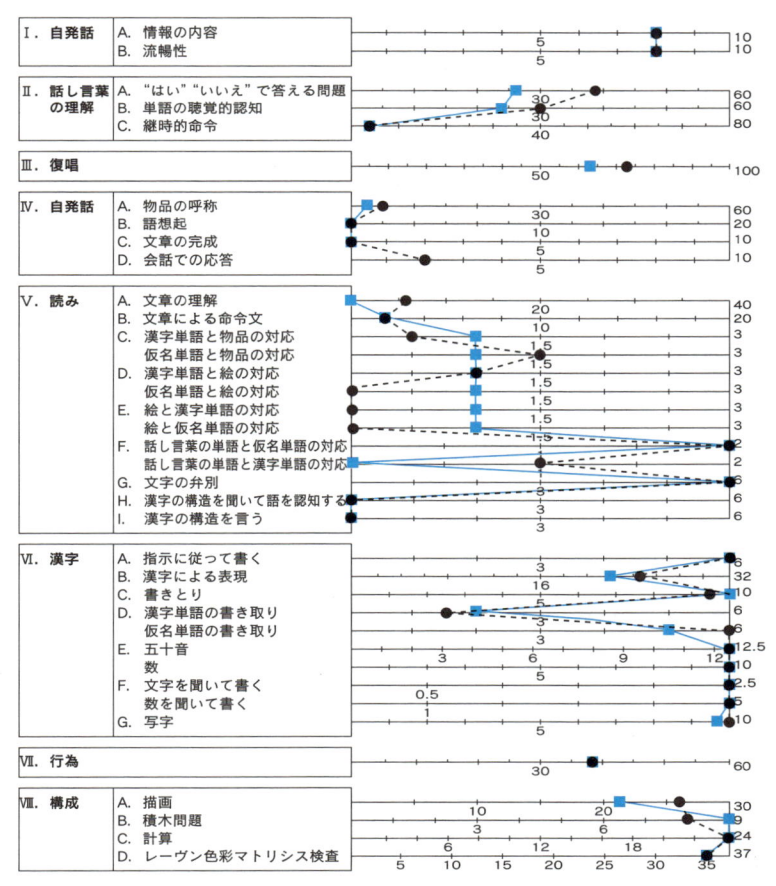

図2　症例MBのWAB失語症検査結果

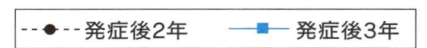

--●--　発症後2年　　──■──　発症後3年

症例Ⅱ-7　語義失語例に対する仮名を利用した日常コミュニケーションの援助

訓練目標　家事や生活に必要な語彙の理解と表出を補い，日常のコミュニケーションを援助する．

訓練対象・訓練仮説　伊藤ら（1994）のカテゴリー別絵の指示と呼称課題（9個のカテゴリーでそれぞれ10個の単語からなる，カテゴリーごとに1枚のB4の用紙に黒の線画で描いた，色カテゴリーは白地のB4の用紙に10種類の正方形の色紙を貼ったもの）を実施した．指示では色7，身体部位4，乗物4，日常物品2，野菜・果物0，加工食品0，楽器0，スポーツ0，動物0，呼称では色5，身体部位1，乗物4，その他0で，語義失語像を呈する葉性萎縮4例と同様に本例も色と身体部位で良好であった．しかし指示や呼称ができないものでも実物や絵を見れば使い方をジェスチャーで表すとか不十分な言葉で説明でき，その意味はわかっていることを示した．病識はあるため物の名前がわからないことを気にしていた．

　意味の崩壊は進行していくため伝統的な訓練をしても聴覚的理解や呼称の改善は期待できない．しかし語義失語像を呈する葉性萎縮例では言語の音韻面と統語面は保たれるため（Hodgesら 1992），良好な仮名音読を訓練に利用することにした．

訓練方法　①平仮名の音読と書字を保つために，平仮名五十音表を見て写し，そのあと写した表を見て音読する．片仮名も同様．

　②（1）写真やカラーの写実的な絵を貼り，絵の下に漢字＋仮名または仮名のみで名称を書き「食べ物ノート」を作る．果物・野菜24，加工食品14，肉・魚12の計50語．この単語については日頃食べていて，絵を見てわかるものを選び出した．但しこの語について指示も呼称もできない．（2）絵を見ながら絵の下に書いてある文字を読む．（3）実物を見て「食べ物ノート」で探して名称を言う．（4）できるだけ生活場面に近づけるため病院のADL室で実物や調理器具を使用しながら，「食べ物ノート」を参考にして話す．

　③日常出かける場所（店，プール，美容室など）の写真を撮ってきて，訓練場面でその名称（はなや，プール，びようしつ）を写字してから読む．実際に行ってきた会合や旅行などのパンフレットを使って固有名詞を抜き出し，振り仮名（写字）をしてから，音読する．出かけた場所について地図帳を使って駅名，交通機関，区や市の名前を読む．最後に読み方を書き込んだ写真やパンフレットや地図を見ながら個々の名詞を入れて作文をする．

結　果　訓練1年後（発症約3年後）の結果．

　①平仮名五十音表の自発書字や音読は可能．しかし五十音表の系列では書けても，ランダムな平仮名1文字の書き取りでは［を］と［ん］がわからなくなり，音韻面の崩壊も若干みられるようになった．②「食べ物ノート」を参考にして話すようになったが，「食べ物ノート」の絵を見て意味のわからないものがでてきた（5/50）．③人に聞いてパンフレットに振り仮名をふったり，アルバムに漢字と仮名で場所の名前をつけたものを使って話したり書いたりするようになった．この方法は積極的に使うようになった．

　前述のカテゴリー別の絵の指示と呼称課題では色，身体部位，乗物がまだ保たれていた．指示では色3/10，身体部位3/10，乗物3/10，呼称では色3/10，身体部位0/10，乗物3/10であった．

　WAB失語症検査はAQ50.8（55.1）．以下カッコ内は1年前の訓練開始時の数値．CQ53.5（57.6），自発話16.0（16.0），話し言葉の理解2.7（3.65），復唱6.4（7.4），呼称0.3（0.5），読み1.6（2.0），

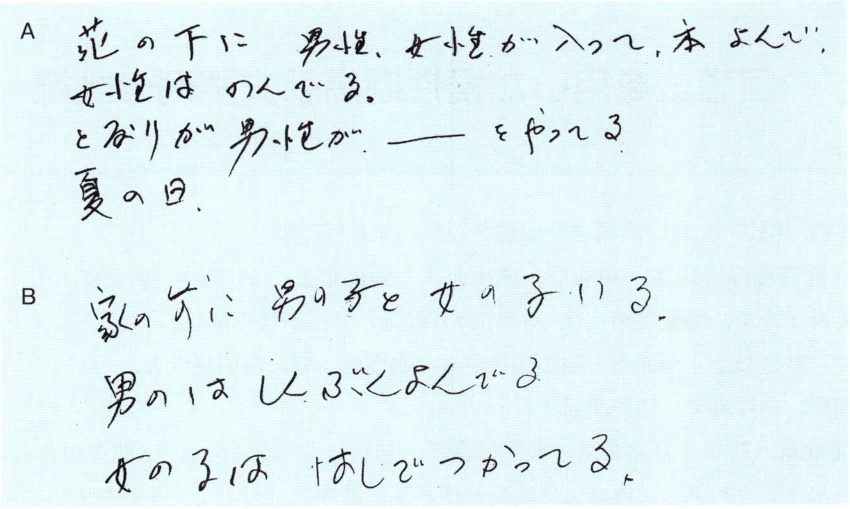

図3 WABの下位検査Ⅵ-B 書字による表現
A：発症後約2年　　B：発症後約3年

書字8.5（8.75）．WAIS-R知能検査はVIQ58, PIQ88.

考　察　訓練開始後絵とメモを見ながら話したり書いたりするようになり，開始1年後も1人で通院し，家庭内の簡単な料理や買い物も出来ていた．このような名称を補う訓練方法は，エピソード記憶は良好で地誌的見当識障害がなく意味記憶が選択的に障害されている例では，日常のコミュニケーションを補うのに有効であると考える．

　MRIとSPECTでは変化は見られていないが，訓練場面で実物や絵で意味のわからない語が徐々に増えていることや，会話で統語的な誤りがみられるようになっていることは障害が進んでいることを表している．WAB失語症検査の情景画の説明課題を使って発話分析を行うと，1発話あたりの平均形態素数は初診時9.66から1年後6.93へ低下した（同年齢健常成人（女）10名の平均10.59）．平均自立語数も4.40から3.09に減少した．この結果からも発話の文法的複雑性は低下しており，語と語の結合の崩壊を示唆しているものと思われる．

　進行性疾患の場合，いろいろな側面の評価を行うことにより相対的に良好な面を使ってコミュニケーションの援助をすることが必要である．

（宮入八重子）

文　献

Hodges JR, et al : Semantic dementia : progressive fluent aphasia with temporal lobe atrophy. Brain 115 : 1783-1806, 1992.

標準高次視知覚検査VPTA : Visual Perception Test for Agnosia. 日本高次脳機能障害学会Brain Function Test 委員会.

伊藤皇一，他：語義失語における語の意味カテゴリー特異性障害．失語症研究14：221-229, 1994.

症例 Ⅱ-8 　回想法を用いた慢性期高齢失語例の訓練

症　例　TT，男性．80歳．右利き．商船学校卒．元会社役員．

原因疾患・発症後経過月数　56歳時，脳出血（失語症発症）．76歳時，脳梗塞．その8カ月後，他院から転院となる．脳梗塞発症後，3年5カ月経過して当訓練を開始．

損傷部位　左基底核から側頭葉・頭頂葉にかけて脳萎縮，特に側脳室拡大．

神経学的所見　右片麻痺．口腔顔面失行．

全体的言語症状　簡単な日常会話の理解は良好．発話は，単語から2〜3語連鎖の句が中心で，訥々と搾り出すように話し，喚語には時間がかかる．読みは，好きなジャンルの小説を読む程度に実用化している．書くことは，1〜2文の日記をやっと書く程度．その後，小さな梗塞を繰り返して徐々に精神活動低下が進み，意欲低下のため本も読めなくなり，また日記も日付を書くのがやっとになった．

失語タイプ・重症度　ブローカ失語．中等度．その後，症状悪化．

他の認知・行動面の特徴　脳梗塞発病の3年2カ月後から小さな梗塞を時折り繰り返し，自発性低下と記憶障害が目立つようになった．

訓練目標　訓練は，前院を受け継いで支持的に行う．ニュースや1週間の出来事をメモ程度の日記に書き，それに基づいて会話することを中心に，好きな船舶関係の読み物を取り入れて，本人の生活に即した実用化を目標とした．その後，加齢と小梗塞に伴う精神活動低下に対しては，方法は変えても，本人と妻とのコミュニケーションを支える支持的訓練として，中年期以降を失語症とともに過ごした人生を振り返り，まとめていけるようなあり方を目標とした．

訓練対象・訓練仮説　訓練途中，脳梗塞の発症後3年2カ月して，軽い脳梗塞を再発．その結果，精神活動低下と記憶障害が加わったことを考慮して，これまでの方法を見直し，言語生活を活性化するためにより有効な方法を模索する必要が生じた．この時期の会話を振り返ると，戦前の写真で女性の髪形を見て「二百三高地」と言うなど，古い時代の語が喚語され，それに伴って当時の思い出を語ることが観察された．このことから，本例の記憶障害は近時記憶に限られ，長期記憶は保たれていることが判明した．そこで，回想法を取り入れ，遠い過去の話題で本人にとって関心の深いものについて話し，昔を懐かしむ気持ちを引き出して精神活動を活性化することを考えた．回想法とは，1960年代，アメリカの精神科医Robert Butlerによって提唱されたもので，それまで現実逃避や過去への執着として否定的に捉えられてきた高齢者の回想を，自然で普遍的な過程として共感的，支持的に傾聴し，彼らの人格の統合を目指す精神療法である．効果として自尊心の向上，情動の活性化，自己の培ってきた力の再発見，他者と思い出を共有してコミュニケーションを促進させることなどが知られている．介護者の立場からは，対象者の個性を知って介護に生かし，痴呆の場合，過去の記憶を用いて認知的側面に働きかけることができる点で有用

であると言われている．

訓練方法　週1回の外来訓練時間30分のうち，前半は従来どおり1週間の出来事について会話し，後半はテーマを決めて過去の人生を振り返って自由に回想する時間とした．発話は逐一記録し，表出された総語数，一文中の語連鎖の数，および談話の質について，両者の発話を比較，分析した．回想のテーマは，子供時代から就職するまで，ほぼ年代順に並べ，材料として古い時代の写真，年中行事に出てくる事物の絵や写真を導入に用いた．

結　果　当訓練は，本例の再発作による入院まで，計14回行った．セッションごとに1週間の出来事に関する会話で表出された総語数と，回想法で表出された総語数を数え，またその中で5語以上の語連鎖が表出された数を数えてグラフに表した．回想のテーマを右側に記す（**図1**）．回想のテーマの中では，特に子供時代と戦争の思い出について多くの発話が得られた．戦争の話題では，本人の属していた海軍の階級の名称が，低頻度語であるにもかかわらず，すべて表出された．総語数は，14回中13回が回想法で多く，最大3.2倍に及んだ．一文中の語連鎖も，うち12回が回想法で長く，5語以上の連鎖が得られた数を取ると，図のように顕著な違いが見られた．

具体的に第1セッションの談話をHinds（1976）の方法によって分析する（**図2**）．横軸が時間の流れで，線の上方（C）が症例の発話，下方（T）がSTの発話である．発話内容をQ：question（質問），A：answer（回答），RM：remark（意見），EV：evaluation（感想），el：elaboration（詳しい展開），ex：explanation（説明）に分類すると，1週間の出来事で日記とニュースに関する会話では，ほとんどがQ-Aの繰り返しで進み，RMとEVが数回表出された．なお，

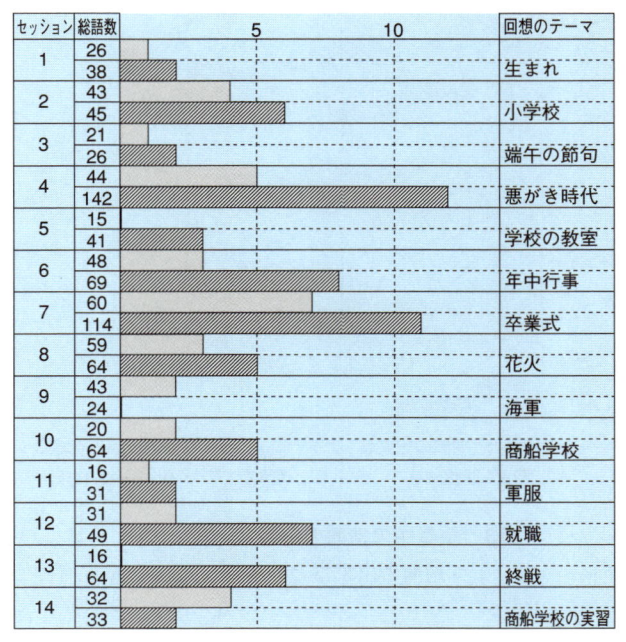

セッション	総語数			回想のテーマ
1	26 / 38			生まれ
2	43 / 45			小学校
3	21 / 26			端午の節句
4	44 / 142			悪がき時代
5	15 / 41			学校の教室
6	48 / 69			年中行事
7	60 / 114			卒業式
8	59 / 64			花火
9	43 / 24			海軍
10	20 / 64			商船学校
11	16 / 31			軍服
12	31 / 49			就職
13	16 / 64			終戦
14	32 / 33			商船学校の実習

上段：1週間の出来事
下段：回想法

図1　総語数，5語以上の語連鎖が表出された数

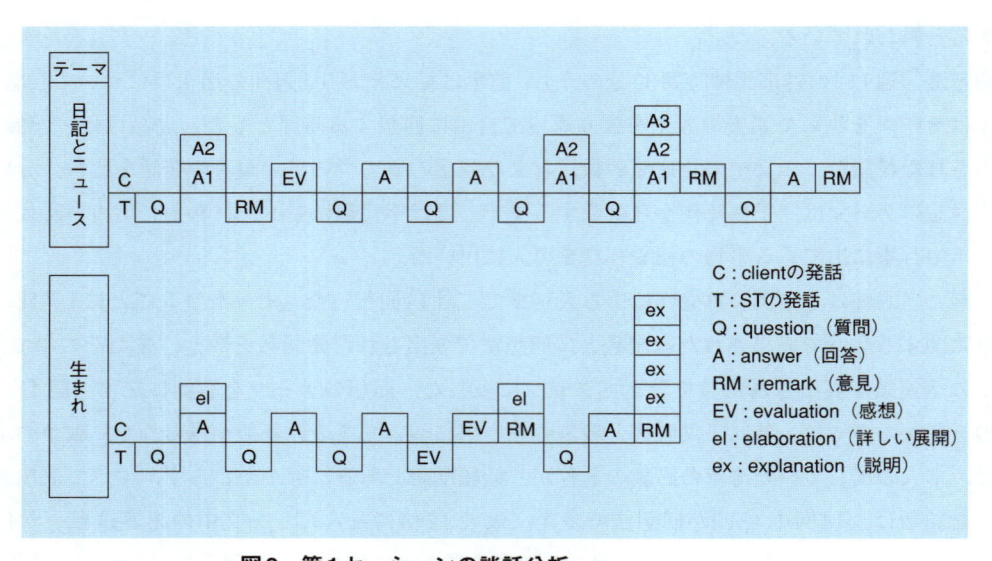

図2 第1セッションの談話分析
1週間の出来事と回想法による発話との比較

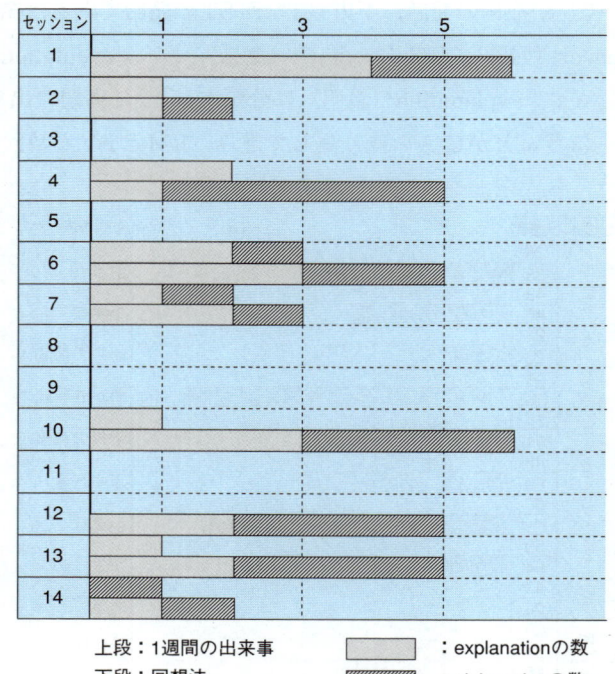

C：clientの発話
T：STの発話
Q：question（質問）
A：answer（回答）
RM：remark（意見）
EV：evaluation（感想）
el：elaboration（詳しい展開）
ex：explanation（説明）

上段：1週間の出来事　　□：explanationの数
下段：回想法　　　　　　▨：elaborationの数

図3 談話中の情報の展開
1週間の出来事と回想法による比較

64　第Ⅱ章　談話能力の改善をめざす訓練

A1, A2, A3とは, 錯語の訂正や迂回表現を含み, 同じことばを繰り返したことを示している. 他方, 回想法のテーマで生まれについての会話では, Q-Aを軸にしてはいるが, 答えてからelでさらに詳しい話を展開したり, exで例を挙げて説明したりしている. つまり, 会話が一方的な尋問のようにならずに自然な形で流れるには, Q-A以外の要素に注目することが必要であろう.

談話の中のelやexの存在が, 一つの事柄をめぐって情報がより豊かに展開していく鍵となると考えられるが, それは, 総語数が最も多かった悪がき時代の談話の例に現れている. RM:「小学校は, 思い出はいっぱいある」, el:「というのは, 落第坊主で」(いたずら坊主の錯語と思われる), がき大将であったとの情報から, Q:「他の子供を従えていたわけですか」と訊くと, ex:「本当はね, 家来は大勢」. いたずらの例として親の財布からお金を盗んで買い食いした経験を挙げ, EV:「おふくろはちょっとポイ」, el:「おふくろが月末, 御用聞き, 払う」(当時, つけで買っていたとのこと), EV:「おふくろは, ちょっとトロイ」と, 悪さをした内容から母親への見方までが表現された.

このように, 情報を付け加えて話を豊かにする要素としてexとelを捉え, 全セッションにわたってこれらの数を数えた(**図3**). 上段が1週間の出来事, 下段が回想法で, exとelの表出がなかった全5回を除くすべてのセッションで, 回想法の方が明らかに説明と詳しい展開の数が多かったことがわかる.

考 察 多発性脳梗塞で記憶障害と精神活動低下が進んでいく症例に対し, 回想法を行った. その自発話の減少の背景に近時記憶の障害があることが明らかであったので, 保たれている長期記憶に働きかけてことばを引き出すためである. その結果, 同日の各15分内で, 1週間の出来事を話題にするよりも, 回想法の各テーマの方が総語数, 5語以上の語連鎖数ともはるかに多くの表出が得られ, また一つの発話をもとに説明や詳しい展開がなされるなど, STの質問尽くめでない自然な談話が観察された. 高齢者は, 一般に近時記憶よりも長期記憶が保たれるが, 高齢失語症者においても同様であり, さらに過去を懐かしむ感情の影響も相まって, 回想法の持つ効果が得られたものと考察される.

（今村恵津子）

文 献

Hinds J: Aspects of Japanese Discourse Structures. Kaitakusha, 1976.
今村恵津子:回想法を用いた慢性期高齢失語症者の訓練. コミュニケーション障害学21:196, 2004.
野村豊子:回想法とライフレヴュー. 中央法規出版, 1998.

第Ⅲ章

相互作用を重視した訓練

概説 1

PACE (Promoting Aphasics' Communicative Effectiveness)

DavisとWilcox（1981, 1985）は，訓練の中に自然に近い対話構造を取り入れ，失語症者のコミュニケーション能力を改善させることを目的として，PACE（Promoting Aphasics' Communicative Effectiveness）を開発した．Davisらによると，失語症者は言語能力の制約はあっても，対話において話し手と聞き手の役割を理解し，なんらかの手段を使ってコミュニケーションを図ろうとする能力は保持している．こうした失語症者の残存能力を，訓練に利用することによって，より実際的で効果的なコミュニケーション能力を発展させることができるとしている．この点においてPACEは，障害された言語能力自体に焦点をあてた伝統的な言語の直接的アプローチとは異なっている．DavisとWilcox（1981, 1985）に基づいて訓練法を概観する．

1．PACEの4原則

PACEは以下に述べる4つの原則に基づいている．

1) 失語症者とSTは情報の送信者―受信者として対等の立場で参加する

自然な対話における話し手と聞き手のやりとりの原則を保持するために，PACEでは送信を開始する役割を，失語症者とSTの間で交互に担う．またひとつの情報をめぐる二者間のやりとりの中でも，送信者は相手からのフィードバックを得ることで受信者にもなり，反対に受信者は相手に情報を返すことで送信者にもなることができる．

送信者の役割は，適切に情報を伝えることであるが，もし相手に理解されない場合は自己の行動を見直し，修正を図らなければならない．受信者の場合は，自己の理解の度合いを評価し，それを相手にフィードバックする必要がある．PACEでは，STは失語症者に伝達方法を直接教示することはなく，あくまで送信者や受信者の立場で失語症者にとって適切な行動をモデルとして示す．たとえば，伝達手段として実用的ではないのにもかかわらず発話にこだわる場合には，STは発話に代わる有効な伝達手段を見出し，送信者としてその手段を使用する．こうしたSTのモデリングによって，失語症者は自己の行動を修正し，強化する．

2) 新しい情報を交換する

伝統的な言語の直接的訓練では，失語症者とSTが一緒に刺激を見ている状態で，失語症者に反応するように求める場合が多い．しかし通常のコミュニケーション場面では，このように相手

にとって既知の情報を，改めて伝達するようなことは稀である．そこでPACEでは，より自然な場面に近づけるために，相手の知らない情報を交換することを原則として，刺激となる絵や文字カードは裏返しにして置く，あるいは両者の間についたてを設けて刺激が見えないようにする，といった配慮をする．ただし多くの場合，刺激を用意するのは訓練を担当するSTであることから，あらかじめ刺激内容を知ってしまう可能性がある．こうした問題に対処するには，刺激の数を多くする，第三者に刺激を選択してもらうなどの方策が必要であろう．

3）失語症者は情報伝達のための手段を自由に選択できる

失語症者は伝達行動に際して，発話のみならず，ジェスチャー，描画，書字，ポインティングなどのあらゆる手段を，自由に選択することができる．STは，失語症者に特定の手段を使うように強制することはせず，行動のモデルを示すことによって，失語症者が自ら効果的な手段を獲得できるように援助する．

4）STからのフィードバックは情報伝達の成功度に基づいて提供される

PACEで求められるのは，言語的な正確さではなくて，情報伝達に成功することである．したがってSTから失語症者へのフィードバックは，情報がいかに伝わったかに対して提供される．STは，情報を理解したか否かの判定に加えて，失語症者の伝達行動から推測した内容や情報の不明確な部分を言語化したり，相手の行動を模倣したりすることによって，情報がどのように，どの程度伝わったかをフィードバックする．たとえば失語症者が「金槌で打つ」の情報を動作で伝達するために，机をこぶしで叩いたとする．STは動作を真似ながら，「何でしょう，何かで叩いているのですね，何で叩いているのでしょう」とフィードバックする．このように失語症者の行動を明確化し，伝達された部分と不十分な部分を伝えることによって，失語症者は自己の行動を見直し，より効果的な伝達行動に修正することができる．

2．訓練への適用

PACEでは，どのような失語症者もなんらかの手段を用いて情報を伝達する能力を有すると考えることから，失語症のタイプや重症度を問わず，訓練を適用することができるとしている．ただし個々の特徴に合わせて，話題の内容，提示する刺激の様式（絵，写真，文字など），情報のタイプ（抽象的：具象的，単一の概念：複数の概念など）を適宜操作する．またSTによるモデリングの内容によっても，訓練を工夫することができる．

3．評価の方法

PACEの原則に基づき，評価尺度は失語症者の言語能力ではなくて，情報がどの程度伝えられたかに焦点をあてて設定される．DavisとWilcox（1985）は，情報伝達の成功度に関する段階評

価，失語症者が情報伝達の送信や受信に成功するまでに費やされた役割交替の数，使用されたコミュニケーション手段の特徴の表示などを提唱している．またGlindemannとSpringer（1995）は，送信行動と同様に受信行動に対しても，情報伝達の成功度に関する評価が必要であるとしている．

4．PACE訓練の報告例

　慢性期の失語症者に対してPACEを実施した症例報告では，コミュニケーション能力が改善したとする結果が得られている（Carlomagnoら1991，飯干ら1992，八鍬2003）．Carlomagnoらは，PACEや「なぞなぞ」を実施したところ，標準的言語検査や情景画の言語的叙述能力には変化がなかったが，PACEに類似した情報伝達場面では不正確で曖昧な表現が減り，発話による伝達に失敗した時には，非言語的伝達手段に切り替えて適切に伝達できるようになった．飯干らは，評価尺度として情報伝達の成功度，伝達を開始するまでの時間，伝達の成功に要した時間，発話量の変化を用いたところ，多くの症例でこうした項目に改善がみられ，またCADLやWABの成績も改善した．八鍬は，失語症者のコミュニケーション手段のレパートリーを広げるために，患者が自発的に使用する描画以外の手段をモデルとして示し，情報の伝達に失敗したときには別の手段で伝えるように促した．その結果，複数の伝達手段を使用するようになり，描画の質も高まった．

　またLiら（1988）は，呼称能力の改善に関して，PACEと伝統的な刺激法との比較検討を行った．刺激法の訓練では，聴覚刺激と同時に視覚刺激を提示し，呼称に失敗した時には修正のためのフィードバックを提供し，cueテクニックを用いた．その結果，刺激法よりPACEを実施した時の方が，呼称と絵の叙述能力が良好であり，呼称に失敗した時の迂言やジェスチャーの使用も多かった．

　一方，PACEでのモデリングによる間接的介入は，一部の失語症者の行動にしか，影響を及ぼさないとする報告がある（Glindemannら1991）．Glindemannらは，絵カードの呼称と叙述的表現の成績が同程度である失語症者に対して，STが呼称か叙述かどちらかをモデルとして示した場合に，失語症者のとる行動を調べた．その結果，モデリングが有効であったのは，軽度の失語症例に限られ，多くの失語症者は，STのモデルにかかわらず呼称で反応した．

　また新情報の交換の原則から，受信者に刺激を見せないことについて，Bottenbergら（1991），Brenneise-Sarshadら（1991）は，健常の受信者が刺激を見る条件と見ない条件とでは，送信者である失語症者の発話内容に違いはないことを見出した．ただしこれらの研究では，失語症者の1回限りの発話を評価対象としており，その後の二者間での連続したやりとりに，新情報の原則がどのようにかかわるのかについては検討されていない．

5. PACEを拡大・応用した訓練の例

　GlindemannとSpringer（1995）は，意味性および音韻性ジャーゴンを呈する症例や，発症から比較的早期で言語機能の再組織化が期待できる症例に対しては，PACEのような間接的訓練のみならず，個々の症状に特定的で体系的な直接的言語訓練が必要であるとしている．たとえばSpringerら（1991）は，意味―語彙障害に対して，PACEに体系的な意味―語彙訓練を取り入れた修正版PACEを実施し，訓練効果を検討した．修正版PACEでは，STと失語症者がついたてをはさんで対面し，それぞれに同一の絵カードのセットが与えられる．絵カードのセットは，約半数が同じカテゴリーに属する物品の絵で構成され，そのカテゴリーの上位概念を記した文字カードもSTと失語症者に与えられる．失語症者は，まず文字カードのカテゴリーに属する絵カードを1枚選び，次にその絵についての情報をSTに伝える．STは，伝統的なPACEと同様に情報が伝わったかどうかをフィードバックすると共に，失語症者が選択した物品の絵カードが，当該のカテゴリーの下位項目として適当か否かを伝える．修正版PACEと伝統的なPACEを4例の失語症者に実施した結果，意味―語彙障害のない1例については両方の訓練で差異はなかったが，障害のあった3例は伝統的なPACEよりも修正版PACEで，言語およびコミュニケーション能力に改善がみられた．

　PulvermüllerとRoth（1991）は，PACEで訓練される発語行為は，情報伝達行動と情報が伝えられるまでの修正行動に限定されるが，日常のコミュニケーションで使用される発語行為は多様であることを指摘し，異なった発語行為を含んだ2種類の言語ゲームを提案した．ひとつは要求ゲームで，STと失語症者はついたてをはさんで対面し，それぞれに同一の絵カードのセットが配られる．一方が絵カードのひとつを選び，相手に同じ絵カードを渡してくれるように要求する．このゲームによって失語症者は，要求する行動，相手の要求に応答する行動，あるいは拒否する行動（STは時折選択肢にない絵カードを要求する）を練習できる．課題の難易度は，選択肢を色や形が類似した絵にする，あるいは複数の絵カードを一度に要求する，といったことで変化させる．もうひとつのゲームは交渉ゲームで，動作を表した5枚のイラストカードをSTと失語症者の前に置き，2人のうちどちらかが1枚のカードを選び，その動作（たとえば水泳）を遂行することを相手に交渉する．このゲームによって，行動を提案する，提案を拒否する，提案について主張するといった発語行為を訓練する．この2種の言語ゲームの訓練を失語症者に実施したところ，Token Testで有意な改善が認められた．近年になってPulvermüllerら（2001）は，要求ゲームの形式を採用したConstraint-Induced（CI）セラピーを提案している．CIでは，伝達手段を発話に限定し，失語症者の能力に応じて使用する刺激の種類や，要求のための発話に用いる単語，丁寧表現，文の長さなどを変化させる．Pulvermüllerらは，CIの訓練効果を検討するために，伝統的な言語の直接的訓練と比較したところ，直接的訓練に比してCIの方が言語能力やコミュニケーション能力が改善したとしている．

　NewhoffとApel（1990）は，PACEを応用したバリア・アクティビティーを提唱した．情報

の送信者と受信者の間にはついたてが置かれ，それぞれに同一の複数の物品が与えられる．送信者はその物品を様々に移動させ，その情報を伝達する．受信者は言われた通りに物品を動かし，必要であれば送信者に質問する．情報の伝達が終了したところでついたてを取り除き，両者の物品操作が同じであったか否かを確認する．材料は物品のほかに，地図なども利用することができる．

6．典型的な PACE 訓練の例

軽度失名詞失語：F氏，男性，55歳（Davis と Wilcox（1985）より）．

　訓練開始時は中等度～軽度の失語症であったが，言語機能全般に対する直接的な訓練を実施したところ，言語能力の各側面に改善が認められた．しかし軽度の喚語困難が残存したため，自然な対話場面で本人にとって必要な語の想起が可能となるように，PACE 訓練を実施することになった．

　刺激：非日常的な単語の絵カード，抽象的で心象性の低い単語の文字カード．

　方法：STとF氏は机をはさんで対面し，机には絵や文字のカードが伏せて置かれる．どちらかが送信者としてカードをめくり，受信者に情報を伝える．受信者は情報がどのように伝わったかをフィードバックする．送信者は自己の行動を見直して，再度情報を発信する．この相互作用

表1　F氏の相互作用の例

F氏：（カードをめくり）「この人の名前は…大統領で…ええと…ええと…僕は前にも言おうとしたんだけどちょっと難しいな．ジョージア出身です」
ST：「ジミー・カーター？」
F氏：「そう，ジミー」
ST：（カードをめくり）「この人はバスケットボールの選手です．年間優秀選手になりました」
F氏：「それはバードでしょう」
ST：「そうです，ラリー・バードです」
F氏：「ラリー・バード，バード」
　　　（カードをめくり）「これは女性で，ええと…ここでショービジネスをしてて…」
ST：「ここメンフィスで？」
F氏：「いや，もっと大きな場所で．彼女の出身は…彼女は英国人で，そして…」
ST：「その人はどんな人ですか」
F氏：「英国の女性です．彼の名前，彼の夫はバートン」
ST：「ああ，エリザベス・テーラーですね．彼女の夫はバートンです」
F氏：「そうです」
ST：（カードをめくり）「この人は，あなたがもっと若かった頃にあこがれの的になっていた人です」
F氏：「ショービジネスの人ですか？」
ST：「映画ですね」
F氏：「歌手ですか？」
ST：「いいえ．彼は『風と共に去りぬ』に出ていました」
F氏：「それは…クラーク・グレーブル，ゲーブル」
ST：「そうです」

（Davis と Wilcox 1985 より）

は情報が伝わるまで繰り返される．

相互作用の例（**表1**）：送信者としてのF氏は，STからのフィードバックを利用して自己の発話の調整を図り，受信者の場合には，STが発信した情報を理解するために質問を繰り返して，積極的に相互作用に参加した．

重度ブローカ失語：H氏，女性，45歳，くも膜下出血後，血管攣縮による脳梗塞（筆者の症例より）．

発症後4カ月の時点で，自発話は「はい」「んー」に限られて実用性はなく，呼称・音読・復唱は困難であった．言語理解力も検査上は重〜中等度の低下があったが，日常的な理解は良好であった．書字は自己の氏名の他，高頻度で画数の少ない漢字単語がわずかに書けた．一方，コミュニケーションの意欲は高く，しばしばSTに訴えかけたが，情報が伝わらずにあきらめる場合が多く，早急に発話に代わるコミュニケーション手段を確立する必要があった．そこで訓練では，有効な伝達手段をできる限り見出し，それらの手段を用いて実用的なコミュニケーションを図ることを目標とした．

まずSLTA（標準失語症検査）や重度失語症検査の結果から，漢字の書字と描画の能力が比較的保たれていたことから，これらの能力をさらに高めて，伝達手段として利用することにした．ジェスチャーは観念運動失行のために拙劣であったが，伝達手段の幅を広げるために訓練対象に加えた．訓練では，始めに漢字の書字，描画，ジェスチャーの能力を促進するための基礎的訓練を実施したところ，刺激（絵カードや口頭で示した単語）を漢字書字，描画，ジェスチャーで表現できるようになった．そこで次に，これらの伝達手段を場面に応じて臨機応変に使用するために，PACEを導入することにした．

刺激：高頻度で，漢字の書字，描画，ジェスチャーで表しやすい単語の絵カード（線画）

方法：書字や描画のために，机上には鉛筆と白紙を置いた．その他の手続きは前述のF氏と同様．
STは，H氏が複数の手段を場面に応じて使用できるように，モデルとして適宜手段を変えて情報を送受信してみせた．

相互作用の例（**表2**）：H氏の代償手段の使用状況を見てみると，「犬」「車」「海」の送信行動は，どれも刺激の絵を模写するだけで，漢字の書字やジェスチャーの自発的な使用はみられなかった．STが，モデルとして3種類の手段を使用して見せても，効果はなかった．しかし刺激の絵が「海」の場合には，H氏の模写した絵が曖昧で（**図1**），STに情報が伝わらなかったために，新しい展開がみられた．H氏は，STの誤った推測に基づくフィードバックに対して，自発的に自己の行動修正を図ることはできなかったが，STが3種類の伝達手段を文字で書いて示したところ，漢字書字を選択して，自ら描いた絵に「海」と「空」を書き入れることによって（**図1**），情報伝達に成功した．

このようにH氏の場合，伝達手段の変換を図るには，STによるモデリングではなくて，H氏の使用できる代償手段を文字で表したカードを手がかりにして，手段を選択する方が有効であった．そこでその後の訓練では，あらかじめ文字カードを提示して，手段の変換を促進した．

表2　H氏の相互作用の例（筆者の例より）

H氏：（カードをめくり）「うん」（犬の絵を描く）
ST：（漢字で書きながら）「犬でしょう」
H氏：（うなずいて）「うん」
ST：（カードをめくり，雪と漢字で書きながら，降る動作をする）
H氏：（うなずいて）「うん」（漢字で雪と書く）
　　　（カードをめくり，車の絵を描く）
ST：（運転の動作をしながら）「車です」
H氏：（うなずいて）「うん」
ST：（カードをめくり，食べる動作をしながら）「食べるものです」
H氏：（反応なし）
ST：（漢字で「御」だけ書く）
H氏：「うん」（続けて「飯」と書く）
　　　（カードをめくり，不明確な絵を描く）
ST：「なんだろう，布団かしら？」
H氏：（首をかしげて）「んー」（反応なし）
ST：（描画・漢字書字・ジェスチャーと文字で書いて）「他の方法で伝えてください」
H氏：（絵に漢字で「空」と「海」を書き込む）【図1】
ST：「ああ．ここが海なんですね」

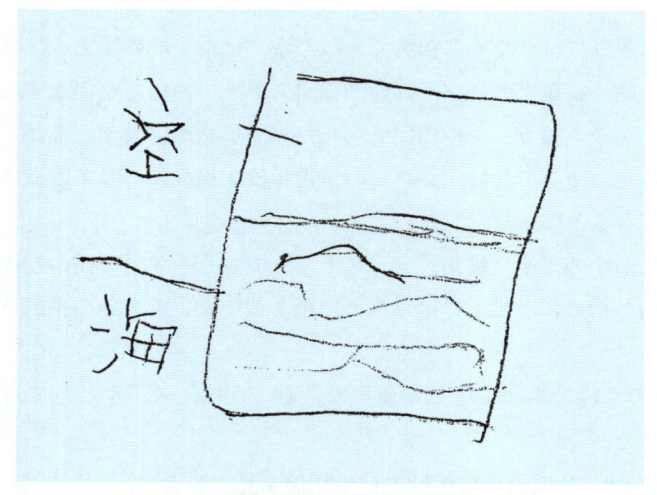

図1　刺激絵「海」に対するH氏の表現

　また刺激材料については，「犬」や「車」のように輪郭が明確で，模写によってすぐに情報が伝わってしまう絵では，手段の変換を促す場面を設定しにくかった．したがって材料には，「海」のように具象性が低くて描画しにくい絵を用いる方が，手段の変換の訓練には効果的であると思われた．

（堀田　牧子）

文　献

Bottenberg D, Lemme ML : Effect of shared and unshared listener knowledge on narratives of normal and aphasic adults. In TE Prescott (Ed.), Clinical Aphasiology 19 : 109-116, 1991.

Brenneise-Sarshad R, et al : Effects of apparent listener knowledge and picture stimuli on aphasic and non-brain-damaged speakers' narrative discourse. J of Speech and Hearing Research 34 : 168-176, 1991.

Carlomagno S, et al : Expressive language recovery or improved communicative skills : effects of P.A.C.E. therapy on aphasics' referential communication and story retelling. Aphasiology 5 : 419-424, 1991.

Davis GA, Wilcox JM : Incorporating parameters of natural conversation in aphasia treatment. In Chapey R (Ed.), Language intervention strategies in adult aphasia. WILLIAMS & WILKINS. Baltimore/London, 1981（横山　巌，河内十郎・監訳：失語症言語治療の理論と実際．創造出版，1984）.

Davis GA, Wilcox JM : Adult aphasia rehabilitation. Applied pragmatics. College-Hill Press, San Diego, 1985.

Glindemann R, et al : The efficacy of modeling in PACE-therapy. Aphasiology 5 : 425-429, 1991.

Glindemann R, Springer L : An assessment of PACE therapy. In C Code & D Müller (Eds.), The treatment of aphasia : From theory to practice. Whurr Publishers Ltd, London, 1995.

飯干紀代子，他：脳卒中による慢性期失語症患者に対するPACEについて．失語症研究12：255-263, 1992.

Li EC, et al : The efficacy of PACE in the remediation of naming deficits. J Communication Disorders 21 : 491-503, 1988.

Newhoff M, Apel K : Impairments in Pragmatics. In LL LaPoint (Ed.), Aphasia and related neurogenic language disorders. Thieme Medical Publishers, New York. pp221-233, 1990.

Pulvermüller F, Roth VM : Communicative aphasia treatment as a further development of PACE therapy. Aphasiology 5 : 39-50, 1991.

Pulvermüller F, et al : Constraint-Induced therapy of chronic aphasia after stroke. Stroke 3 : 1621-1626, 2001.

Springer L, et al : How efficacious is PACE-therapy when 'Language Systematic Training' is incorporated?. Aphasiology 5 : 391-399, 1991.

八鍬央子：重度ブローカ失語例に対するPACEによるコミュニケーション改善の訓練（竹内愛子・編：失語症臨床ガイド）．協同医書出版社，2003.

症例 Ⅲ-1　ウェルニッケ失語例とその家族に情報伝達促進法を用いた訓練

症　例　KK，男性．63歳．右利き．大学卒．会社役員（とその妻）．

原因疾患・発症後経過月数　脳梗塞．発症後3カ月．

損傷部位　左中大脳動脈領域．

神経学的所見　特になし．

全体的言語症状　自発話は流暢で，ジャーゴン，字性錯語，語性錯語が認められた（WAB失語症検査Ⅰ自発話：情報の内容3/10，流暢性7/10）．喚語困難が重度に認められ，WAB失語症検査の物品呼称では1題も正答できなかった．復唱は不可能だった．語レベルの聴覚的理解は正答率5割程度，文レベルは不良だった．訓練開始時の症例KKのコミュニケーション能力分析表を表1に示す．

失語タイプ・重症度　ウェルニッケ失語．重度．

他の認知・行動面の特徴　口腔失行，観念失行，観念運動失行，構成失行，保続，右半側空間無視が認められた．レーヴン色彩マトリックス検査では20/36．

訓練目標　情報伝達促進法（広実 1999）を実施し，KKが妻に送信する情報が正確に伝達されるようにすること．

訓練対象・訓練仮説　情報伝達促進法はPACEの応用型である．情報伝達促進法はPACEの原則である「コミュニケーション手段を自由に選択する」，「情報伝達の成功度に基づいたフィードバック」という点，および新情報を伝えるための訓練手順として対話者に見えないように絵カード等を用いるという点でPACEの考え方を踏襲している．ただし，情報伝達促進法では，情報を送信するのは常に患者であり，受信するのは対話者である家族であるという点で，「新しい情報の交換」，「会話における対等な役割の分担」というPACEの原則とは考え方を異にする．これは，情報伝達促進法では，家族やSTが情報送信者である場合に比べ，患者が情報送信者である場合にコミュニケーションが円滑でなくなることが多いと考えているからである．訓練場面で患者と家族とのコミュニケーションにSTが立会うことにより，理想的なコミュニケーション行動を両者に指導していくという点でもPACEとは異なる．情報伝達促進法を実施することにより，症例KKの情報送信成功率（情報送信成功数／試行数×100）が改善すること，妻の確認作業実行率（確認作業実行数／試行数×100）が改善すること，KKから妻への情報伝達成功率（情報伝達成功数／試行数×100）が改善することが期待された（各項目の採点例に関しては症例Ⅲ-2表2（p.82）参照）．

訓練方法　症例KKは比較的保たれている漢字の書称，描画，実物を指さすことを送信手段として積極的に活用すること，それらの送信手段で伝達できないときには，コミュニケーション・ノートを活用することを目標に訓練した．KKが妻へ正確に情報を送信できるほど，情報送信成功

率が高くなる．例えば山の絵を見て，「やま」と口頭で伝達したり，「山」と漢字で表記したりできた場合には情報送信が成功したと考える．

妻の訓練目標は，KKが発信する情報を自分が正確に理解できたかどうか，つまりKKが発信した情報が，自分が推測したものと同一のものであるかどうかを確かめる確認作業を適切に確実に実行するようになることとした．本訓練では毎回，適切に確認すること，つまり確認作業実行率が100％になることが期待された．妻の確認作業としてKKの注意を自分に向けてから，自分が受信したと思う情報を漢字で書きながら確認することを指導した．KKはウェルニッケ失語であったため，他者から矢継ぎ早にことばかけをされると聴理解が低下してしまう傾向があった．また，訓練開始時において妻が確認作業をなかなか徹底できなかったことから，妻からKKに対して行う促し作業（症例Ⅲ-2参照）を導入することは不適切と判断し，確認作業のみを訓練目的とした．

各セッションの訓練開始時に，どのような送信手段を用いると良いかを症例に説明し，妻には確認作業の手順について説明した．訓練材料は漢字で書く高頻度語の絵カード（例：山）50枚，仮名で書く高頻度語の絵カード（例：スキー）50枚とした．実用的な情報伝達を促進するという目的から，実生活に即した語を選択した．また，より自然に近いコミュニケーション場面に近づけるべく，なるべく多くのカードを使用した．

各セッションでは，漢字で書く高頻度語の絵カード50枚の中から5枚，仮名で書く高頻度語の絵カード50枚の中から5枚を抽出し，計10試行行った．STはその10枚の絵カードの中から1枚をランダムに抽出し，妻にはその絵カードが見えないようにKKに提示した．KKはコミュニケーション手段を自由に選択し，その絵カードが何であるかを妻に説明した．KKが情報を正確に送信し，家族が正確に確認作業を実施し，情報伝達が成功した場合は次の絵カードに進んだ．KKも妻も絵カード提示後10秒間無反応の場合，STは他のコミュニケーション手段を用いるよう促した．KKが他の方法を用いてもそれ以上回答できない場合や，症例と妻が正答にいたらなかった場合には，STは模範的なコミュニケーション手段を用いて正答を提示し，次の絵

表1　訓練開始時の実用的コミュニケーション能力分析表

カードに進んだ．確認作業が不適切な場合にはSTは妻に指導した．症例が妻に正確に情報を伝達できるほど，情報伝達成功率は高くなる．

結　果　訓練を17セッション実施した．第1セッションから第3セッションまでを訓練開始時の成績とし，第15セッションから第17セッションまでの成績を訓練終了時の成績として，両者の成績を比較した．KKの情報送信成功率，妻の確認作業実行率，情報伝達成功率を**表2**に示した．

訓練開始時，KKは情報送信に際して，漢字による書称と描画を用いていた．訓練開始時のそれぞれの正答率はほぼ5割（**表3**）であった．訓練が進むにつれ，送信手段は漢字による書称，仮名による書称，描画，指さし，ジェスチャーと，種類が豊富になった．また，指さし，ジェスチャーによる情報送信成功率は100％となり，確実なコミュニケーション手段が確立したことが示された．また，漢字による書称も67％となり，訓練開始時の54％に比べ正確さに改善が認め

表2　訓練開始時および終了時の情報伝達の成績の比較

	訓練開始時			訓練終了時		
	成功数	試行数	成功率	成功数	試行数	成功率
情報送信成功率	14	30	47%	17	30	57%
確認作業実行率	20	30	67%	30	30	100%
情報伝達成功率	15	30	50%	21	30	70%

注：情報送信成功率＝情報送信成功数／試行数×100
　　確認作業実行率＝確認作業実行数／試行数×100
　　情報伝達成功率＝情報伝達成功数／試行数×100
　　訓練開始時の成績は1-3セッションの平均値　訓練終了時の成績は15-17セッションの平均値

表3　訓練開始時および終了時の各情報送信手段の情報送信成功率

情報送信手段	訓練 開始時				訓練 終了時			
	回数	選択回数	成功数	成功率	回数	選択回数	成功数	成功率
呼称	30	0	—	—	30	0	—	—
書称（漢字）	15	13	7	54%	15	6	4	67%
書称（仮名）	30	0	—	—	30	5	0	0%
描画	30	17	7	41%	30	11	8	73%
指さし	7	0	—	—	10	4	4	100%
ジェスチャー	11	0	—	—	5	1	1	100%
ノートの活用	30	0	—	—	30	0	—	—
複数の手段	30	0	—	—	30	0	—	—
無反応	30	0	—	—	30	3	—	—

注：訓練開始時の成績は1-3セッションの合計数
　　訓練終了時の成績は15-17セッションの合計数
　　回数とは，それぞれの送信手段が選択され得る回数をさす．30枚の絵カードの訓練を実施した場合，たとえば「呼称」を送信手段として選択する可能性は30回，「書称（漢字）」を送信手段として選択する可能性は15回であったことを示す．
　　ランダムに絵カードを抽出するため，情報送信手段別の回数は，訓練開始時，訓練終了時で異なる場合がある．
　　成功率＝成功数／選択回数×100

られた．同様に描画も73％となり，訓練開始時の41％に比べ改善が認められた．

　訓練開始時，妻はKKの注意を自分にむけずに確認しようとしていた．またKKはどのような問いかけに対してでもいつでもうなずくので，結果として確認ができないという場面が見られた．しかし訓練終了時には確認作業を適切に，確実に行うようになった（表2）．

　KKから妻への情報が正確に伝わったことを示す情報伝達成功率は訓練開始時50％であったが，訓練終了時には70％へと改善した．

考　察　症例KKは送信手段が拡大し，いくつかの確実な送信手段を獲得できた．一方，KKは正答率の低い仮名による書称という送信手段を用いるようになった．これは情報送信成功率を下げるというデメリットであるともいえる．しかし訓練での情報送信の成功および失敗は症例が自身の言語症状を理解したり，受容したりすることを促すフィードバックであるととらえることもできる．正確な送信手段と不正確な送信手段を自らが自覚し，より正確な送信手段を選択できるようになることが，実用的なコミュニケーションの確立を約束するものだと言える．KKは条件付きながら復職を果たした．KKがより確実な送信手段を適切に選択できるようになるには，「より正確なコミュニケーション手段の選択」を目標とする訓練の継続が望まれたが，復職により訓練の継続はあきらめざるをえなかった．

　妻は確実に確認作業を実行できるようになっただけでなく，KKが送信正答率の低い仮名の書称を送信手段として用いようとすると，他の送信手段を用いるように促すといった促し作業（症例Ⅲ-2参照）の一部を自ら行えるようになった．確認作業を的確に行うことは，コミュニケーションを通して症例の誤りパターンをも含めた言語症状の理解につながることも示されたと言える．KKはジャーゴン，錯語，喚語困難といった失語症状に加え，失行を合併していたため，妻が症例と的確にコミュニケーションを行うことは困難になっていた．妻はKKが失行のため歯磨きができないということを日常生活の中で理解していた．しかしKKは「耳」という情報を伝達しようとして「ほほをなでる」という誤りをおかすということは情報伝達促進法の訓練の中で理解できた点である．

　本性例は重度のウェルニッケ失語患者でありながら大きな改善が認められた．それが情報伝達促進法の訓練効果によるものなのか，自然治癒によるものなのか，あるいは両者によるものなのかを断定することはできなかった．発症後早期からこのような訓練を実施することにより実用的なコミュニケーションにおける改善も期待できることが示された．

（広実　真弓）

文　献

広実真弓：実用的なコミュニケーション能力を改善させる訓練(杉下守弘・編著：失語症言語訓練講座).
　三輪書店，pp115-124, 2003.
竹内愛子・編：失語症臨床ガイド．協同医書出版社，p16, 2003.

症例 Ⅲ-2　ブローカ失語例とその家族に情報伝達促進法を用いた訓練

症　例　KM，男性．56歳．右利き．高校卒．会社員（とその妻）．
原因疾患・発症後経過月数　脳出血．発症後6.5カ月．
損傷部位　左被殻．
神経学的所見　右片麻痺．
全体的言語症状　自発話は非流暢で，発語失行および喚語困難が認められたが，文レベルの発話が可能だった．復唱は発語失行の影響が認められたが，課題の長さによる影響は認められなかった．聴覚的理解はyes-no疑問，語レベルの課題では良好だったが，継時的命令で低下が認められた．書字は文レベルの表出が可能だったが，語想起に時間がかかった．読解は文レベルまで可能だった．訓練開始時の症例KMの実用的コミュニケーション能力分析表を**表1**に示す．
失語タイプ・重症度　ブローカ失語．軽度．
他の認知・行動面の特徴　特に問題なし．
訓練目標　談話レベルの教材を用いた情報伝達促進法（広実 1999）を実施し，症例KMは妻に情報が正確に伝達できるようになること（情報伝達促進法については症例Ⅲ-1（p.76）参照）．KMは妻とのコミュニケーションにおいて，音声言語，文字言語，ジェスチャーなどの有効な情報送信手段を活用し，情報を正確に送信すること．妻はKMとのコミュニケーションにおいて，KMが喚語困難を呈したときに，さまざまな促し作業を実施し，KMの情報送信を援助できるようになること．
訓練対象・訓練仮説　症例KMおよび妻を対象に訓練することにより，KMから妻への情報送信成功率（情報送信成功数／試行数×100），妻の促し作業の種類・頻度が改善し，その結果，KMから妻への情報伝達成功率（情報伝達成功数／試行数×100）が向上することが期待された．情報送信成功率とは，症例から妻へどの程度情報を正確に「送信」できたかを見るための指標である．KMが何らかの送信手段を用いて正しく情報が送信できた場合，情報送信が成功したとSTは判断した．情報伝達成功率は，KMから妻にどの程度正確に情報が「伝達」されたかを測るための指標である．KMが喚語困難，発語失行等により情報を正確に送信できない，つまり情報送信成功率が低下する場合，あるいは情報は正確に送信されていたが，妻の勘違い等の理由により，情報が妻に正確に伝達されなかった場合，情報伝達成功率は下がることになる（各項目の採点例に関しては**表2**参照）．
訓練方法　訓練材料として「クリちゃん」の4コマ漫画を用いた．
　①STは1コマ毎に情報を送信するべき項目を予め列挙し，情報送信すべき項目数を算定した．セッション毎に異なる4コマ漫画を用いた．
　②「クリちゃん」の4コマ漫画を妻には見えないように，症例KMに提示した．

③KMは送信手段を自由に選択し，何が描かれているか1コマずつ妻に説明した．また，最後に漫画のオチが何だったのか，妻に説明した．

④KMが喚語困難により情報を送信できない場合には，妻は適宜促し作業を行い，KMの喚語を援助した．KMが4コマの説明をし終えたところで，妻はKMが伝えた情報が何であったのかを漫画のオチも含め繰り返し，まとめた．

⑤妻の促し作業が不適切な場合には，STはセッションの最後に具体例を挙げながら指導した．

結　果　訓練を13セッション実施した．第1セッションの成績を訓練開始時の成績とし，第13セッションの成績を訓練終了時の成績として，以下の3点について両者の成績を比較した．

情報送信成功率：KMが音声言語による表出，書字言語による表出，ジェスチャーなど有効な送信手段のいずれかを用いて，正しく情報を送信できた項目数を，送信すべき項目総数で割り，算定した．正答か否かどうかはSTが判断した．採点例を**表2**に示す．

妻の促し作業の種類および頻度：どのような促し作業を行ったのか，またその頻度を測定した．促し作業の種類とそれぞれの例を**表3**に示す．

情報伝達成功率：KMから妻へ正しく情報が伝達され，妻がその情報を正しく受信できた場合，情報伝達が成功したと判断した．情報伝達成功率は，KMから妻へ正しく情報が伝達された項目数を，情報送信すべき項目総数で割り，算定した．採点例を**表2**に示す．

KMの情報送信成功率は，訓練開始時68％であったが，訓練終了時には87％と改善していた（**表4**）．妻の促し作業の種類と頻度は，訓練開始時には1種類（確認），3回であったが，訓練終了時には6種類（確認，補足，整理，質問，他の手段，その他），25回と，種類においても頻度においても増加していた（**表4**）．情報伝達成功率は，訓練開始時には22項目中12項目が伝達され，55％だった．訓練終了時には23項目中20項目が伝達され（情報伝達成功率87％），訓練開始時に比べ改善が認められた（**表4**）．漫画のオチについては，訓練開始時，訓練終了時ともに伝達されていた（**表4**）．

考　察　症例KMの情報送信成功率，妻の促し作業の充実，KMから妻への情報伝達成功率，全ての項目で改善が認めら

表1　訓練開始時の実用的コミュニケーション能力分析表

表2　情報送信成功率および情報伝達成功率の採点例

送信すべき項目	症例の反応	家族の反応	情報送信	情報伝達
クリちゃんが	発話なし		なし	妻が無反応のため失敗
縁の下に	発話なし		なし	妻が無反応のため失敗
もぐって	発話なし		なし	妻が無反応のため失敗
アリ地獄を	「アリ地獄を」	症例の発話を復唱するが，「アリ地獄」がウスバカゲロウの幼虫の名前だと知らなかったため理解できない様子	正答	妻が納得せず，失敗
見ている	「見ている」	症例の発話を復唱	正答	成功

注：上記の採点例で，
　　情報送信成功率は，5項目中2項目正答で40％と算定される．
　　情報伝達成功率は，5項目中1項目成功で20％と算定される．

表3　促し作業の種類

種　類	症例と家族のやりとり例
確　認	症例「鬼ごっこじゃない，かくれんぼだな」 家族「鬼ごっこじゃなくて，かくれんぼね」
補　足	症例「おとう…」 家族「おとうさん？」
整　理	症例「鬼ごっこを…するためにじゃんけんをして」 　　　「鬼に，鬼ごっこじゃない，かくれんぼだな」 　　　「鬼になって…」 家族「じゃんけんをしてクリちゃんが鬼になって…」
質　問	症例「お友達4人　男の子と女の子と」 家族「何人ずつ？」
他の手段	症例「…」 家族「描いてね，わからなかったら」
その他*	症例「…」 家族「大丈夫，調子良かったから」

*注：促し作業としてSTは指導しなかったが，訓練の中で症例が喚語困難のため言いよどんだ際，家族が症例を激励した例．有効な促し作業として採用した．

表4 情報送信正答率，促し作業の頻度と種類，情報伝達成功率

		訓練開始時	訓練終了時
情報送信成功率		15/22 項目（68%）	20/23 項目（87%）
促し作業の頻度		3 回	25 回
促し作業の種類		1 種類	6 種類
情報伝達成功率	項目	12/22 項目（55%）	20/23 項目（87%）
	おち	伝達された	伝達された

注：訓練ごとに異なる4コマ漫画を用いるため，送信すべき項目数は訓練ごとに異なる．訓練開始時に用いた4コマ漫画の送信すべき項目数は22コマ，訓練終了時に用いた4コマ漫画の送信すべき項目数は23コマだった．

れた．失語症者とのコミュニケーションにおいて語レベル，文レベルで問題がない場合でも，談話レベルでは問題が現れる場合がある．談話では結束性（cohesion）と一貫性（coherence）という概念が重要となる（本書第Ⅱ章参照）．症例KMは認知面での障害は認められず，ブローカタイプの失語症と発語失行のみを呈していた症例であった．KMが漫画のオチを理解しており，それを妻に伝達できていたことは，結束性，一貫性といった談話レベルに特有の問題はなかったことを意味していると思われた．KMは確かに談話レベルの産生に問題はあったが，それには語レベルの問題点としての喚語困難や，文レベルの問題点として語彙レベルの問題や統語能力の問題が関与していると推測された．そのためKMに関しては談話レベルの産生訓練に加え，語レベル，文レベルの難易度の高い産生訓練を並行することが，談話レベルの表出能力の改善を促すのではないかと推測された．

家族が失語症者と会話する際には，喚語を促したり，内容を整理したりという作業が適切に行われる必要がある．KMは訓練開始時には情報送信成功数と情報伝達成功数に乖離が見られた．これは，KMが正しく情報を送信しているにもかかわらず，妻の促し作業の頻度や，種類が限定されていることにより結果として両者に乖離が生じていたと推測された．訓練終了時には両者の乖離は認められなくなっていた．KMへの妻の促し作業の改善は著しいものがあった．今回の分析データの対象としては加えられていないが，妻の促し作業の種類の拡大は，症例KMと妻との自由会話でも認められた．

（広実 真弓）

文 献

広実真弓：実用的なコミュニケーション能力を改善させる訓練（杉下守弘・編著：失語症言語訓練講座）．三輪書店，pp115-124, 2003.

症例 Ⅲ-3　ブローカ失語例の介護スタッフを交えた伝達行動の拡がり

症　例　KN，女性．76歳．右利き．大学卒．主婦．

原因疾患・発症後経過月数　脳梗塞（出血性梗塞）．他院で言語訓練を受けて，当院来院時1年8カ月経過．

損傷部位　左前頭葉の中大脳動脈領域を中心に側脳室周囲白質から皮質にかけて．

神経学的所見　右片麻痺，口腔顔面失行．

全体的言語症状　自発話は名詞1語中心で，日常会話は，身の回りのことについて単語レベルの反応的応答，ないし相手の話を受けて「と，思うよ」といった表現で最小限の内容は伝えることができた．発話の特徴は，努力性で構音の歪みと置換が著しく，喚語できても子音のみならず母音も変化することがあるため，伝達力が低い．理解面は，SLTAで口頭命令，書字命令は困難であったが，短文は聴く・読むとも9割正答した．書字が最も困難で，得点は得られなかった（**図1**）．理解に比して，表出面の障害が重篤である．

失語タイプ・重症度　ブローカ失語．中等度．

他の認知・行動面の特徴　口部顔面失行あり．知的低下もあるが（コース立方体組合せテスト粗点10/131），日常生活に問題はない．

訓練目標　本例は，有料老人ホーム入居中であり，他人に囲まれて生活しているため，実用的なコミュニケーション能力を伸ばして，他者との積極的な交流を楽しめるようにする．

訓練対象・訓練仮説　慢性期に残された問題は，発語失行による音韻変化と，心理的に不安と緊張が強く，会話中もできなくなると「忘れた」と言って引きこもりがちになることであった．前者に対しては，ヴェルボトナル法（身体，情動，脳を持った全体としての人間がいかにして話しことばを知覚するかの理論に基づく訓練方法）を用いて身体運動から音の聴き取りを訓練すること，後者に対しては，補助・代替コミュニケーション訓練のほか，他者とのコミュニケーション関係を作るためのシステム作りが必要と考えられ，付き添いのホーム職員（以下スタッフ）を取り込む形で会話に参加してもらう方法を考案した．

訓練方法　構音に関しては省略し，ここでは実用的コミュニケーションの方法を詳述する．

　まず，補助・代替コミュニケーションとして，描画，ジェスチャー，指で数を表出することを奨励した．残存能力として保たれていたのは，反応的応答であるので，週1回，40分の訓練時間のうち，半分以上を会話形式で天候・季節の話題，ホームの生活・行事・サービス，スタッフや他の入居者との交流，家族との関係などの話題を中心に楽しくお喋りする雰囲気を作った．そして，三者関係，すなわち本例を挟んでSTとスタッフとの間で情報が双方向に流れる関係を設定し，伝達訓練を行った．位置関係は，患者とSTが机をはさんで向き合い，スタッフは見学者として患者の斜め後ろに座る．場面設定は，次の4種類が考えられ，本例にSTとスタッフとの情

報交換を仲介する役割を果たしてもらった．

①スタッフに対してSTが知りたいことを代わりに訊いてもらう（例：新しい方のお名前を教えてください）．

②本例が知らないこと，あるいは忘れてしまったことをスタッフから訊き出す（例：ホームの最寄りの駅はどこですか）．

③本例もスタッフも知らないことを帰ってからホームの他のスタッフに訊いて，翌週返事をもらう（例：今年は朝顔の種，蒔かないのかしら）．

④訓練の場で話したことをホームの特定のスタッフに伝えてもらう（例：今日髪を結ってくれた人に，褒められたと伝えておいてね）．

この方法は，訓練開始4カ月後，自由会話中に答えられなかった事柄に関し，「では訊いてください」と言ってスタッフの方を指し，STの質問を復唱することから始めた．そして答えをもらい，さらにそれを復唱してSTに伝えるもので，以下に例を示す．

ST：今日連れてきてくださった方は，どなたでしょう．
KN：・・・．
ST：わからなかったら訊いてください．「お名前は，何といいますか」．
KN：お名前は何といいますか．
スタッフ：○○です．
ST：何て言われましたか．
KN：○○さんです．

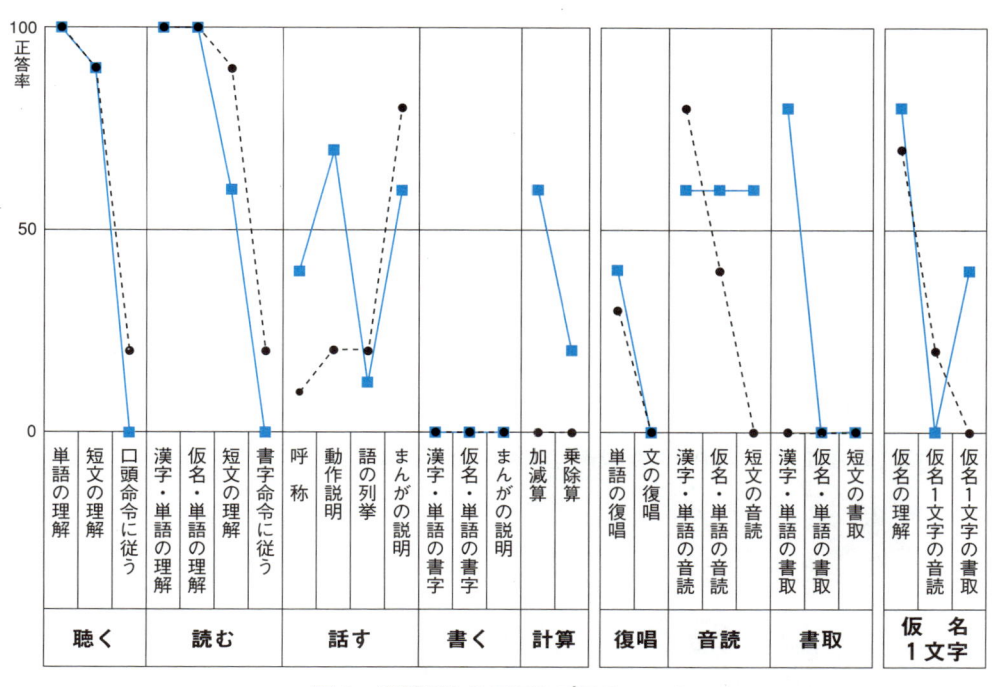

図1 症例KNのSLTAプロフィール

---・---発症後1年8カ月　──■──発症後3年7カ月

結　果　補助・代替コミュニケーションについて，描画は，生活上の経験を中心に会話に出てきた食べ物，行事関係の物品，見物したものを描いてもらったところ，ホームにある動植物の写生は可能であるが，記憶からイメージして描くことは困難であった．ジェスチャーは，促せば物の形と大きさを表すことができた．これは，会話の話題に即して行った実用的訓練であり，用途をジェスチャーで表出することは行っていない．なお，理解に関しては，STのジェスチャーを見て喚語が促進されることがあった．指で数を表出することは，数回奨励した後，自発的に使用するようになったが，口頭で言う数と一致しないことがたびたびあり，どちらが確実とはいえない状態であった．

　三者関係を設定しての伝達訓練では，スタッフは，初め単語1つで答えを伝えていたが，コミュニケーションをより自然にするため，内緒話の形で耳打ちし，本例に託して伝える工夫をしてくれた．また，本例の記憶が定かでないことについては，選言Questionや説明的な情報を与えて思い出せるようにし，答えが不十分なときは情報を付け加えてその先を考えられるように，適切なヒントを出してくれた．交代勤務で，当スタッフがその場にいなかったためにわからないことについては，判断材料となるような情報を本例に問い，答えを導くこともあった（ST：今日の髪は誰がやってくれましたか→「誰かなあ」→スタッフ：お風呂の後やってもらった？→「うん」→スタッフ：風呂当番はMとIと・・・→「そう，Iさん」）．誤りに対しては，「ありましたよ」，「食べたでしょ」など，自然な会話で事実を伝えてくれた．

　会話中に表出された句や文の語数を三者関係の訓練前後で比較したところ，当訓練前の14訓練日では，全発話数に占める1語文の割合が最も多く，2語連鎖がそれに次ぐ点は訓練直後の14訓練日と変わらないが，2年経過した最近の14訓練日では，3語連鎖の割合が最も多く，2語連鎖がそれに次いで，1語文が減少した（**図2**）．発話の例として2語連鎖は，「低いよ」，「ないね」など終助詞を付加したもの，「皆で」，「やっぱりまだ」など未完成な文を含む一方，3語連鎖は，「伝えたよ」，「ありました」，「じゃないよ」など，普通のお喋りに近い印象がある．

　文形式にも変化が見られ，最初，STの示した疑問文とスタッフの答えを復唱するだけであったのが，伝達文「～だって」，「～だそうです」が出現し，その後，"～か訊いて"に対して「～ですか」の形式が表出された（例：海が近いか訊いて→「海が近いですか」）．また，"何で有名な所かしらね"に対して「何がありますか」，"家の仕事は？おじいさんの"に対して「おじいさんは何をしていたの？」というふうに，質問文に対するパラフレーズが出現した．その後，"他に私

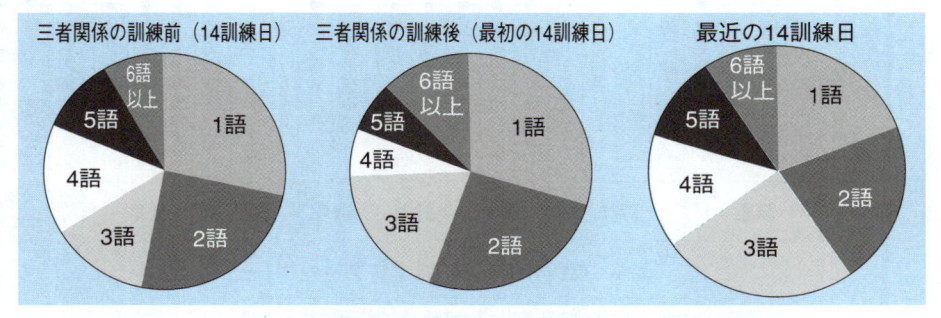

図2　会話中に表出された句や文の語連鎖数が全発話数に占める割合

の知らないこと教えて"に対して「○○さんは何が好きですか」など，自由な疑問文が表出された．

　当訓練によって談話の質も変化し，反応的応答や，「と思うよ」の付加以外に，聞き手の知らない情報をより多く伝えることができるようになった．意味内容として，同意を求める，許可を求める，伝達，依頼などは，三者関係を設定してこそ出現したものである．また，ホームで週1回開かれる喫茶店で，ケーキの種類が限られているのを知り，要求したらちがう種類のものを作ってくれるか訊いたところ，「かなー．言ってみようか」と考えが深まって，ホームの他のスタッフに働きかける意志が見られたり，本例の長い髪を結ってリボンを結んでくれた人のセンスを褒めると，「じゃ，言っときます」と，外交的な表現も出てきたりした．このようなコミュニケーション関係をベースに，STの直接知らないスタッフから本例を通してホームで行ったことが伝わり，さらに質問すると，手作りしたものの実物を持たせて見せてくれることもあった．

　当訓練後に行ったSLTAでは，一部の複雑な課題で低下も見られるが，発病後3年半以上経過しているにもかかわらず，呼称，動作説明，短文の音読など，表出面で大幅な改善が見られ，訓練しなかった計算も簡単なものが可能となった（**図1**）．

考　察　回復期の訓練を終了したが，いまだ伝達力が低く，コミュニケーション上の不安と緊張の強い症例に対し，補助・代替コミュニケーションの方法を取り入れつつ，生活上の話題でお喋りを楽しむ雰囲気作りを，付き添いのスタッフの協力を得て行った．具体的にはST，本例，スタッフの三者のやり取りを，本例が情報伝達の要となって橋渡しをする役割設定をして，自然な会話に近い状態でコミュニケーションする方法をとった．その結果，言語的には単語1つで伝達するレベルから，質問文をパラフレーズすることまでが可能となり，STとホーム職員など，直接知らない者どうしの会話を仲介するレベルに至った．これらのことができるようになった背景には，キーパーソンとなる一定のスタッフが付き添ってきたこと，その人が音韻変化が著しく，生活場面を知らない限り伝わりにくい本例の発話を，ホームの介護職員として生活を共にしている故に推量しつつ理解し，STにそのつど説明してくれたことがある．また，記憶に問題がある本例に対し，生活上の経験をわかりやすく説明して思い出させてくれたことの影響も大きい．患者が持てる能力を発揮してコミュニケーションを実用化するには，人間関係の役割設定とともに，生活を知っている人との協力関係が重要であることを強調したい．

　なお，ここで提案した方法は，以下の点でPACEの応用形と言えよう．

　①STの知らない情報を扱う点で新しい情報の伝達．

　②スタッフに訊いたことを伝えることで，患者が情報の送信者となり，会話における対等な役割分担が成立する．

　③補助・代替コミュニケーションの使用は，コミュニケーション手段の自由な選択に当たる．

（今村恵津子）

文　献

Chapey R : Language Intervention Strategies in Adult Aphasia. Williams & Wilkins, Baltimore, London, 1981（横山　巌，河内十郎・監訳：失語症言語治療の理論と実際．創造出版，1984）．
今村恵津子：介護スタッフを交えた伝達行動の拡がり．コミュニケーション障害学22, 2005（印刷中）．

概説 2

ロールプレイ活動

1. はじめに

　コミュニケーションの定義はさまざまあるが，その本質は相互のやりとりにあるといってもよい．失語症者は基本的な言語機能に低下がみられるものの，他者との相互作用を成立させる能力は保たれている（Holland 1982）といわれている．

　近年，語用論的視点から失語症者の言語使用について多様な研究がなされてきた．談話や会話的やりとりに関する主な知見は以下の通りである．Ulatowskaら（1981）は失語症者の談話を分析し，構文の誤りや内容の不明瞭さはあるものの，重要なポイントを時系列的に正しく産生することが可能であると報告している．また理解面では単独の文より複数の文によるまとまった談話の理解のほうがよく，これは現実的な知識や文脈による効果，情報の余剰性によるものと示唆されている（Ulatowskaら 1983, Pierce 1988）．Simmons-MackieとDamico（1996）は会話場面の観察から，失語症者が会話の促進と調整の役割を担う"談話標識"を発語や非言語行動によって使用していることを見出した．談話標識とは話者交替を促したり，話題に対する話し手の態度や判断などを表したり，発話連続の初めであるか終わりであるかを知らせたりするもので，接続詞・副詞・間投詞に加えていくつかの定型表現が含まれる．会話を円滑に進めるためには役割交替の認識が必要となるが，SchienbergとHolland（1980）は話者交替の規則を遵守しているウェルニッケ失語の症例を報告しており，Ulatowskaら（1992）も失語症者同士あるいは失語症者と健常者との会話での役割交替能力は適切であると述べている．また最重度失語症者も訓練を受ければ，聞き手・話し手の役割や役割交替の原則を理解することができるという報告（三田地と飯高 1997）もある．Apelら（1982；HoughとPierce 1994より）は，情報をはっきりさせたいときに用いられる確認のための質問を失語症者が健常者と同じような頻度で適切に行えることを報告している．失語症者の会話修復についてもいくつか研究されてきた．失語症者と非脳損傷者が用いる修正のための方策について調べたNewoffら（1985；HoughとPierce 1994より）によれば，失語症者は一貫してコミュニケーションの失敗を修復しようと試みるとあり，またBuschら（1988）も失語症者は非脳損傷者と同じように会話修復を行うことを見出している．

　このような研究から，失語症者は言語の構造的側面の障害に比べ，言語使用の側面―特にやりとりの能力は比較的保たれていることが明らかになってきた．その能力を活用し，自然な文脈の中でコミュニケーションの実用性を高めようとするのが相互作用を重視したアプローチである．

最近の言語訓練の大きな流れの一つといってもよい．本章では，相互作用を重視したアプローチのうち，ロールプレイ活動をとりあげ概観する．

2. ロールプレイを採り入れた評価法

　訓練に採り入れられたロールプレイ活動について述べる前に，ロールプレイを用いた評価法について簡単にふれておく．

　1980年，HollandによってCADL（Communicative Abilities in Daily Living）が開発された．これは日常的なコミュニケーション能力の実用性を評価するための検査法で，自然な談話，質問に対する応答などに加えてロールプレイ場面が用いられている．68の検査項目からなり，コミュニケーションの手段にかかわらずメッセージの内容が伝達されたかどうかを3段階で評価するようになっている．ロールプレイを採り入れた検査項目は全部で10題あり，失語症者が病院に診察を受けにきた場面と買い物場面が設定されている．STが受付と医者の2役を演じ，失語症者は来院して受診手続きをとり，診察をうけ，次回の予約をとるという一連の流れのなかで会話のやりとりを行うことになる．買い物場面では失語症者が客で，STが店員役となっている．できるだけ自然な状況のなかでコミュニケーション能力を評価するためにロールプレイ活動が採り入れられているのである．なお1999年には改訂版（CADL-2）が出されている．Hollandのこの考えを生かしつつ，日本の文化的・社会的状況にあうよう，検査項目をあらたに選択し標準化したのが実用コミュニケーション能力検査（綿森ら 1990）である．この日本版CADLは病院での受診，外出，買い物など34の項目からなり，やはりロールプレイが採り入れられ，実際の生活用品が検査用具として使用されている．採点は意思伝達の実用性に着目した5段階評価である．日常臨床の制約内で多くの情報が得られ，音声言語以外のコミュニケーション手段の自発的使用についても評価できるというメリットがあり，従来の失語症検査と併用することにより日常生活レベルでのコミュニケーション能力の改善についての検討が可能になった．このCADL検査を訓練に応用し治療法を提唱したのがAtenら（1982）である．彼らはCADLにならい，買い物をする，道案内をするなどの状況を設定し，ロールプレイ活動を慢性期の失語症者にグループ訓練形式で行い，コミュニケーション行動の改善がはかられたと報告している．

3. ロールプレイ活動の意義

　ロールプレイは，心理臨床場面で治療の一環として使用されたり，吃音者の言語訓練や自閉症者のジョブコーチ場面などに用いられていることが知られているが，失語症者の言語訓練にロールプレイを採り入れる意義はどこにあるのだろうか．今までに報告された文献をもとに考えてみよう．

1）日常生活場面におけるコミュニケーションを練習する

　Simmons（1989）は2つの症例をあげ，訓練室以外の日常生活場面における訓練の重要性を説

いている．症例1は65歳になる中等度の失語症患者の女性で，入院中の訓練時にはジェスチャーや迂回表現などのストラテジーを使用しながら上手に会話を進めることができたが，退院したとたん，それらの代償手段を全く使えず，親戚の集まりでも一言も発することなく，夫が代弁してくれるのに頼りきっていたという．症例2は37歳のブローカ失語の男性で，さまざまな構文を使った文の表出訓練を受けていた．ターゲットの文型を獲得することはできたが，それを他の課題や状況で応用することが難しく，そればかりか次第に発話開始時の困難さがみられるようになってしまった．ところが家族や友人との実際の会話場面では，文脈や状況を利用し，訓練室ではみられなかったほど円滑にコミュニケーションを図ることができた．これら2つの症例はいずれも訓練室内と実生活場面でのコミュニケーション能力に乖離がみられたことを示している．これらに共通する問題点は，訓練室でのいわゆる伝統的な訓練のみ行い，さまざまな文脈や条件のなかでいろいろな人との会話場面における評価や訓練をしていなかったことであるとSimmonsは述べている．訓練室で学んだストラテジーを実生活で生かせているのか，何か問題点はないのか確認し，必要に応じ練習をすることが重要である．

2) 訓練室内でシミュレートされたコミュニケーション場面を活用する

現実の生活場面において，失語症者がどのようにコミュニケーションをとっているのか，訓練室で獲得した技能をどう般化しているのか，社会に受けいれられているのかなどを評価することが理想的であるが，さまざまな障壁や変数があり，状況予測が難しい実生活場面にいきなりでていくことは無謀な"飛躍"といってもよい（Simmons 1989）．安全な訓練室内と実際の生活場面との中間に設けられたステップが必要である．そこでは，できるだけ自然な状況に近づけつつ，変数をコントロールしながら訓練を行うことができるからである．訓練室から現実の社会への橋渡しをする方法のひとつとして，SimmonsはPhoenix Memorial Hospitalによって開発された"Easy Street Environments"と呼ばれる人工的コミュニティの利用を勧めている．これは家庭や地域社会での日常生活活動をシミュレーションによって訓練するための設備で，病院の中に銀行，スーパー，劇場，レストラン，デパート，通り，バス，自動車などの模型を組み込んで作られている．視覚的にも物理的にもできるだけ本物に近くなるよう工夫されている（綿森 1991aに詳しく紹介されている）．このセッティングのなかで実社会では統制しにくいさまざまな変数をコントロールしながら，ロールプレイを行うことにより，失語症者の経験に基いた自動的な反応を刺激しコミュニケーション能力を高めることができるとしている．このようなセットを用いなくても，例えば病院内の売店を利用したり，実際の生活用品を使ったシミュレーション場面を設定することにより，STは失語症者のコミュニケーション行動についてフィードバックや強化を与えることが可能となる．

3) コミュニケーションに対する不安を軽減する

基本的な言語機能の障害をもつ失語症者は，どうしてもことばを使ってコミュニケーションをとることに自信がもてず，消極的になりがちである．コミュニケーション場面で伝達に成功する

経験を積み重ね，コミュニケーションに対するそのような不安を軽減するひとつの訓練方法がロールプレイ活動である（SchlangerとSchlanger 1970）．無意味な発話しかできず，孤立感を感じていた失語症者は，自発的なやりとり場面での成功感や満足感を通して，意志疎通がはかれる相互交流のコミュニケーションを体感できる．Schlangerらは，2つの症例を紹介している．症例Dは発話が限られている53歳になる失語症者であるが，非常に釣りが好きなことから，釣りにでかけるために釣り道具を用意する場面を設定したところ，「違う，違う，みみずだ」など自発的な発話が表出されたという．43歳の症例Rは文レベルの発話になると語順が混乱し，また必ずしも的確な語を使用できるわけではなかったが，ジェスチャーにより自分の意思伝達は概ね可能であった．構造化された普段の訓練時には正しい語を表出しようとしていらいらすることが多かったが，ロールプレイ場面では自分のことばがどう聞こえるかということではなく何を話すかその内容のほうに集中していた．彼は馬で二輪車をひく競争の乗り手であったので，レースの場面を設定したが，自分の思うことを自由に言語化できるようになり，自信がつけばつくほど発話が流暢になっていった．これらの2症例はいずれも病前によくやっていたこと，慣れ親しんでいた場面を選んで設定した結果，コミュニケーションに対する自信を取り戻し，運用能力にも改善がみられたケースである．短期間のグループ訓練にロールプレイ活動を採りいれ，訓練前後でコミュニケーション能力，コミュニケーション態度と心理的適応について評価を行ったBrumfittとSheeran（1997）は，患者のコミュニケーション態度が改善され，すすんで訓練に参加し宿題もきちんとこなすようになったのは抑うつ状態が軽減されたことを示唆しているものだと報告している．

4) 非言語的なコミュニケーション技能を習得する

自然な場面設定をした中でロールプレイ活動を行うことにより，言語によるコミュニケーション運用能力が高まるだけでなく，非言語面の適切な技能の練習にもつながるとNewoffとApel（1997）は述べている．コミュニケーションにおいて不可欠な非言語要素として，接近，視線，うなずきが挙げられる．場面に応じた相手との適当な距離がとれるか，視線の向け方はどうか，話し手・聞き手の役割交替に応じて視線を向けられるかどうか，会話の進行上必要なフィードバックとしてうなずきが行われているかなど，これらの技能を適切に使用する練習の場にもなっているのである．

4．ロールプレイ活動の流れ

上述したようにロールプレイ活動は日常生活でおこるさまざまな状況でのコミュニケーションの練習の場となるが，実際の訓練ではどのような流れで行われるのであろうか．訓練に採り入れる際の一つのモデルとして，3段階に分けた手続き（NewoffとApel 1997）を紹介する．

1) 状況設定

　失語症者とSTで，どのような場面設定をするのか，どのような出来事を含むのか，その活動の目標は何か，その活動の中でどのような反応と行動がおこるのかなどについて，相談する段階である．例えば，目標を「話題を開始し会話のやりとりのなかでその話題を保持していくこと」とするならば，古くからの友人に数年ぶりに出会うという状況を設定することができる．話の切り出しはどのような表現が可能か，話題を保持するのにどのような質問をしたらよいかなど，この段階でよく検討しておく．NewoffとApelは，スクリプトを作成することについては言及していないが，ロールプレイの"台本"として，場面の展開や会話の進みかたなどを予め細かくきめたものを用意しておくと，実際の活動をスムーズに行うことができるであろう．

2) ロールプレイ開始

　具体的な話し合いが終わると，実際にロールプレイ活動の開始となる．この段階では会話場面で目標とする反応がいかに自発的に使えるかということに主眼が置かれる．失語症者が会話的相互作用の中でより自然に目標とする行動がとれるよう，STはあくまで決められた役割を演じきることが肝要である．途中で役からおりてしまうようなことがあれば，せっかくのセッティングが単なる指導場面と変わらなくなってしまうからである．

　例えば，説明や質問をしながら，必要な情報を得ることを目標に掲げ，駅で目的地に一番早く着く電車はどれか，どのホームから出るのか尋ねる場面を設定したとする．失語症者が何とか話しかけようとしているのに，駅員役のSTが先まわりしてヒントを出したり，ことばや言い回しを訂正してしまうと，とたんに駅員ではなくSTに戻ってしまう．あくまで駅員役をとおし，乗客との自然な会話場面を維持していかなければならない．STは，役を演じながら失語症者の反応に対して臨機応変に対応していくことが求められるのである．

3) 評価

　ロールプレイが終わったところで，失語症者とSTは情報交換が適切であったか，目標とする反応が得られたか，コミュニケーションが全体として成功であったかどうかについて，評価を行う．この段階はきわめて重要である．STは，やりとりの長所と短所を明確にし，メッセージの伝達が適切であった場合は，そのストラテジーを強化し，うまくいかなかった場合はかわりの手段について助言を与える．できればロールプレイ活動をビデオに記録しておくこと，少なくともテープに録音しておくことが望ましい．それらの記録は，相互のやりとりを見直し，評価する際の大きな助けとなるであろう．

5．ロールプレイ活動の留意点

　訓練にロールプレイ活動を採り入れる際の留意点を文献（HoughとPierce 1994，SchlangerとSchlanger 1970，Simmons 1989）から抜き出し，以下にまとめておく．

1) コミュニケーションの相互作用を重視する

　失語症者が日常的な文脈の中で言語を能動的に使い，要求，主張，応答などさまざまな発話行為が円滑に行われるよう，相互のやりとりを大切にしなければならない．個々の発話の正確さや適切さを文脈から切り離して評価するのではなく，コミュニケーション全体の流れからやりとりがうまくかみ合っていったのかなどという点を考慮すべきである．

2) 訓練目標や失語症者個人の環境に応じてさまざまな状況（場面）を設定する

　日常生活でのコミュニケーション活動の改善をめざして，どのような内容を課題として用いるか決めるためには，その人個人の環境についてなるべく多くの情報を得なければならない．職業，趣味，家族関係，友人関係などについて知っておくことは，より効果的な場面設定につながるのである．

3) 難易度を考慮したさまざまな状況（場面）を設定する

　最初は，本人の自発的なコミュニケーション行動がとりやすい状況，例えば失語症者本人が買い物にでかけるといった場面が考えられる．次の段階としては，予期せぬ出来事がおこるような場面を設定しておき，ストレス条件が加わったときの問題解決行動を促すようにする．買い物場面であれば店員役のSTが欲しくないものを無理に売りつけようとするなどのスクリプトを加えることでこのような調整をすることができる．さらに，本人が自分以外の役割を演じるような状況をつくることも可能である．例えば植木職人である失語症者に花屋の店員役になってもらい，植物に関する話題で会話をする状況を作り出すというようなことが考えられる．

4) ST以外の人にも参加してもらう

　失語症者の生活や環境にそった刺激を用いることは，実際の生活場面においての般化をいっそう促すことになる．その意味で家族や親しい友人にロールプレイ活動に参加してもらうことは効果的である．そうすることで家族や友人もどのようにしたらコミュニケーションがうまくとれるのか共に学ぶことが可能となる．またリハビリテーションに関わる他のスタッフの協力を求めることはチームアプローチの成果をあげることにもつながるので，状況が許すならば統合訓練として実施してもよいであろう．

5) 伝統的な訓練にとってかわるものではない

　ロールプレイ活動は自然な会話の文脈を利用し，相互作用の中でコミュニケーション能力を改善していこうとするもので，その最終目標は伝統的な訓練アプローチと何ら変わりがない．標準化された検査のあとで行う構造化された伝統的な訓練法は失語症治療の基盤をなすものであり，シミュレートされた状況下のロールプレイ活動は，訓練室での訓練を拡大したものである．基本的な言語機能の訓練をおろそかにして，ロールプレイ活動を行ってもその効果はあまり期待できないであろう．

6. おわりに

　ひとくちにロールプレイ活動といっても，とりあげる場面や状況はさまざまであるし，決まった形式や誰に対してもすぐ使えるマニュアルがあるわけではない．先に述べたように失語症者と場面設定の段階から相談し一連の活動を採り入れることは典型例として考えられるが，重度失語症者に対するやりとり練習場面の1コマとしてロールプレイを行うこともできるし，グループ訓練の一課題としたり，ジェスチャーやコミュニケーション・ボードの使用訓練に用いることも可能である．STの工夫と想像力次第でいろいろな応用がきく活動ということができよう．実用的なコミュニケーション能力の改善をめざすアプローチは今後ますます重要視されると思われる．失語症者一人一人がおかれている生活環境や家族関係などは多様であるが，実際の生活場面に根ざした状況を上手に訓練にとりこむことができれば，単にコミュニケーション能力の改善のみならず，ひいてはQOLの向上や社会参加につながっていくものである．Lyon（2004）は，「失語症の治療・訓練は失語症者の日常生活に違いをもたらすようなものでなくてはならない」とし，日々の生活の重要性を強調している．伊藤ら（2004）は更生施設における外出訓練にあたり，まず訓練室内で，タクシーに乗って行き先を伝えたり，NTT電話お願い手帳を使って通行人に電話をかけてもらうよう依頼する場面などを設定した訓練を行い，その後で実際の外出場面において具体的に援助を行ったことを報告している．これはロールプレイ活動が現実場面のコミュニケーション行動に生かされ，結果的に地域社会参加への足がかりとなった一例を示すものと思われる．STは失語症者がどのように自分の障害をとらえているのか，その障害に立ち向かうのにどのような援助をしたらよいのかということに専心し，失語症者が主体的に訓練にかかわれるよう，彼らが持っている力を最大限に活用することが肝要であるとHollandとRamage（2004）は述べている．コミュニケーション行動の改善をめざし，失語症者個人の状況やニーズに応じてSTが創意工夫をこらしたロールプレイ活動を適宜とりいれる柔軟性をもつことが大切である．そうした役割（ロール）を担うこともSTに期待されているのであろう．

（山澤　秀子）

文　献

Aten J, Caligiuri M, Holland A : The efficacy of functional communication therapy for chronic aphasic patients. Journal of Speech and Hearing Disorders 47 : 93-96, 1982.
Bellaire KJ, et al : Establishing functional communication board use for nonverbal aphasic subjects. In TE Prescott（Ed.）, Clinical Aphasiology 19 : 219-227, 1991.
Brumfitt SM, Sheeran P : An evaluation of short-term group therapy for people with aphasia. Disability Rehabilitation 19 : 221-230, 1997.
Busch CR, Brookshire RH, et al : Referential communication by aphasic and nonaphasic adults. Journal of Speech and Hearing Disorders 53 : 475-482, 1988.
Coelho CA : Manual sign acquisition and use in two aphasic subjects. In TE Prescott（Ed.）, Clinical Aphasiology 19 : 209-218, 1991.
Holland AL : Communicative Abilities in Daily Living（CADL）. University Park Press, Baltimore, 1980.
Holland AL : Observing functional communication of aphasic adults. Journal of Speech and Hearing Disorders 47 : 50-56, 1982.

Holland AL, et al：Communication Activities of Daily Living 2nd Edition(CADL-2). Pro-ed, Austin, 1999.
Holland AL, Ramage AE：Learning from Roger Ross： A clinical journey. In JF Duchan and S Byng (Eds.) Challenging aphasia therapies. Psychology Press, Hove and New York, pp118-129, 2004.
堀田牧子：実用コミュニケーション能力改善のための訓練（竹内愛子・編集：失語症臨床ガイド）．協同医書出版社，pp157-167, 2003.
Hough MS, Pierce RS：Pragmatics and treatment. In R Chapey (Ed.), Language Intervention Strategies in Adult Aphasia (3rd ed.), Williams & Wilkins, Baltimore, 1994（河内十郎，河村 満・監修：失語症言語治療の理論と実際第3版．創造出版，2003）．
伊藤綾子，他：ある重度失語症例に対する長期的関わり（2）長期訓練施設：市街地訓練を通して．コミュニケーション障害学21：204, 2004.
伊藤元信：言語訓練からコミュニケーション訓練へ—失語症治療の今日的方法．月刊言語 19（8）：42-49, 1990.
Lyon J：Evolving treatment methods for coping with aphasia approaches that make a difference in everyday life. In JF Duchan and S Byng(Eds.), Challenging aphasia therapies. Psychology Press, Hove and New York. pp54-82, 2004.
Lyon JG, et al：Communication partners：Enhancing participation in life and communication for adults with aphasia in natural settings. Aphasiology 11：693-708, 1997.
三田地真実，飯高京子：全失語患者の語用能力（pragmatic abilities）の評価の試み．神経心理学13：38-46, 1997.
Newoff M, Apel K：Impairments in pragmatics. In L LaPointe (Ed.) Aphasia and related neurogenic language disorders (2nd ed.). Thieme, Stuttgart, pp250-264, 1997.
Pierce RS：Influence of prior and subsequent context on comprehension in aphasia. Aphasiology 2：577-582, 1988.
Scheinberg S, Holland A：Conversational turn-taking in Wernicke's aphasia. In RH Brookshire (Ed.) Clinical Aphasiology Conference proceedings. BRK, Minneapolis, 1980.
Schlanger PH, Schlanger BB：Adapting role-playing activities with aphasic patients. Journal of Speech and Hearing Disorders 35：229-235, 1970.
Simmons NN：A trip down easy street. In TE Prescott (Ed.), Clinical Aphasiology 18：19-29, 1989.
Simmons-Mackie N, Damico JS：The contribution of discourse markers to communicative competence in aphasia. American Journal of Speech-Language Pathology 5：37-43, 1996.
竹内愛子：言語障害に対するアプローチ—失語症のリハビリテーション技法—．総合リハビリテーション 20：983-988, 1992.
竹内愛子：失語症の言語治療テクニック（竹内愛子，河内十郎・編著：脳卒中後のコミュニケーション障害）．協同医書出版社，pp225-247, 1995.
竹内愛子：失語症臨床における基本的諸問題（竹内愛子・編集：失語症臨床ガイド）．協同医書出版社，pp1-47, 2003.
Ulatowska HK, North AJ, et al：Production of narrative and procedural discourse in aphasia. Brain and Language 13：345-371, 1981.
Ulatowska HK, Doyle AW, et al：Production of procedural discourse in aphasia. Brain and Language 18：315-341, 1983.
Ulatowska HK, Allard L, et al：Conversational discourse in aphasia. Aphasiology 6：325-331, 1992.
綿森淑子：失語症に対する治療的アプローチ—実用性重視アプローチを中心に—．リハビリテーション医学28：44-54, 1991a.
綿森淑子：実用コミュニケーション中心のアプローチ．音声言語医学32：235-244, 1991b.
綿森淑子：実用コミュニケーション能力検査（CADL）と失語症の訓練について．失語症研究13：191-199, 1993.
綿森淑子：失語症に対する能力障害・社会的不利レベルへのアプローチ．総合リハビリテーション22：105-109, 1994.
綿森淑子，他：実用コミュニケーション能力検査の開発と標準化．リハビリテーション医学24：103-112, 1987.
綿森淑子，他：実用コミュニケーション能力検査—CADL検査—．医歯薬出版，1990.
吉畑博代，綿森淑子：失語症治療の最近のアプローチ．臨床看護19：1762-1769, 1993.

症例 Ⅲ-4　復職に向けロールプレイ活動を採り入れた失名詞失語例の訓練

症　例　TS, 男性. 25歳. 右利き. 高校卒, レストランフロア係.
原因疾患・発症経過月数　交通事故による脳挫傷. 開頭血腫除去術施行. 発症後5カ月経過.
損傷部位　左側頭葉, 両側前頭葉.
神経学的所見　特になし.
全体的言語症状　訓練開始時（発症後5カ月）のSLTAを図1に示す. 聴理解は単語・短文レベルは良好であるが, 口頭命令に従う課題の成績は3/10であった. 失語症構文検査の結果はレベルⅡで, 受身文や埋め込み文など複雑な文の理解には困難を示した. 読解のほうが聴覚経路に比べるといくらか良好であり, 日常生活場面では概ね支障がないレベルであった. 発話は時折喚語困難が認められるものの, 流暢で文レベルの表出が可能であった. 呼称は高頻度語の場合は良好であるが低頻度語になると喚語力の低下がみられた. SLTAの書字, 書き取り課題の成績はほぼ問題ないが, 自発的に文章を書こうとすると漢字の想起が難しく誤字が多くなった. 特に問題となるのは, 聴覚的把持力, 聴覚的理解力の低下であった.
失語タイプ・重症度　失名詞失語. 軽度.
他の認知・行動面の特徴　レーヴン色彩マトリックス検査は32/36, コース立方体組合せテストの粗点は81/131（IQ90）, MMSE（Mini Mental State Examination）は23/30, WAIS-RはVIQ51, PIQ76, FIQ58と, やや低下が認められた. 基本的礼節は保たれ, コミュニケーション態度は良好であった.
訓練目標　復職（接客業）を視野にいれ, 接客場面におけるスムーズな会話のやりとりが行えることを目指す.
訓練対象・訓練仮説　本症例は単語・短文レベルの聴覚的理解力は保たれていたが, ワーキングメモリーの低下も認められ, 複雑な長い文になると正しく理解することが困難であった. 若年で復職を前提に訓練を進めており, 実際の接客場面で複数の聴覚的情報を敏速かつ正確に理解することは必須のことと思われた. また家族や親しい友人との日常会話は問題ないが「お客さんときちんと話ができるかどうか心配」と, 知らない人とのコミュニケーションに対する不安を訴えていた. SchlangerとSchlanger（1970）は, ロールプレイ活動を通して失語症者のコミュニケーションに対する不安が軽減されると報告している. そこで, 聴覚的把持力, 聴覚的理解力の改善をめざす訓練課題に加えて, 社会復帰するための準備としてシミュレートした接客場面でロールプレイ活動を採り入れた訓練を行うことにした. 実際の職場の状況に近い場面を設定することにより, その中で自発的なコミュニケーション行動を促すとともに, フロア係としてのコミュニケーション能力を評価し, やりとりが適切であったか, 丁寧な言葉遣いができていたか, わかりやすく説明できたかなどについてフィードバックすることが可能となり, 職場復帰を望んでいる本

人の自信にもつながると考えたからである．

訓練方法　準備した材料は，コップ，皿，料理が描かれた絵カード，台ふきん，注文を記入する用紙，メニューである．メニューはインターネットで本人の職場のものを調べ，それを参考にしてSTが作成した．場所は集団訓練室を使い，テーブルと椅子をレストランのように配置した．

訓練はNewoffとApel（1997）が述べているような3段階に分けて実施した．状況設定の相談に1セッション，ロールプレイの実施と評価に1セッション費やした．1セッションあたりの時間は40〜50分であった．

①**状況設定**：どのような場面設定にするのか，どのような出来事が含まれるのか，活動の目標などについて本人と相談した．復職を念頭においての訓練であるので，実際の職場での仕事内容など事前に細かい情報を聞き取り，できるだけ"現場"に近い状況を作りだすように心がけた．お客さんとのやりとりを円滑に進めることを目標行動として挙げ，ST2人（もう1人のSTに協力を依頼）が客として，昼食時に来店する場面を設定することにした．レストランで食事をするというスクリプトに含まれる＜場面＞の展開を本人と話し合い，店内に入ってから食事をし，会計を済ませるところまでの一連の流れをロールプレイ活動として行うことを確認した．スクリプトには，＜場面＞の他に＜役割＞と＜小道具＞が必要である．レストラン場面に登場するのは客とウェイターであるが，小道具として準備しておくものには何があるか本人に挙げてもらった．レストラン場面でのスクリプトは**表1**の通りである．できる限り複雑な情報を処理する状況を作

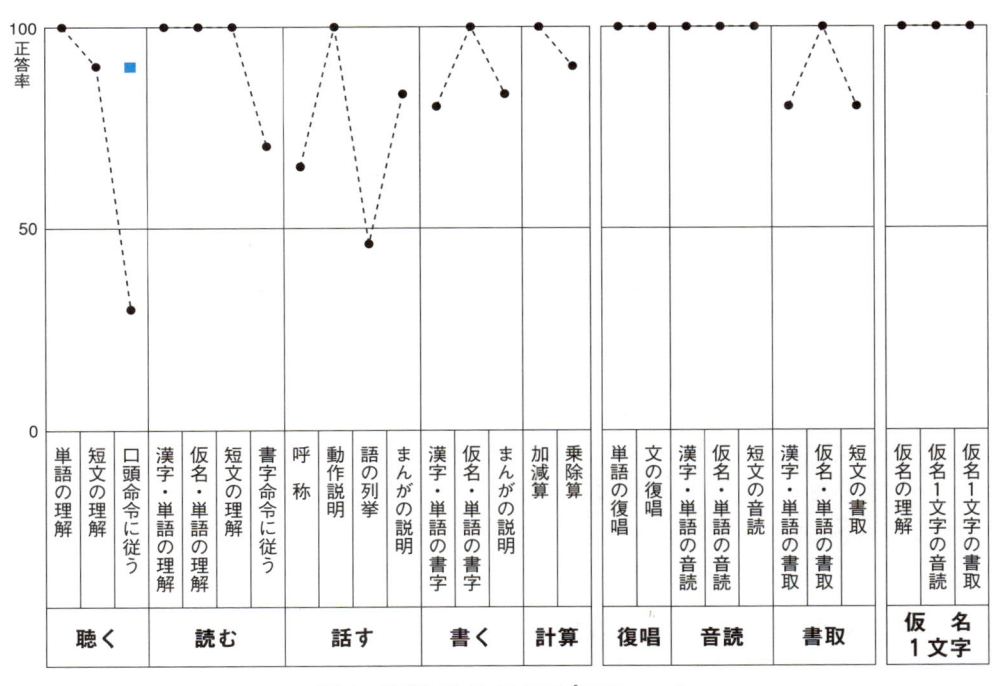

図1　症例TSのSLTAプロフィール

---●--- 発症後5カ月　　---■--- 発症後6.5カ月

注：発症後6.5カ月時には「口頭命令に従う」のみ検査を行った．

表1 ロールプレイ場面のスクリプト

場　面		客（ST）の発話行動
1)	女性客2人が昼食時にレストランに来店する	禁煙席を希望する
2)	席に案内してもらう	メニューを頼む
3)	何をとるか迷っている	おすすめは何かたずねる
4)	各々違うものを1品ずつ選ぶ	注文する
5)	2人でもう1品選ぶ	注文する
6)	違う飲み物を選び，持ってきてもらう時期も別々にする	注文する
7)	料理に虫が入っているのをみつける	文句をいう
8)	コップの水をこぼしてしまう	お水のおかわりをもらう
9)	後日，10名で食事をしたい	テーブルの予約をとる
10)	会計をすませて帰る	

表2 ロールプレイ場面のチェックポイント

言語面
丁寧な言葉遣いができているか
説明はわかりやすいか
自然な受け答えができているか
発話が不自然に渋滞することはないか
パラ言語面
声の高さ，大きさは適当か
イントネーションや速度は適当か
非言語面
アイコンタクトがとれているか
表情が硬くないか
記憶面
注文を間違えることはないか

るために，注文する品や運んでくる時間など2人別々にした．細かいところまで打ち合わせをして，そのスクリプトに沿ってロールプレイを行うことが普通であるが，今回は**表1**のうち，4)から9)の項目については，あえて本人には知らせずその場での対応をみることとした．あらかじめ知らせておかなかった事態への対応，応答が不適切だった場合には，それにかわるコミュニケーション行動やストラテジーを検討していくことになる．

　②ロールプレイ：ロールプレイ活動中はできるだけ自然な状況が作りだせるよう，STは食事にきた客の役になりきり，本人の自発的なコミュニケーション行動を促すよう努めた．

　③評価：ロールプレイ終了後，本人と協力してくれたSTを交えて，**表2**の項目について検討し，必要なフィードバックを行った．

結　果　実際に職場でどうやっていたかよく覚えていないという記憶の問題もあり，果たしてやりとりができるかどうか不安に思っていた本人だったが，実施後の感想として「きちんとできる

かまだ怖い気もするが，仕事に戻って上をめざしてがんばりたい」という発言が聞かれた．これは，コミュニケーションに対する不安がいくらか軽減し復帰への意欲につながったことを示唆している．訓練時の自由会話ではなかなか現れにくい問題解決行動—予期せぬ出来事に対応するコミュニケーション行動—が自然な文脈の流れの中で促された．この訓練のみの効果とはいえないが，訓練開始から1カ月半後に再検査したSLTAの口頭命令に従う課題の成績は，3/10から9/10と向上した．

考察 本症例は日常会話レベルのやりとりには支障がなかったが，聴覚的把持・理解力の低下がみられ，実際の接客場面で適切なコミュニケーションがとれるかどうか不安を訴えていた．失語症者が職場復帰を希望する場合，STは職場での業務内容や業務に必要とされる言語機能を充分に把握したうえで訓練を行う必要がある．聴覚的把持力・理解力や喚語力の改善をめざす訓練に加えて，レストランでの接客というロールプレイ活動を行った．このロールプレイを通して，本人が自分のコミュニケーション能力について認識を新たにしたことが第一の成果といえよう．想像していた以上にやりとりがうまくいったというコミュニケーションの成功体験を得られたことと，今後にむけての問題点（敬語の使用，メモの取り方など）に自ら気づいたことがあげられる．予期せぬ問題にどう対応するのかをみるため，患者には予め詳しいスクリプトを知らせずに行ったが，結果的には自然な文脈のなかで自発的な発語をひきだすのに役立った．

Simmons（1989）はST以外の人，例えば家族や友人または他のスタッフなどにロールプレイ活動に参加してもらうことを勧めている．今回は他のSTに協力を仰いだが，本症例は注意力や遂行機能の低下といった失語以外の高次脳機能障害をかかえており，リハビリに関わっている他職種のメンバーに参加してもらい，言語以外の視点からのフィードバックが得られるとよかったと思われる．

ロールプレイ活動そのものの直接の訓練効果を数値化して表すことは難しいが，基本的な言語機能訓練に加えて，ある目標のもとにロールプレイを採り入れる意味は大きいと思われる．なお本症例の場合，復職を実現する前に言語訓練が終了してしまったが，このような症例に関しては，復帰したあとも，職場での適応状況や問題点がないか本人から話を聞く機会をもつ必要があるのではないかと思われた．

（山澤 秀子）

文献

Newoff M, Apel K : Impairments in pragmatics. In L Lapointe (Ed.), Aphasia and related neurogenic language disorders, 2nd ed.. Thieme, Stuttgart, pp250-264, 1997.

Schlanger PH, Schlanger BB : Adapting role-playing activities with aphasic patients. Journal of Speech and Hearing Disorders 35 : 229-235, 1970.

Simmons NN : A trip down easy street. In TE Prescott (Ed.), Clinical Aphasiology 18 : 19-29, 1989.

症例 Ⅲ-5　PACE後，主にロールプレイ活動を行った伝導失語例の訓練

症　例　MT，女性，77歳，右利き，中学校卒，長男家族と同居．

原因疾患・発症経過月数　脳梗塞，発症後3カ月経過．

損傷部位　頭頂葉角回周辺に低吸収域．

神経学的所見　右上下肢不全麻痺．

全体的言語症状　理解面は日常生活に即した内容であれば可能，表出面は呼称・復唱・音読でモーラ数の増加とともに顕著な音韻性錯語と自己修正行動がみられ，発話によるコミュニケーションの実用性は低下．また，書字の実用性も低下していた．計算は，簡単な加算・減算が可能．SLTA参照（**図1**）．

失語タイプ・重症度　伝導失語．中等度．

他の認知・行動面の特徴　見当識は良好で，礼節も保たれていた．レーヴン色彩マトリックス検査は25/36．発語器官運動機能・口腔失行検査では問題はみられない．

訓練目標　日常生活でのコミュニケーション能力の向上を図り，円滑な家庭復帰と適切なコミュニケーション環境が展開できるように支援する．

訓練対象・訓練仮説　本症例は発症後3カ月の外泊後より，コミュニケーション上の不安や孤立感を訴えた．また，家族も本症例の家庭復帰を希望していたものの，コミュニケーションに対する不安を表していた．そこで実用的なコミュニケーション能力の改善を目的に，CADL検査を実施したところ，得点は48/136で，コミュニケーションレベルは大半援助に該当した．代償反応・自己修正とも1回のみで，伝達能力の低下，コミュニケーション手段の選択的能力の低下，状況文脈を利用する能力の低下などのコミュニケーションの実用性の低下がうかがわれた．これらの問題点を改善するため，本症例と比較的症状の類似した失語症者間でPACE訓練を実施，コミュニケーション手段の使用とストラテジーの活用が徐々に利用できる段階にさしかかっていたが，日常生活の実際場面での般化が認めにくい状態であった（PACE訓練の結果は**表1**参照）．本症例の実用的なコミュニケーション能力の向上のためには，日常生活場面において必要でかつ困難さを強く感じている課題を選択し，ロールプレイなどを用いて実際的な訓練を行うことが必要であると考え，訓練を行った．

訓練方法　電話・買い物を訓練課題とした．まず開始時のコミュニケーション能力を評価し，その結果をもとに段階を設定，訓練を行った．

　開始時評価では，電話は，自宅に電話をかけることが困難，買い物は，やりとりを行うことや金額を支払うことが困難であり，実用レベルには到達していなかった．そこで，それぞれの課題を3段階に分け訓練を行った．**a：電話**　［段階1］自宅の電話番号を正確に押す（おもちゃの電話機使用）．［段階2］自宅に電話をかける（実物の電話機使用）．［段階3］電話を受けてごく簡

単なメモを取る．**b：買い物**［段階1］呈示された金額を支払う（硬貨の組み合わせ訓練）［段階2］病院内の店で買い物する［段階3］病院外の店で買い物をする．

結　果　a：電話［段階1：自宅の電話番号を正確に押す］は，誤った場合受話器を置くという行為の定着に困難を示していたが，訓練後1カ月時には可能となったため，［段階2：自宅に電話をかける］の訓練に移行した．電話番号を押した後，会話カード（**表2**）を音読する形式であったが，ボタンが正確に押せないなど手順の混乱が生じ，［段階1］より誤りが多くなった．本症例より「訓練と判っていても目前に相手がいると緊張感が高まりあわててしまう」という訴えがあったため，恐怖症や吃音の治療に用いられている系統的脱感作療法（行動療法の技法．不安などを喚起する内容を検討し，それを引き起こす刺激や場面の弱い方から順に強いものへ並べた階層表を作成，階層表に従って不安を喚起させる弱い刺激価場面に直接晒し，不安を感じさせない状態を体験，順に刺激価の強い場面に移行しながら，不安を除去する方法）を参考にして緊張する場面の段階を設定し，徐々に緊張が減少するように試みた（春木ら 1984）．脱感作の段階（不安喚起刺激である電話をかける相手）は，第1段階：ST，第2段階：既知の相手（失語症者），第3段階：未知の相手，第4段階：実際に自宅に電話をかける，第5段階：公衆電話からかける，とした．（段階に応じて会話カードを作成，ロールプレイ形式で実施）第2段階では，無言場面がみられたが徐々に改善，訓練開始後1.5カ月時から第3段階に移行したが，電話をかけたものの自分の名前を名乗らず尋ねられても用件だけ伝えて切ってしまうという行動が生じるようになった．STは，注意深く相手の発話を聴き，伝達困難な場合は「わかりません」というように指

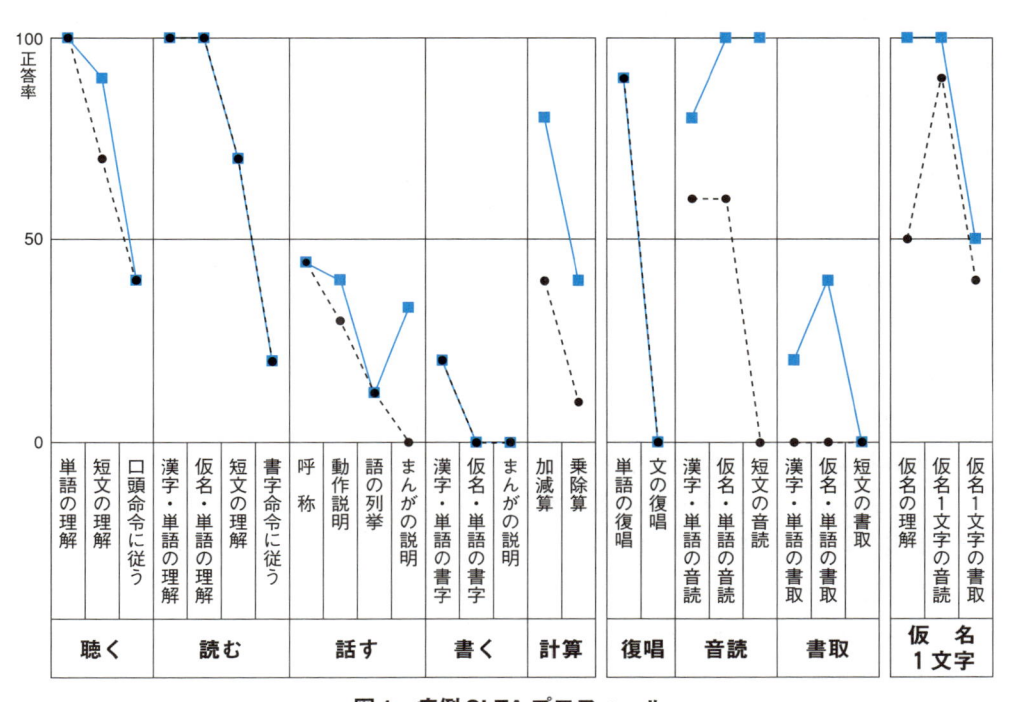

図1　症例SLTAプロフィール

----●---- 発症後2カ月　—■— 発症後6カ月

表1 PACEにおけるコミュニケーション手段とストラテジーの使用頻度（計15回実施）

コミュニケーション手段	開始時	終了時
発話	0%	50%
ジェスチャー	40%	3.8%
描画	0%	15%
発話＋ジェスチャー	40%	7.7%
発話＋ジェスチャー＋描画	20%	0%
発話＋描画	0%	26.9%
コミュニケーション・ストラテジー	開始時	終了時
聞き返し	9.5%	23.8%
代償反応	47.6%	31.0%
自己修正	0%	2.4%
回避	0%	0%

コミュニケーション手段の使用頻度：送信者として伝達内容を伝えるために使用したコミュニケーション手段の使用頻度
コミュニケーション・ストラテジーの使用頻度：受・送信者として伝達を行う上で使用したコミュニケーション・ストラテジーの使用頻度
＋：手段の併用

表2 会話カード　　例：電話を受ける

Aさん：もしもし，○○さんですか？
Bさん：はい，○○です．
　　　　どなたですか？
Aさん：△△です．□□さんいますか？
Bさん：はい．お待ちください．

表3 会話カード　　例：買い物

店員：　いらっしゃいませ！
Aさん：これ，ください．
　　　　いくらですか？
店員：　○○円です．
Aさん：これでお願いします．
店員：　おつりです．
　　　　ありがとうございました．
Aさん：ありがとう．

導した．第4段階では，実物の使用により緊張感が高まったが可能であったため，第5段階を実施後，脱感作の段階を終了した．［段階3：電話を受けてメモを取る］は，聞き返しを求められることが多く，実用性は低いと判断した．**b：買い物**［段階1：硬貨の組み合わせ訓練］は，まずカードに示された金額をみながら支払う訓練を100円と10円の金額から始めた．訓練開始後0.5カ月時には全硬貨を使用し，STが口頭で呈示した金額を支払う訓練に移行した．509円の支払いにおいては，100円5枚と5円1枚で支払うという誤りがみられたので，金額の不足を指摘すると全て1円玉を使用して9円を支払うという状況が生じた．そこでSTは，金額にあわせて効率よく硬貨を組み合わせて支払う課題を加えた．最初は時間を要したが，徐々に短時間で組み合わせることが可能となった．［段階1］の途中から，［段階2：病院内の店で買い物をする］の実際の買い物場面を想定したロールプレイ（**表3**）を導入した．訓練開始後1カ月時に訓練効果の把握のため実際に病院内の売店で買い物を行った．クッキー84円を購入，店員が口頭で金額を伝えると100円を支払った．「4円ある？」と尋ねられ，戸惑いながらも4円を出すことができたが，発話はみられなかった．やりとりはできなかったものの，この経験が動機づけになり，一人で売店へ買い物に行くようになった．訓練開始後3カ月時，［段階3：病院外の店で買い物をする］の院外での買い物に挑戦した．品物の製造年月日や値段を確認してレジへ行き支払うことができた．店員より尋ねられたことにも返答することが可能であった（**表4**に経過を示す）．

考察　家庭復帰後の生活やコミュニケーションに不安を抱いている本症例に対して言語機能面の改善と併行してPACE・実用コミュニケーション訓練を行った．綿森ら（1990）は，実用コミュニケーション中心の治療法の原則として①日常性の原則，②伝達性の重視，③ストラテジーの活用の原則，④交流性重視の原則，を挙げているが，ここではこの原則を踏まえて実施した．これらが本症例に与えた影響としては，まず実際の場面を想定した訓練を経験することで，日常生活場面のコミュニケーションの展開で生じる不安や緊張の緩和に繋がったことが挙げられる．買い物や電話の訓練を実施した際，表情は硬く，会話カードの内容をそのまま音読しているにすぎなかったが，最終的には，状況に合わせて臨機応変に対応しようとする姿勢がみられた．電話や買い物の訓練にロールプレイ形式を用いたことで，その場面に遭遇した時のリハーサルとなり，

表4 実用的なコミュニケーション訓練の経過 （訓練開始～訓練3.5カ月時）

	段階1	段階2	段階3
電話	自宅の電話番号を正確に押す	自宅に電話をかける（脱感作）	簡単なメモをとる
日常生活での変化		自宅に電話をかけ家族と簡単な会話がかわせる（STの監視下）	公衆電話で自宅に電話をかけ用件を話すようになる
買い物	硬貨の組み合わせ（100円・10円）	硬貨の組み合わせ(全種類)ロールプレイ売店での買い物に挑戦	院外で買い物をする
日常生活での変化	財布を持参するようになる	売店で一人で買い物をするようになる	家族と一緒に院外の店に行き買い物を楽しむ

　それを繰り返し行うことで場面に慣れていくという作用をもたらしたのではないかと思われる．第二に，言語機能面を重視した訓練課題では体験できないコミュニケーション運用の訓練の一部分としての機能も担っていたことが挙げられる．失語症者にとって，状況に合わせて選択的にコミュニケーション手段を用いながら会話を進めていくことは，総合的な能力が必要となり，困難を示す場合があるが，ここでのPACEやロールプレイ形式の訓練は，想定された場面でのコミュニケーションを前提にしているが，一方向的ではなく，相手とのやりとりを通してコミュニケーションを展開していかなければならない．より実践に近い状況での運用を体験することで，STだけでなく本症例自身も日常生活上で生じるコミュニケーションの問題点を把握しやすくなったように思われる．本症例に対して2回実施したCADL検査の結果を比較すると，コミュニケーションレベルが大半援助から実用的（105/136）に向上が認められた．この改善は発症から6カ月という自然治癒の影響と言語機能の改善との関係を踏まえて考えなければならないが，この訓練が本症例のコミュニケーション行動に何らかの影響を与えたのではないかと推察される．

　本症例の場合，日常生活場面で円滑なコミュニケーションが展開されるとは予測しがたいため，家族間で適切なコミュニケーション行動が生じるためには，障害に対する理解を図り，家族のコミュニケーション技能を高めることが必要であると考え，本症例と家族に対してPACE訓練を用いてコミュニケーション技能の直接的な把握を行い，その結果をもとに退院までの期間，面談や訓練を通してコミュニケーション方法についてアドバイスを行った．最初は，コミュニケーションが一方的になることが多かったが，やがてさまざまな方法を用いて伝達しあうことに目が向いていくようになった．失語症者のコミュニケーションの促進には，周囲の理解と協力が不可欠であるため，経過に応じて失語症者を取り囲む環境にたいしてもアプローチしていくことが重要であると思われる．

　退院後，家族や他者とのコミュニケーションに依然として困難さを感じてはいるものの，病前に通っていたデイケアを再開し，友人とデパートに行くことや息子に電話をかけるなどコミュニケーション行動に広がりをみせている．高齢失語症者に対するアプローチに日常性や実用性を重視した課題を導入することは，コミュニケーション行動の活性化に繋がるのではないかと思われた．

（山田那々恵）

文　献
春木　豊，他：行動療法入門．川島書店，1984．
綿森淑子，他：実用コミュニケーション能力検査―CADL検査―．医歯薬出版，pp68-70, 1990．

症例 Ⅲ-6　全失語例に対する数の理解から買物訓練まで

症　例　TT，男性．80歳．右利き．商船学校卒．元会社役員（症例Ⅱ-8と同一症例）．

原因疾患・発症後経過月数　56歳時，脳出血（失語症発症）．76歳時から脳梗塞を繰り返し，最後の脳梗塞より1カ月経過．

損傷部位　左前頭葉・頭頂葉に出血性梗塞を認める．著明な脳萎縮．右中大脳動脈の狭窄．

神経学的所見　右片麻痺．口腔顔面失行．

全体的言語症状　簡単な日常会話や指示は，身振り・手振りを交えて繰り返し話しても理解できず，発話は気息性嗄声で，いくつかの単語の復唱と挨拶ことばに，「サーっと」「全く」「本当に」「あの，僕は…」などの常套句が可能な程度である．文字の理解は，課題自体を理解できなくて不可．スクリーニング検査も，指示が理解できないため検査不能であった．ただし，本人の好きなクルーズについてと，別荘や孫の話などを感情を込めて話すと，笑顔が見られ，表情が生き生きしてきた．何とか検査に乗るようになった発症後5カ月時のSLTAを**図1**に示す．

失語タイプ・重症度　最後の脳梗塞により，全失語となる．

他の認知・行動面の特徴　脳梗塞発症3年2カ月後には小さな梗塞が起こり，自発性低下と記憶障害が目立つようになった．そして今回，最初の脳梗塞発症3年10カ月後にまた脳梗塞を起こしてからは，検査困難なものの，観察から，言語の理解面の重篤な障害だけでは説明のつかない種々の症状が現れた．訓練上，最も問題になることは，目標となる刺激に視線を絞ることができないことで，見るべき箇所を症例の目から指を動かして誘導しても，色分けしてマークしたり音をたてて示したりしても，STの顔を見るか，宙を見て考えてしまったりした．紙面の余分な空間を隠して，目標とする刺激そのものに視線を誘導しても，見るべき所に目が行かないことがしばしば観察された．右の半側無視が明らかに存在し，食べ物など右に置かれたものに手をつけないことが初期に著明であったが，訓練課題では，左に注意が偏るほかに，中央部分を衝動的に指すことも多かった．身振りの理解も状況判断も，重篤に障害されていた．このほか日常生活上，様々な錯行為が認められ，妻も閉口した．たとえば，補聴器のイヤホンを口に入れようとする，靴下を手にはめようとする，介護用エプロンのかけ方がわからない，手づかみで食べる，ひげを剃るのに口を開けるなどである．

訓練目標　実用場面において，動作も取り入れたやりとり行動ができるようになること．

訓練対象・訓練仮説　言語理解が重篤に低下し，身振りを交えても状況判断力の低下のために理解が困難である症例に対しては，残存する能力を見つけて具体物を用い，本人に興味のある題材をもって働きかける必要がある．発症初期から感情を喚起するような話題の理解が可能であったことから，本例の趣味，思い出，生活習慣の中で馴染みの深い物品や写真を使って感情を込めて話しかけ，妻の協力を得て関連のある具体物を持って来てもらい，彼女を交えて三者間で，自然

なお喋りの雰囲気作りをすることから始めた．合わせて，認知・行為の訓練を取り入れ，具体的な状況の中で言語・非言語を含めた適切な反応ができるように援助した．

訓練方法 入院中，家の庭に咲いた季節の花を妻が持って来たことから，家の見取り図を用いて，本人の部屋から見える情景，塀の修繕などの話題で会話を行った．記憶を引き出すためには，クルーズの写真，1年前の花見の写真を用いた．家計の管理は，病前まで本例が握っており，今回の発作の前まで日記には，語句がなくても毎日の日付と株の値動きを書いていたこと，また自発話が自動語レベルで，数唱ができたことから，お金を扱う訓練を考案した．ここでは，数の理解から買物訓練に至る方法を紹介する．

数の基礎訓練として1から10まで順に斉唱，指折りしながら斉唱，自発といった自動語レベルから始め，数字つなぎ，カードに描かれた1個から10個までの〇の数と数字カードとの同定，ランダムに置かれた数字カードを数の若い順に並べること，数系列の写字などを行った．

次に，お金について安い順に並べる，数値を書き込んだお金の絵を見て同じお金を出す，数字カードに書かれた額のお金を出す，異なる種類のお金を使って同じ額のお金を出すなどを行った．

その後，食材の絵カードおよびミニチュア，金額を書いた数字カード，硬貨の拡大コピー図，実物の硬貨などを材料として買物場面をシミュレーションした実用的な訓練を行った．本例は，実物の聴覚理解も不確実であるため，買物の基礎訓練として対象物の認知から始める必要があった．すなわち買物の対象物については，ミニチュアと絵カードとの同定，絵カードと漢字カード

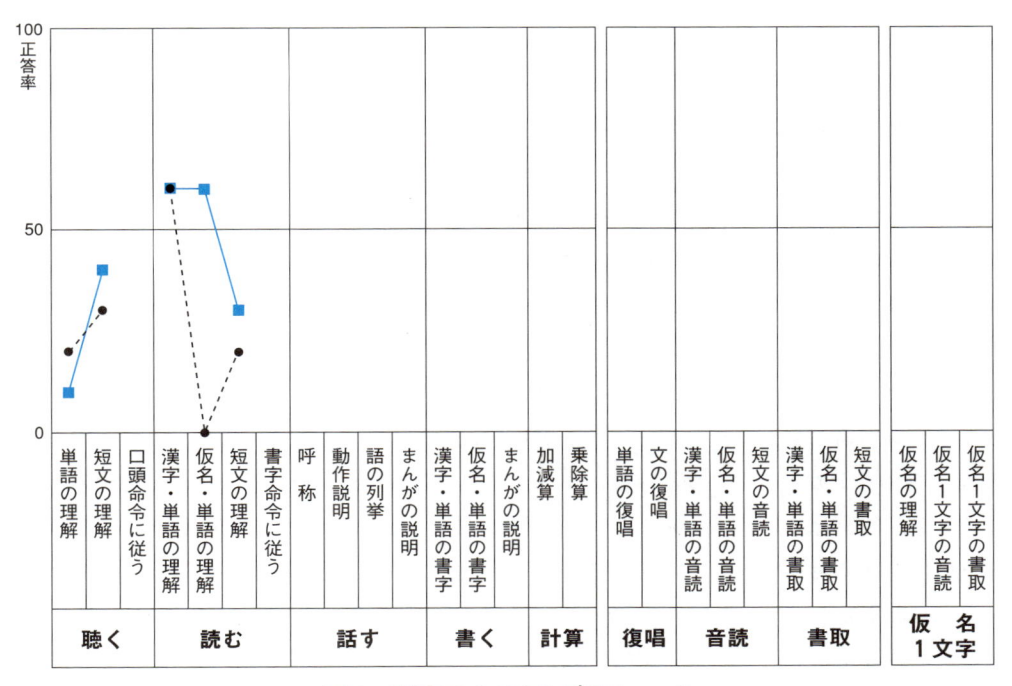

図1　症例TTのSLTAプロフィール

--●-- 発症後2カ月　　──■── 発症後1年2カ月

注：空欄の項目は，検査不能であった．

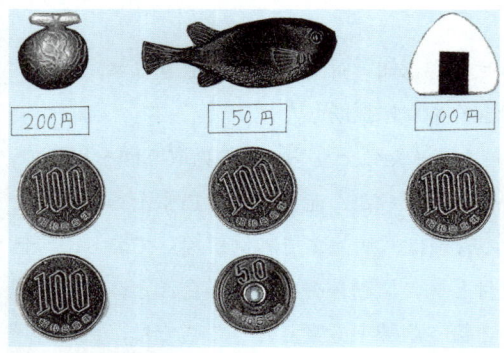

図2　買物訓練
（材料：ミニチュア，値札，硬貨のコピー図）
注：買物の流れ
①並べたミニチュア5個の中から3個を取ってかごに入れてもらう．
②3個のミニチュアに値札をつけ，かつ硬貨のコピー図を提示．
③その下に同額のお金を置いてもらう．
④正しく支払ったら，ビニール袋にミニチュアを入れて渡す

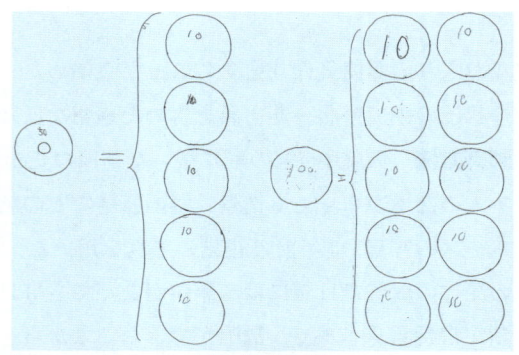

図3　50円と100円の弁別課題
注：100円に対応する10個の10円玉のうち，左上の1つは例示して点線をなぞることを意図したが，反応がなかったため，STがなぞって示した．他はこの例を見てTTが数字を書き込んだ．

とのマッチング，お金の理解については，金額を書いた数字カードを提示し，STが読み上げて50円玉と100円玉数個の中からその金額を出すという手順で行った．さらに，硬貨の理解をより確実にするために，拡大コピーした硬貨の図を用意し，実物の硬貨とのマッチング訓練を行った．

買物場面は，並べたミニチュアの中から好きなものを3個取って籠に入れるところから始めた．選ばれたミニチュアに値札（数字カード）を付けて硬貨のコピー図を添え，同定する形でそこにお金を出してもらった（**図2**）．そして，正しく支払ったらスーパーのビニール袋に品物（ミニチュア）を入れて手渡す．次に，硬貨のコピー図を消去し，同様のことをミニチュアに付けた値札を見てお金を払うといった自然な買物場面にして行った．

結　果　数唱は，斉唱が可能，ただし，指折りを同時にすると，発語と指の数とが必ずしも一致しなかった．カレンダーの日付を順に指差しながら斉唱することは，ほぼ良好であるが，下の段に行くために視線を左に移す際，テンポが遅くなって発語と指の位置が合わなくなることがあった．1から10までの数唱は，斉唱にて練習後には，自発で唱えることができた．紙全体にランダムに印刷された数字を1から順に線でつなぐ課題は，理解はできるが，途中で捜せなくなってつかえてしまうことがしばしばあった．カードに描いた○の数と数字カードとの同定は，70〜90％正答した．ランダムに置かれた数字カードを若い順に並べることは，1カ所の入れ替えで8/10．1から10までのなぞり書きおよび写字は，すべて可能であったが，それ以上の数では混乱した．

お金を1円から千円まで安い順に並べることは，1カ所入れ替えがある程度であったが，家での練習後に全部可能となった．数値を書き込んだお金の絵（硬貨と紙幣）を見て同じお金を出すことは，100円玉と千円札については安定していたが，他のものはそのつど反応が浮動し，困難であった．数字カードに書かれた金額を出すことも同様であった．異なる種類のお金を使って同額を出す課題は，千円札と5千円札を使って1万円にするためのヴァリエーションは一応可能であったが，刺激の中にダミーとして千円札や5千円札を1枚余分に入れると混乱した．

買物訓練では，STが先に買う立場になってやり方をデモンストレーションし，課題の理解を

助けた．本例は，ミニチュアと絵カードとの同定も誤ったため，ミニチュアを紙に当てて輪郭をかたどり，これと同じ形のものを指すように助けたりもした．ミニチュアと絵カードとのペアに対して漢字カードを同定することは，ほぼ可能．金額を表す数字カードを読み上げられて該当するお金を出すことは100円，200円，300円までは可能であるが，50円を入れると混乱した．そのため，50円と100円との弁別課題を挿入し，金額の概念を10円玉に置き換えて視覚的に説明した．すなわち，まず実物の硬貨で50円玉と縦に並べた10円玉5個が，また100円玉と縦2列に並べた10円玉10個がイコールであることを示し，次に硬貨の拡大コピー図を同様に配置して説明した．その後，○を同様に配置して，先のコピー図を写字する形で，硬貨を模した5個ないし10個の○の中にそれぞれ「10」を，合計額であるイコールの左側の○に「50」ないし「100」を記入してもらった（**図3**）．しかし，この課題を経ても理解は困難で，硬貨の穴の有無をボールペンの芯を差し込むなどして「穴のあいた方が50円」と教示したが，理解に至らなかった．

そこで，その後，買物は100円の倍数に限定して行うことにした．100円硬貨だけを用いる限り，硬貨のコピー図と実物の硬貨のマッチングは可能，硬貨を模した○を金額の枚数だけ作って中に100と書くことも，難なく通過した．

発症後1年2カ月時に行ったSLTAでは，仮名単語の理解に改善が見られた（**図1**）．

考　察　度重なる脳梗塞の発作に見舞われて状況判断が低下し，言語，非言語刺激とも，理解が極めて困難となった例に対し，ミニチュアを用いて数と買物の訓練を行った．視覚刺激を様々に工夫して提示したものの限界も多く，100円硬貨と50円硬貨との弁別で躓いてしまった．ちなみに，単なる分類課題として100円と50円を数個ずつ群にすることは，練習を重ねた後にできるようになったが，買物課題という複数の順序だった行動を必要とする場面では，その運用が困難となったと考えられる．しかし，こうした訓練を続けるうちに数字よりも絵やミニチュアと文字とのマッチングが安定してきた感があり，単語の聴認知や視認知課題を取り入れた別の訓練も適用可能となった．時間をかけての様々なかかわりによって，発病当初のような視線のコントロール上の問題は，徐々に減少してきた．

本例は，中年期の脳出血後の訓練を含めて長年の言語訓練の習慣があり，自らの努力も並々でなく，今回の発作の後，相当能力が低下したにもかかわらず，破局することなく紳士的に訓練に臨んだ．それには，常に現状を受け止めて共に歩んできた妻の支えも大きい．

一般に指摘されているように，精神活動低下を伴う全失語の場合，机上の訓練よりも日常生活の中で実用的な訓練を行った方が有効であるという．本例の訓練においても，行き詰まるごとにより実用的な方向性を求めて進んできた．たとえば，数の同定が課題としては困難でも，トランプのばばぬきは可能であり，同じ数字のカードを正しく出すほか，ばばを引くと，カードを人に見えぬように膝の上に持ってきて何度も混ぜるなど，作戦を凝らす行動が観察された．このほか，週3回通うデイサービスの連絡帳を用いて，そこに書かれた利用日の日付と卓上カレンダーの日付を同定し，その日のプログラムについて情報を共有しつつ，記憶を呼び起こすような働きかけをしている．これも，数の訓練を日常生活につなげる試みである．

（今村恵津子）

概説 3

現実の生活場面に参加しての
コミュニケーション活動

1. はじめに

　失語症者は訓練を通じて，個別的，社会的にコミュニケーションが障害された状態から回復をめざしていく．そのためには，訓練室での訓練が十分に行われるだけでなく，獲得された能力が日常でのコミュニケーション活動に生かされていく必要がある．患者は，実際の生活場面で，ことばの障害の補い方やつまづきへの対処を経験しつつ，さまざまな環境調整とも折り合いながら，自分なりのコミュニケーションを取り戻していかなければならない．

　失語症者の中には，自らのことばの状態を知った上で，自発的に他者とコミュニケーションをとろうとする人々がいる．しかし一方では，訓練が終わる頃になっても社会的交流がなく，ことばを交わす相手は家族とリハビリテーションスタッフだけ，という患者もいる．このような失語症者の活動性の違いには多くの要因が絡んでいると思われる．森岡（1996）が指摘するように，失語症者の実用的言語力向上のためには，それを実践することが重要であり，多くのSTも同様の臨床的印象をもっているだろう．したがって，自ら言語的活動を高められない失語症者には特に，日常のコミュニケーションを変えていくことを考慮したプログラムが必要となる．

　近年は，コミュニケーションの実用面へのアプローチが重要視されており，さまざまな代償手段やストラテジーの習得，環境調整などが言われているが，さらに日常的言語活動に密着ようとの観点から，実際の生活場面でのコミュニケーション行為を訓練に取り入れる方法がある．ことばに回復がみられても，実際場面で言語機能を生かしきれない失語症者では，例えば店でのやり取りや外出先での挨拶など，生活上のある場面でのコミュニケーション技能の獲得に焦点をあてた訓練が有効かもしれない．生活の中で最も困るコミュニケーション状況が明らかであれば，その状況やコミュニケーションの相手を含めた訓練を考えることもできる．また，すでにある程度のコミュニケーションが実践されていても，雑多な刺激や文脈，多様な相手のいるさまざまな社会的場面でコミュニケーションをさらに豊富にしていくための援助は，コミュニケーション障害からの回復に大きな意味を持つだろう．

　そこで本項では，生活場面でのコミュニケーション活動に訓練の焦点をあてた工夫を紹介する．

2. 実際の生活でのコミュニケーションの様相を把握する

　生活上のコミュニケーション行為の様子は患者によりさまざまであり，生活場面でのコミュニケーション活動を訓練に取り入れるには，まず患者の実際のコミュニケーションの様子を知らなければならない．すなわち，的確な訓練プログラムの立案にあたって，STには，訓練以外の生活時間における患者のコミュニケーションの質や量，コミュニケーション環境との関係など，日常コミュニケーションの全体像を捉える努力が求められる．

　ここで，生活場面におけるコミュニケーションの実際について調査した2つの研究を紹介する．Davidsonら（2003）は，脳卒中後の慢性期高齢失語症者15人について，その日常コミュニケーション行為を生活に密着して観察し，健常高齢者15人と比較した．1人8時間（3回に分ける），合計240時間のコミュニケーション観察データから，コミュニケーション行為の種類，話題，相手，場所について分析している．コミュニケーション行為は，17のカテゴリーに分類された．その結果，コミュニケーション行為の総数をグループ別でみると，健常高齢者2236，高齢失語症者1488と，当然失語群が少なかった．しかし以下のように，出現比率の高い行為は両群で類似しており，健常高齢者に頻繁なコミュニケーション行為は順に，「会話（30.59％）」，続いて「良し悪しを言う」，「挨拶」，「知らせる／説明する」で，これが高齢失語症者では，「会話（30.91％）」，続いて「挨拶」，「知らせる／説明する」，「良し悪しを言う」であった．両者で比率に差があったのは，「祈りや詩の暗誦」，「物語や冗談」，「読む」，「書く」（以上，高齢健常高齢者に多い），「うまくいかなかったコミュニケーション」，「聞くだけ」，「ラジオ／テレビ」（以上，失語症者に多い）などであった．また，失語症者は，会話の話題や相手，コミュニケーションが起こる場所についての表現も制限されていた．著者らは，このような観察により，高齢者にとってのコミュニケーションは，情報交換や伝達といった合目的的な役割をもつだけでなく，情報の共有や人間関係の確立・維持といった社会に所属するためのものであることがわかったとしている．そして，このようなコミュニケーションの社会的機能に，失語症が大きく影響していると述べている．

　またHolland（1982）は，40人の失語症者の家庭での機能的コミュニケーションを観察し，その中の失名詞失語，混合性失語（中等度），ブローカ失語（中等度）の3症例が使用している効果的なストラテジーの例を挙げている．それによると，書字での代償，作成しておいた語リストやテレビ欄などの身近にある文字を利用する，ジェスチャーや実物でメッセージを伝える，などがよく使用されていた．また3人に共通していたのは，コミュニケーション相手への援助の要請であった．相手には繰り返して言うってもらい，または書いてもらうようにする，相手の推測を促して喚語困難を助けてもらう，自分の代わりに別の人から伝えてもらう，あるいはこれらの要請に合わせ，相手に待ってもらって自分に時間を与えたり，一端止まってやり直すといった促通手段の使用も観察された．そしてこれらの手法を通して，3症例とも会話では自らトピックを開

始することができており，他者との会話へ自発的に参加していることがうかがわれた．

　失語症者の日常的なコミュニケーションの実際を観察・評価することで，患者ごとに異なるコミュニケーションの環境も自然と明らかになる．こうした視点を持つことは，訓練の計画と実施の上からも，また，その実用化の点からも重要である．

3. 実生活上のコミュニケーション相手や場面に焦点を当てる

　実生活におけるコミュニケーションのうち，訓練で改善されると思われるコミュニケーション状況が明らかにできれば，そこに焦点をあてたアプローチが可能であり，そのことによって実際の生活場面でのコミュニケーション技能の向上をはかることができるだろう．

　Lyon（1998）は，妻の重度失語症によって夫婦の相互作用が成立しなくなっていた一組の夫婦に治療を行った．夫婦はやりとりができないことに大きな苦痛，欲求不満を感じていた．ここでの治療目的は，まずストラテジーを開発して相互作用の方法を確立させ，それまでのコミュニケーションの回避や失望感を減らし，やりとりの楽しさを増すこと，とされた．伝統的訓練と異なるのは，目標が言語機能の改善ではなく，夫婦間のコミュニケーションの改善であること，訓練室ではなく家庭での改善を目指すこと，そして情報交換よりも，気持ちが通じていると感じることを重要視する，などであった．この患者はすでに言語治療を受け，可能なコミュニケーション・ストラテジーもあったのだが，夫婦間ではそれが理解されていなかった．そこで，妻の障害をもう一度夫が正しく理解することから始め，簡単な単語やジェスチャー，絵などが，妻の理解を促すのにどのくらい役に立つのか，また，それらをどのように使えば妻に通じやすいかについて，訓練の中で夫に伝えていった．訓練室での相互作用の方法は，常に家庭でも行われるよう計画され，家庭での様子をベースに次の訓練が検討された．このように，夫側の技術を上げ，夫婦のやりとりの方法を確立・拡大するよう援助している．3カ月の治療後，フォロー期間には，夫婦の相互作用能力が上がり，より独立性や自由が感じられるようになったと2人から報告を受けているという．本患者のコミュニケーションと精神的状況から，最優先のニーズに焦点をあてた治療例と思われる．

　また，特有のコミュニケーションニーズを治療として取り上げた例もある．Hopperら（1998）は，ある場面に必然的な反応を訓練する「場面特定的訓練（situation-specific training）」を用いて，緊急事態でのコミュニケーションに焦点をあてた訓練を行った．一般的な訓練は，さまざまな場面に応用できる全体的な機能改善を目指すものが多いが，場面特定的訓練は，ある場面に特有な反応を確立させるものである．著者らは，発話が主に単語レベルであるブローカ失語2例に，緊急事態のカラー写真（プールで溺れる，火事，交通事故など）を呈示し，誰がいるか，何が起こっているか，どこで起こっているか，を述べるよう求め，徐々に"誰，何，どこ"の枠組みで発話する方法の訓練を行った．結果，10セッションで改善がみられ，4週間後にも維持され

ていたとしている．また，2例の般化に違いがみられたことから，治療プランにおける言語障害の特徴の把握と，般化の関係の重要性について言及している．

　このような限られた場面でのコミュニケーション訓練が提案される背景には，リハビリテーションの時間の制限や，明らかな訓練効果を要求される米国の社会情勢の影響もあろう．しかしそれだけでなく，日常生活で必ず遭遇する社会的場面があり，求められるコミュニケーション能力も限定されているなら，シュミレーションとしての繰り返しが，実際場面に有効な場合があると考えられる．

　上記2つの研究にみられるような訓練形態は，個別的な事情やニーズと関連することからも一般化されにくく，報告例としては多くないが，多くのSTは個々に工夫をこらし，これらに近い援助を行っているのではないだろうか．いずれにしても，実際のコミュニケーションの様子とニーズを知った上で，生活に有効な訓練につなげていくことが大切である．

4．今後の展望—STとしてのプログラムの工夫と，訪問STへの期待

　回復してきたやり取りの能力を，実際の社会で実用化していくことが，患者のコミュニケーション能力をさらに向上させる．しかし，だからといって実践トレーニングと称し，患者の個別性に沿った準備や配慮もなく，ただ社会参加を押し進めるだけでは，患者は不必要な失敗経験や，障害を理解しない対応をされることで，却って自己否定感を強めることにもなるだろう．中村（2000），中村ら（2003）は，失語症者の心理—社会的側面の問題は多岐にわたるので，効果的な活動プログラムが個別に異なること，さらにこの問題はSTの配慮ある援助の中で，ゆっくりと自己の再統合・再社会化がなされつつ改善されていくことを強調している．また佐藤（2001）も，機能的なコミュニケーション能力を伸ばすためには，言語の機能回復訓練とは別の働きかけが必要であり，能動的な言語行為が引き出されるような環境設定や，心理－社会的側面へのアプローチが重要であると述べている．このように，失語症者が自分なりのコミュニケーションを取り戻していけるような，STの援助の過程が大切であると考える．

　実際の生活場面は，訓練室とは異なり多様な刺激と文脈，相手に統制がきかず，これを訓練として有効に活用するための条件は整理されていない．コミュニケーションはやり取りであり，双方の協力で成立するものだが，実際には失語症者側に努力，苦痛を強いる状況が多い．したがって，実際の生活場面を訓練に導入するのであれば，訓練目標に適した社会場面とコミュニケーション相手を選ぶなど，患者に沿ったプログラムのもとで行うことが必要である．

　また，コミュニケーション相手への協力の要請は，多くの患者が使用しやすいストラテジーであるが，言語障害に対する社会の認知度が高くないために，患者に有効な協力が理解されにくいことも多い．そこで，社会が協力，援助しやすいように患者側が工夫することも必要である．例えば，ゆっくりめに話してほしい，漢字で書いてほしい，などの援助の方法を記したものを携帯

するのも，工夫の一つであろう．STとの訓練を通して，患者自身が自分に有効な援助方法を他者に伝えられるようになることが大切である．そもそもコミュニケーションはお互いの参加，協力で成り立つもので，そのためには相手側がどう協力すればよいかを患者側から呈示していくべきであると，患者自身が感じられるように，援助していくことが望まれる．

今までは，このような生活場面を利用しての実用的訓練は，病院での限られた言語訓練状況では実施されにくい現実があった．しかし，2004年よりSTにも訪問リハビリテーションが認められ，今後は地域に密着した訪問STの活動の広がりが予想される．訪問という形であれば，患者の実際のコミュニケーション状況を把握した上で，QOL向上への援助が可能となってくるだろう．

病院で一通りの実用的訓練がなされていても，ことばの不自由さからつい家に閉じこもりがちになれば，家族以外とのコミュニケーションの機会は減少する．残存機能を駆使した自分なりのコミュニケーションを実践する機会も，能動的なコミュニケーションを引き出せるような環境が乏しい中で，患者や家族もどうすればよいかわからないままに，例えば訓練的に見える音読や名前の練習などを繰り返してみても，機能的コミュニケーション能力の促進にはつながりにくいであろう．

しかし今後，STが訪問することで，患者の言語機能や家庭でのコミュニケーション状況だけでなく，患者の心理—社会的側面の適切な観察・評価も可能となる．そうすれば患者と家族のニーズを鑑み，生活上の場面をうまく利用した，コミュニケーション能力の向上のためのより現実的な指導を行うことができるだろう．訪問STは家族指導を含め，本来の家庭でのコミュニケーション活動の促進に大きな役割を果たすものと期待される．

〈小島真奈美〉

文　献

Davidson B, et al : Identifying the communication activities of older people with aphasia : Evidence from naturalistic observation. Aphasiology 17 : 243-264, 2003.

Holland AL : Observing functional communication of aphasic adults. J of Speech and Hearing Disorders 47 : 50-56, 1982.

Hopper T, Holland A : Situation-specific training for adults with aphasia : an example. Aphasiology 12 : 933-944, 1998.

Lyon JG : Treating Real-Life Functionality in a Couple Coping With Severe Aphasia. In N Helm-Estabrooks and A Holland (Ed.), Approaches to the treatment of aphasia. Singular Publishing Group, San Diego, 1998.

森岡悦子：失語症者の実用的言語力の向上に関与する因子の検討—特に言語的活動に注目して—．音声言語医学37：401-412, 1996.

中村やす：地域福祉センターにおけるSTによる多面的援助の実際：失語症者の在宅生活を支える地域リハビリテーション．聴能言語学研究17：102-108, 2000.

中村やす，他：失語症者の心理・社会的側面の改善を目的としたグループ訓練．高次脳機能研究23：261-271, 2003.
佐藤ひとみ：臨床失語症学─言語聴覚士のための理論と実践─．医学書院, 2001.

症例 Ⅲ-7　買物随行を機にコミュニケーション自立に向かった単身ブローカ失語例

症　例　KF，男性．35歳．右利き．中学卒．調理師．
原因疾患・発症後経過月数　脳出血．1年経過．
損傷部位　左前頭，側頭，頭頂葉にわたる皮質・皮質下の広範な損傷．
神経学的所見　右片麻痺．口腔顔面失行．
全体的言語症状　初検時，理解面は，口頭命令・書字命令を除いてほぼ良好であったが，表出面に重度の障害が見られ，会話は1語での受け答え程度であった．週2回30分ずつの言語訓練を1年間実施した結果，話す項目と，復唱，音読に中程度の改善が見られた（**図1**，発症後1年7カ月の成績）．しかし，老人病院の単調な生活の中で，自発性なく当時の付添婦に依存し，日常の会話は生理的なこと以外は，依然として受け答えに留まっていた．
失語タイプ・重症度　ブローカ失語，中等度（入院時は重度）．
他の認知・行動面の特徴　自発性の低下が著明で全体に反応が遅く，精神活動低下と考えられる．
訓練目標　自由会話によって生活に即した話題を取り入れ，意欲を引き出す．
訓練対象・訓練仮説　SLTA上で改善が見られてもそれが日常生活に般化しにくい場合，患者を取り巻く生活環境と人間関係を顧みて，STとして必要な介入を行うことが望ましい．

　本例は，単身者で引き取る家族がなく，老人病院に長期入院しているという事情がある．周りの多くの患者は高齢で寝たきりに近く，生活は付添婦の介助に依存しており，6人部屋でも患者どうしの会話はほとんど聞かれない．刺激不足で感情の起伏も起こらない．このような環境で中年の男性が自分らしく生きるためには，その個性にきちんと向き合い，ことば以前の人間としての欲求を引き出すことから始めなければならないと考えた．

訓練方法　毎回，自由会話の時間をとって日付と天気を確認しつつ，季節や年中行事の話題を提示し，身体の調子をたずねるようにした．また，話題に応じて，季節の食べ物の写真が載ったチラシなどを用意した．

　本例は，病状が安定してからは，正月と夏には兄の家に数日外泊するのが慣わしとなったため，前々から予定を聞き出して楽しみにするように誘導しつつ，会話を引き出した．

　症例の反応に対しては傾聴と確認を行い，話すことを楽しんでもらえるようにつとめた．とはいえ，入院生活自体に話題性を求めることはできないので，本例にとって真に迫った実用的なコミュニケーションを引き出すには，今何を望み，これからどうしたいのか，本人の欲求を問うことから始める必要があった．このように深いレベルでの人格的対話を目指すと，それはおのずから現在の生活を変化させることへと，エネルギーが向かう結果になることは想像に難くない．また，対等な対話である以上，STが方針を立ててそれに患者を乗せるといった通常の訓練とは異なってくる．そういった意味で，ここでは，症例に誠実に対応した結果，動いて出てきた事柄を

受け止め，STが何らかの操作を加えたものを振り返って方法として抽出し，以下に列挙する．

①日常の欲求表出：食べ物とテレビ番組について，本人の思考・興味を聞きだす機会を持った．

②屋外訓練：小遣いは月にいくら使ってよいかキーパーソンである兄に相談した上で，街へ一緒に買物に行くことを提案した．

③外部との接触：友人から葉書が来たのを知り，どういう関係の人かを話題にして，返事を書くことを提案した．

④転院の相談：本人の希望を聞きだして，医療ソーシャルワーカーに伝え，病院探しの資料とした．

結　果　当訓練を開始して1年間を振り返ると，通常の訓練は文レベルに入っていたことも相俟って，自由会話の中で自発的にSTに話しかける行動が見られるようになった．話の内容を整理して出現した話題を早い順に見ると，季節や年中行事，要求や身体上の訴え，外泊，買物，生活上の出来事と続いた．具体的な反応とコミュニケーション生活の変化を，訓練方法で設定した項目別に，また転院後のフォローも含めて以下にまとめる．

①日常の欲求表出：日常の話題では，食べ物やテレビ番組についてのことが最も多く表出された．自発話は要求と結びついて表出されることが多かったが，最初の要求は，公衆電話の所に置いてあった弁当屋のチラシを持って来て，当時2千円の幕の内弁当を取りたいと言ってきたことである．本例は元調理師であり，食べることには格別な思いがあった．真剣に望むので，名前，住所，注文の品，届ける時間などを列挙して電話で話すための練習を行った．しかし，贅沢とい

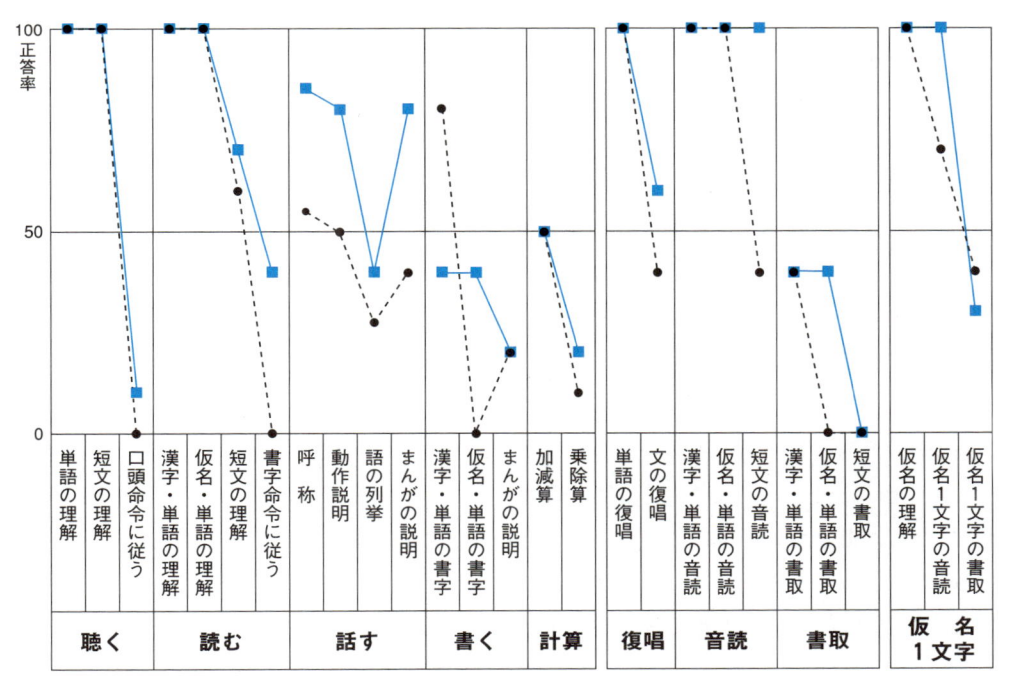

図1　症例KFのSLTAプロフィール
・・・●・・・発症後1年7カ月　　━■━発症後7年10カ月

う理由で付添婦に反対されて簡単に諦めてしまったため，STはその不甲斐なさを指摘したが，環境や立場上，付添婦に逆らえない雰囲気があったのであろう．その後，彼はSTに向けて要求を出すようになっていった．

　テレビについて新聞の番組表を見せながら，どんな番組に興味があるか，よく見る番組についてその内容をたずねるうちに，テレビを漠然とつけているのでなく，好きな番組を自覚的に選んで見るような態度が形成されていった．

　②屋外訓練：テレビ番組についての会話が進む中で，テレビ番組を2週間分まとめて載せてある雑誌があることに話が及び，本例はそれを欲しがるようになった．そこで，訓練時間を使って近くのコンビニまで買物に行くことを提案し，医師の許可を得てSTが買物に随行することにした．買物へは，テレビ番組の雑誌が発行される日にあわせて2週間に一度の割で行ったが，本例は，買物で街に出ることをこよなく楽しみにした．テレビ番組関係の雑誌は2種類出ていたが，そのうちの一冊を選び，自分で財布からお金を出して払い，領収書をもらった．買物に慣れると，次に男性週刊誌を追加して買うようになった．コンビニは同程度の距離に2軒あり，その時の気分で選んで行った．「今度，先生とぜひぜひコーヒーを」などと，誘いのことばも表出された．本例は，生活保護者であるため，病院に帰ってから領収書を決められたノートに貼り付ける必要があり，徐々にこの作業を付添婦の協力を得て行うようになった．

　③外部との接触：葉書をくれた人は，学校時代の友人であり，本例の気持ちをきき出すと，その友人に見舞いに来てほしいとのことであった．それを伝えるには，葉書の返事を書くしか方法がなかったが，本例には重篤な書字障害があり，それまでの訓練で簡単な漢字単語の書字訓練を行ったものの，効果は定着しなかった．そこで，時間をかけて友人に伝えたいことを聞き出し，それをSTが文章化して写字にて葉書を書くようにした．

　買物訓練が定期化して半年後には年末となり，正月の外泊を控えて近くの親戚に手土産を用意したいと言い出したため，行きつけのコンビニで菓子を買った．そして，外泊から帰ると，親戚に礼状を出した．これは，正月をどのように過ごしたか，親戚はどこに住んでいるのかなど，経験したことを話す中で，お礼の手紙を書きたいという気持ちが芽生えたのであった．こうして外泊，買物，手紙といった要求は互いに関連するようになっていった．またその後，知人の出産を手紙で知って祝いの品を買いたいと言うなど，これら3つの要求を核に外界との人間関係が広がった．

　このほか，院内でも症例の生活の姿勢には変化があり，他者に働きかけようとする意欲が出てきた．たとえば，付添婦には年1回の長い休暇があったが，痙攣への不安から休暇の後もそれまで世話になった慣れた人を付けてほしい，と自ら婦長に依頼するなど，自分の意見を主張する態度が見られるようになった．

　④転院の相談：転院を促されると，彼は生活が変わることに不安を覚え，今までのように買物に行けるのか，STに相談があった．決まったテレビ番組の雑誌と男性週刊誌とを買いたいと強く主張したので，医療ソーシャルワーカーに直接相談するよう，手はずを整えた．彼は，転院先は買物に行かせてくれる所をとの条件をつけ，ソーシャルワーカーもその線で生活上の自由を重

んじる所を探してくれ，6年間の当院での生活は終了となった．

⑤転院後の生活：彼は希望通りの病院に転院し，その10カ月後に同系列の地方の施設に入所した．筆者は，フォローのためこれらの施設を一度ずつ訪問したところ，当院で行った実用的な訓練が生活の場で実っているのを確認できた．転院先では，患者の自治によって日曜日に喫茶店が開かれ，「何でも屋」が来て店を出し，行事の際には地域の施設を招待し合う．施設では，利用者の自主性が重んじられる中，彼は1人で電車に乗ってデパートに行き，外食をし，郵便局でお金の出し入れをして出納帳をつけるに至った．ここでも地域の学校や教会との交流がある．

施設入所半年後に，そこを訪ねてSLTA再検査を行ったところ，話す側面がさらに改善し，音読は満点になり，訓練しなかった仮名単語の書字が一部可能となった（**図1**）．

彼は転院先からも施設からも手紙をくれて今日に至っている．手紙の内容は，最初は行事のプログラムや台所に貼ってあった料理のレシピの写字とカットの模写，およびプレゼントした「手紙の書き方文例集」から，必ずしも季節が適切でない引用で占められていた．

発症後11年までは，意味不明の文が含まれていたが，その後仮名の濁点が省略される程度で内容はわかるものとなり，12年後に初めてこちらの書いた内容を受けた返事が書けるようになり，13年後になると地元を取材した新聞記事を同封して観光案内代わりに紹介してくることもあった．17年後からは，仮名の誤りは消失した．

考 察　自由会話により，生活に即した要求を引き出して強化したところ，自発話が要求と結びついて表出され，精神活動が賦活された．具体的には，買物随行，手紙文の作成などの実用的訓練を行った結果，要求のカテゴリー間にネットワークができ，親戚，友人など院外の人たちとも関係が深まった．こうした経験が自由と社会交流のある次の施設で生かされ，行動範囲も広がり，金銭管理も含めてより自立した生活が達成されていった．そして，発症8年後にもSLTAの成績が向上し，入院時はブローカ失語重度であったにもかかわらず，仮名書字が長期間を経て可能となった．これは，毎日施設で行われる音楽療法で歌を歌い，本人が歌詞を丹念に写字練習したため，1音節1文字対応が身に付いたものと考えられる．

本例は，失語症者にとって，環境の影響が重要であることを考えさせられた例である．単身者で自立生活が困難であったため，老人病院で6年間過ごすこととなったが，刺激の少ない環境に流されないように，本人の人格を尊重し，わずかなことばを傾聴しつつ，その人らしい要求を引き出した結果，自発性，個性が現れてコミュニケーション能力とQOLに著明な高まりを見た．その経験から本人も自分自身を発見したと思われる．なぜならば，最初はST主導で買物や手紙を訓練として行ったが，後に本人がそれを生活に取り入れ，生活の場が変わってもさらに獲得した能力と習慣を発展させていったからである．現在では，全く対等な関係で文通を続けている．

（今村恵津子）

文　献

今村恵津子：一単身失語症者の長期経過．第15回日本失語症学会総会プログラム・講演抄録：93, 1991．

症例 III-8　コミュニケーションの実用化と復職準備としての自助グループ活動

症　例　MN, 51歳. 男性. 右利き. 高校卒. 会社員.
原因疾患・発症後経過月数　脳梗塞, 発症後1年.
損傷部位　左中大脳動脈領域（左側頭〜頭頂葉, 左被殻）.
神経学的所見　特になし.
全体的言語症状　語音認知, 聴覚的理解の低下がみられ, やや長い文で困難となる. 簡単な日常会話は細部を聞き落とすが, 概ね理解される. 発話は流暢で, 喚語困難や意味性錯語はあるが, 簡単な情報は伝えられる. 文字言語面は中等度に障害されていたが, 音声言語面の低下の補助としてはある程度有効であった. 症例は訓練で提示されたさまざまな方略を積極的に取り入れ, グループ訓練や実際のコミュニケーションに使用していた.
失語タイプ・重症度　ウェルニッケ失語, 中等度.
他の認知・行動面の特徴　観念運動失行（軽度）.
支援の背景　MNは, グループ訓練の前後にグループのメンバーや家族と自発的にことばを交わしており, その様子からは, 生来の友好的, 世話好きな人柄が推測された. したがって, その性格傾向をさらに自由に発揮できる場があれば, 訓練の制約を超えたさまざまなコミュニケーションが広がると思われた. その社会的関係の中で, 病前のようにリーダー的に活動を引っ張っていくことは, MNの障害への対処や適応を促進すると思われ, 加えてMNが自己アイデンティティーを確認することにもなり, 復職前の心理的準備として有効であると考えた.
支援目標　同障者とのグループ活動を行う中で, コミュニケーションの幅を広げるとともに, 復職に向けての社会的, 心理的側面の準備をする.
支援内容　グループ訓練の後に, メンバー達と自由な会話, 交流時間をもつことをMNに勧め, 合わせて参加に消極的なメンバーを誘うことや, 歩行が大変な患者への配慮をお願いした. 施設内の食堂を利用し, この集まりが毎週のものとして定着するまではSTも時に顔を出して, 参加者間で盛り上がるような話題を適度に提供するなど, 楽しい交流時間となるようにした. ここでMNには, メンバーの飲み物のオーダーや会計の取りまとめを頼み, 会がしばらく続いてきたあたりで, メンバーの住所録の作成, 配布を提案した. その後も, 新しい参加者候補やその家族がいる場合はまずMNに紹介し, MNが今までの集まりの様子を説明したり, 他のメンバーへ引き合わせたりするように持っていった. また, 時には集まりを普通の店に変更したり, いっしょにどこかへ出かける, メンバーを募ってマージャンをする, など, 場所や集合時間をメンバーである程度話し合って決めなければならない活動を提案していった.
経　過　MNは, 喚語に時間を要したり意味性錯語を修正しながらでも, 人と多く話すことが訓練になると考えており, STの提案当初から他の失語症者との語らいの場への参加は積極的であ

った．身体障害がないことからも，杖歩行の患者に対しては椅子の介助などを進んで行い，集まりが存続するよう他の患者に声をかけ，その他STからのさまざまな依頼にも快く応えてくれた．MNは自然にその会の世話役的存在となり，患者や家族からも感謝されることが増えていった．メンバーの言語症状はさまざまであったが，MNはまず自らの聴き取りの低下や，文字で示されれば理解が容易となることを他の患者，家族に説明し，逆に相手の症状や，どうすればわかりやすいかについてもよく尋ねていた．そのため，失語症者だけでなくその家族とも話す機会が多く，グループ訓練より長い時間をその会で過ごすようになった．MNの会での活動は，STが提案したもの以外にも，食事会の計画やメンバー宅への訪問など，徐々に範囲が広がっていった．その後，復職したため平日の会への参加が困難になると，MNは何人かの失語症者に声をかけ，自分が出席できる土曜日の失語症の会を新しく立ち上げた．

考　察　実用的コミュニケーション訓練は個別やグループでも実施されるが，日常コミュニケーション場面での文脈の幅広さやコミュニケーション相手の多様性に比較すると，訓練でのコミュニケーション状況はかなり統制されたものになっている．したがって，本症例で紹介したような実際の社会的環境でのやりとりの経験は，現実場面への適応方略の獲得に有効と考えられる．しかし実際には，健常者らの言語コミュニケーションは進行が早く，その中で失語症者が示すことばの受容－表出のつまづきは，ちょっとしたものでも必要以上に目だってしまう．これは，患者が自分なりのコミュニケーションを実践し，またそれが病前通りでなくても受容していかなければならない場としては，非常に緊張が高い．失語症の出現により，他者との関わりのもち方が微

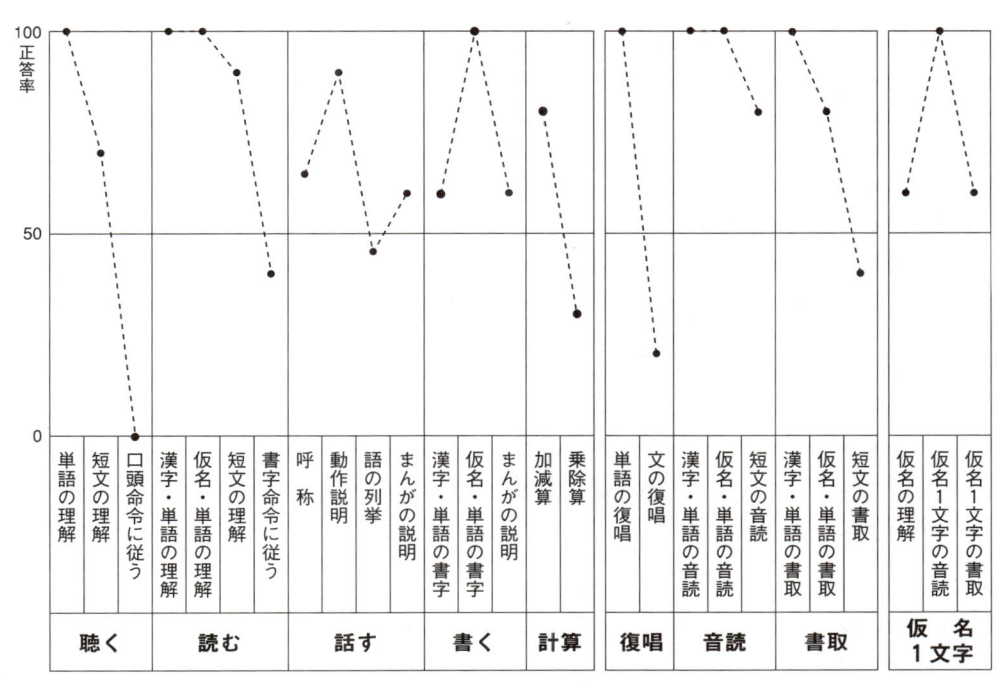

図1　症例MNのSLTAプロフィール

---●--- 発症後12カ月

妙に変化したことに対し，患者自身に否定的な心理的反応がある場合はなおさらである．その点，同じ事情を抱えた患者会であれば，患者同士で「今のはわからない」「ちょっと待って」という調整が気軽にでき，不必要な焦りや劣等感などは感じずにすむだろう．そして，不自由ながらもコミュニケーション本来のやり取りの楽しさを徐々に取り戻し，自分なりのコミュニケーションを実践しやすくなると思われる．南雲（2002）は，障害者の自助グループは自己アイデンティティーの回復や再形成に大きな意味を持つと述べ，新たな社会参加への拠点としての役割を担うとしている．自助グループのもつ心理的支援機能として，同障者との結びつき，孤立感の軽減といったことが強調されているが，MNにとっての今回の会はそのこと以上に，文字通り，新たな社会参加のためのコミュニケーション実践の場として機能したように思われる．

　今回のような，まだ訓練中の中等度患者の集りでは，既存の失語症友の会のメンバーに加わるのとは異なり，すすんで参加者を援助してくれる会の世話役や通訳的な助けもない．そのため，会を引っ張っていくリーダー的役割を自然にMNに誘導でき，MNにとっても今回の場は，生来の世話好きな人柄を発揮しやすい環境であったと考えられる．中心となって会をすすめていくには，ただ交流を楽しむだけでなく，時には正確な情報のやりとりや，その会話内容の取りまとめも要求される．このような時，MNは相手の発話を部分的に書き取って正誤を確認するなど，補助的手法を利用しながらうまく役割を果たしており，結果としてさまざまな形式，内容のコミュニケーションが実践できていた．

　さらに，今回の会がMNにとってうまく機能した別の要因として，健常者の適度な参加が挙げられる．訓練に付き添い，そのまま本会にも流れてきた家族の多くは，失語症を漸く理解し始めた段階であり，未だ戸惑いも多い．そのため他の失語症者とのコミュニケーションには全く不慣れで，スタッフほど失語症者のことばを援助したやりとりはできず，その点では一般の健常者と変わりはない．しかし自らも失語症者と暮らす当事者であり，一般社会の人々よりもずっと失語症者のことばの誤りに対し受容的で，失語症者との会話をソフトに進行できる．また，家族は失語症についての情報を欲しており，MNのような失語症者本人の話には興味を示す．これら全てがMNの会話練習の相手としての好条件であった．家族に対し，MNは自分のことばの難しさや補助的手法を何とか説明し，健常者に障害理解を促す機会を繰り返しもつことができたが，これらは家族の側にも重要な情報であった．このようにお互いに対等に会話に参加しながら，MNは自分のコミュニケーションのために必要なことを確認していったように見受けられた．こういった家族の存在もあって，本会は，援助が得られやすい訓練環境と，援助なしの実際の社会的環境の中間に位置づけられ，これを言語の実用化訓練の場として活用するには適切なコミュニケーション環境となったと思われる．

　その他にも，積極的に他者との交流に臨むMNのパーソナリティーや，さらに自助グループを訓練施設内で実施したためにつぎつぎと参加者を確保しやすかったことなど，このような集まりを実用化訓練の場として有効に活用できるための良い条件がそろった例であったと考える．

　MNはこの会で，コミュニケーションの障害がありながらも新しい仲間との関係を作り出し，その集団での活動を切り盛りした．このことは，コミュニケーションの訓練的意味があっただけ

でなく，MNの復職前の心理的準備に役立ったと思われる．MNの復職は，その聴覚的理解の低下から，もとの職務や立場とはかなり異なる，主に体を使う部署への配置転換で実現され，さまざまな内面的葛藤も容易に予測された．失語症者は多かれ少なかれ似た状況にあるが，患者が自己アイデンティティーを再形成していくためには，失語症をもちつつもその人柄やその人らしさが十分に発揮できる場を経験していくことが望まれる．言語の障害のみに捉われがちな患者やその家族にとっては，未だ失われてはいないものについて明確に認識できることが必要であり，これはその後の障害の受け止め方にも大きく影響する．MNの妻は夫の言語障害に悲観的であったが，本会でのMNの様子を見て，「人に好かれる部分だけは前と変わらない」との感想を持てたのも，現在の夫の状態を客観的に捉えなおす一つの要因を提供できたと思われた．

　患者や家族同士の交流の機会を持つことや失語症友の会の重要性は，多くのSTが感じていることである．既存の友の会への参加の他，もしグループ訓練で居合わせた仲間で会が立ち上げられる条件がそろえば，そこにはまた，援助される側だけに徹することができないという別のメリットもある．すなわち，食堂でのオーダーや簡単な約束ごとの取り決めにも，患者同士のいくらかの協力が必要となり，患者によっては自らの言語機能をフルに使用しなければならなくなるだろう．協力する中で相手の言語障害を知っていくことは，自らの障害の客観的評価にもつながっていく．また，援助される側とする側が区別されず，それぞれがその場に応じてどちらの側にもなるような仲間での人間関係が築かれていけば，時にはそこは，緊張の高いコミュニケーション状況とは対照的に，患者同士でことばの失敗を笑い合えるような，我々には踏み込めない独特の空間となることもある．STとしてもこのような患者会からは学ぶことが多い．

　言語リハビリテーションは訓練室では終わらない．患者にとって最も良い形での交流の機会を提供し，実用化訓練，社会適応への摸索，社会的，心理的側面へのアプローチなどさまざまな機能が果たせるよう，STの工夫が求められる．

（小島真奈美）

文　献

南雲直二：社会受容―障害受容の本質．荘道社, 2002.

症例 III-9　隣人を射程に入れた最重度者・2人部屋でのコミュニケーション訓練

症例1　TT，86歳．女性．右利き．学歴不明．主婦．

原因疾患・発症後経過月数　脳梗塞．発症後2週間から5カ月かかわった後，発熱のため2カ月中止．8カ月経過時点で，当訓練を開始．

損傷部位　左側頭葉〜頭頂葉，中心前回にかけて梗塞巣．

神経学的所見　右不全麻痺．

全体的言語症状　当訓練開始時，発語は「あー，おー」のみ．身の回りのことで簡単な話しかけは理解して表情を動かし，指示すれば話題にしたものへ視線を向けたり取ってくれたりした．yes-no反応は首振りや手振りで行うが，必ずしも確実ではなかった．絵の1/2選択では右無視が顕著で，課題的なことは困難であった．ベッドサイドでの働きかけを続けるうちに，「おはよう」をはじめ，数語の復唱が可能となった．ベッド上座位が取れないため，詳しい検査は，実施不能．問題点としては，自発的に他者に働きかけるようなコミュニケーション行動が見られなかったことである．

失語タイプ・重症度　失語症（分類不能）．重度．

他の認知・行動面の特徴　寝たきりで体力も低下．右半側空間無視．簡単なジェスチャーの模倣は可能．精神活動低下．

症例2　CS，69歳．女性．右利き．学歴不明．主婦．

原因疾患　アルツハイマー病，10年経過．脳梗塞，1年9カ月経過．

損傷部位　脳萎縮が著明．右中大脳動脈領域に梗塞巣．

神経学的所見　左不全麻痺．

全体的言語症状　発声・発語とも全くなし．表情もなく，身の回りの話題に視線移動も見られないことから，理解力もほとんどないと考えられた．

失語タイプ・重症度　アルツハイマー由来の言語障害が進行し，重度．

他の認知・行動面の特徴　寝たきりであるが，アイ・コンタクトは可能であった．精神活動低下．

訓練目標　症例1の訓練再開時には，症例2が2人部屋の同室に移って来ていた．両者の家族が毎日ほぼ同時刻に訪れ，互いの関係も良いことから，2人に対して共通の働きかけをすることを考案した．雰囲気が良く，開かれた環境の中で他者を意識することにより，かかわりを広げるとともにコミュニケーション・チャンネルを広げて，反応を引き出し，QOLの向上を図る．

訓練対象・訓練仮説　高齢で脳障害があり，精神活動が低下した患者では，部屋の様子がどうで，隣にどんな患者がいるのかも，目を向けるように促さない限り十分認識していない．そこで，今ある環境をコミュニケーションの専門家としての観点からうまく利用して，最大限のものを引き

出そうとした．そのためには，2人の患者にかかわる人間関係を大切にし，その相互関係の中で互いに良い影響を及ぼし合えるように，STは患者と家族のいる空間にごく自然に入っていき，その場の雰囲気にしたがいつつコミュニケーションのモデルを示すようにする．いわば，STが「今・ここ」の状況を読み取って反応することにより，コミュニケーションをリードするのである．

訓練方法 材料は，この部屋で起こっていることとして，人の出入り，出入りする人との関係，話題となる出来事，季節感，窓外の様子など，「今・ここ」で経験することすべてである．また病室に飾ってある小物，うちわ，写真，手鏡など，患者がさわれる物も教材となる．STがこれらの対象物，出来事，人間関係，自然環境などを言語化して，2人の患者の間で共有する．

人的資源としてキーパーソンである症例1の長男，症例2の夫，付添婦（当時，現在の介護職に当たる仕事をする者が家政婦会から派遣されていた）との協力関係を軸に，STが2症例に対して共通の話題で，それぞれに対し入力可能なモダリティーを使って働きかけた．具体的には，家族の持ってきた花を見つけて2人の顔の近くまで持っていき，匂いを嗅げるようにする，前日にあったことを付添婦から聞いて記憶を呼び起こす，居合わせた医師や看護師のしていることを言語化して説明する，シーツを届ける営繕の人やヤクルトの配達人に注目を促しながら「ありがとう」を言うように導く，窓から入る風に季節感を，バスの音に街並みの様子を語るなどである．このように，STがまず状況の文脈を読み取り，「今・ここ」で起こっていることを見出して，それに反応することから始め，患者，家族，付添婦が同じ話題で反応するのを待つ．そして，STはまた自然な態度でもって反応を返していく．

結　果 当訓練は症例2の死亡時まで4カ月間行った．両者に共通して出現した反応は，表情・態度の変化，視線移動，動作表出であった．

人とのかかわりの様相を整理したところ，次の3種類の関係に分類された．

①**STと一対一の関係**：動作として単独で行う性質のもの，あるいは2人に対して働きかけても隣の患者との接点を持たず，個別にSTに対して反応したもの．

②**隣人と共なる関係**：隣の患者とのかかわりを含んだ言語行動．

③**第三者を交えた関係**：家族，付添婦，他のスタッフとのかかわりを含んだ言語行動．

同じ空間で共有される出来事は，実際には一定の状況文脈において，一連の流れを持った反応として生起する．たとえば，手鏡を見ることを共通のテーマとして，STが手鏡を見せながらイヒヒ，ウフフと言うと症例1が笑い，症例2が一瞬注目して不随意運動のヒョレアが止まったというのが，STと一対一の関係で表情・態度の変化，持ち主のないその手鏡を，症例2が欲しがらなかったので，症例1に対して「Sさん欲しくなさそうだからTさん，もらっちゃおうか」と言うと笑ったというのが隣人と共なる関係で表情・態度の変化，「おばさんに拭いてもらうから渡して」と言われて，症例1が付添婦に手鏡を返したのが第三者を交えた関係で動作表出である．これらの関係別，種類別に生起した反応の延べ数を**表1**に記した．

次に，症例ごとに引き出された反応をまとめて記述する．

症例1は，表情・態度の変化については，3種類の関係で満遍なく表出された．

視線移動は，隣人と共なる関係でもっぱら活発になり，その結果としてさらに表情が豊かにな

っていった．たとえば，隣の壁際に吊るしたリボン製の金魚が逆さになっているのを見せられて笑い，隣の患者に導入した波型のマットレスを見せてその効能を説明すると，関心を持ってよく聴くといった態度が見られ

表1　人とのかかわりにおける2症例の反応数の比較（関係別，種類別）

		表情・態度の変化	視線移動	動作表出
症例1	STと一対一の関係	4	0	5
	隣人と共なる関係	4	8	7
	第三者を交えた関係	2	0	10
症例2	STと一対一の関係	7	4	4
	隣人と共なる関係	0	0	0
	第三者を交えた関係	4	1	1

た．このように隣人とその持ち物に注意を促したとき，頻繁に視線移動が起こったほか，STが隣の患者に話しかけていて自分のことが話題になると，目を動かすことがあった．

　反応の種類では，動作表出の出現数が最も多かった．たとえばSTと一対一の関係では，ベッドを起こした姿勢でうちわを使う，枕カバーをたたむ，寝巻きの袖を下ろす，ボールを投げるなどを，それぞれの状況の中で指示にしたがって行った．隣人と共なる関係では，彼女と介助紐の引っ張りっこ，隣人と自分のネームプレートを弁別して取ること，両者の持つすべてのうちわを見せられて一番好きな絵を選ぶこと，どちらの点滴が早く終わるか判断して指さしで答えることなどが観察された．

　動作表出は，第三者を交えた関係で最も顕著であった．看護師をうちわで扇いであげる，息子の持ってきた果物2種の中から昼食時に食べるものを選ぶ，趣味であった句誌の最新号を渡されて見る，たたんだ枕カバーを付添婦に渡す，隣人が血圧を測ってもらっているのを見せられて袖をまくり上げる，個展の絵葉書を絵描きである息子から預かってSTと隣人の夫に渡すなど，種々の動作がSTおよび関わる人たちのことばかけに応じて出現した．

　また，これら単発的な行動のみならず，種々の反応がつながって表出される場面も観察された．印象的な出来事としては，症例2夫妻の写っている写真を見せられ，その女性が隣人だと教えられて目を見開いて驚き（表情・態度の変化），男性の方は誰なのかと訊かれて写真と人物を指さしで同定することができ（動作表出），皆からの拍手を受けて喜び（表情・態度の変化），写真を隣人の夫に返す（動作表出）といった一連の反応が見られた．

　症例2はSTと一対一の関係で最も多くの反応が得られ，種類としては表情・態度の変化が顕著であった．すなわち立て膝をした上からボールを転がすと笑う，手を取ってリズムを取りながら歌うと喜ぶ，うちわで扇いであげると笑みを浮かべる，名を呼ぶと大きく口を開けるなどである．

　視線移動では，膝からボールが滑り落ちるのを見る，目の前で鏡を動かすと追視する，付添婦が扇いであげるとそちらを見るなどが観察された．

　動作表出では，症例1の息子からもらったカレンダーを見せると手に取る，おなかの上に落とした寝巻きの紐をさわるなどが観察された．

　隣人との関係に当たる反応は見られなかったが，第三者との関係の中で何らかの認識がなされていたことが推察される．すなわち，看護師が症例1のところに来て歌を歌い，付添婦がそれを見守っていると落ち着かなくなる，夫婦で写っている写真を症例1に見せたとき，全体の雰囲気の中で涙ぐむ，隣の患者に複数の者が働きかけていると足の不随意運動が激しくなったり，ふく

れっ面をするなど，表情・態度の変化が見られたからである．周りで話している人の顔を交互に見るといった視線移動，複数の者が症例1にかかりきりのとき，離れたところにいるSTに目で合図を送って注目を求めるような動作表出も見られた．本例は，STとの関係で最も多くの反応が引き出されたものの，第三者との関係でもって初めて嫉妬の感情が表出されたことがわかる．

　当訓練終了時のコミュニケーション能力は，症例1は，対人認知を通して視線移動が迅速になり，視空間の無視が解消し，yes-no反応と指さしがより確実になった．症例2は，人に対して視線を向けることが多くなり，表情に多少の変化が出てきた．

考　察　当訓練は，2人部屋という環境で，2人の患者を中心に互いに他の患者と部屋に出入りするすべての人を対象として日常的な人間関係を作ったことで，一対一の個人訓練とは質的に異なるコミュニケーション行動を引き出した．すなわち，そこで起こるあらゆることが現実的で意味のあるものとなるように，その時々で共通のテーマをもって各人の能力に合わせたかかわりを行ったことにより，自然な感情の交流が生起した．

　症例1は，対人認知と結びつけて隣人の持ち物を提示すると，当訓練を行う以前と比べて反応が迅速かつ正確になり，離れたところへも視線移動が可能となった．それは，隣人を意識することによって視空間が広がったためと考えられる．寝たきりで常に受身であった状態から，物の授受や人をうちわで扇ぐといったサービスや役割行動も，STの援助で可能となった．隣の患者の血圧測定を見て袖まくりをしたことも同様に，隣人を意識することによって，自分の行動を調節したことになる．

　症例2は，当訓練開始時に言語能力・非言語能力とも重篤に障害され，何らかの学習が成立するレベルではなかったが，隣人と互いを取り巻く人々を意識化するような働きかけによって，人間としての感情が十分に引き出された．物を介在にした働きかけへの反応は乏しく，視線移動は，物よりも人に対して活発であり，個人的に関わることで笑顔が何回か引き出された．さらに彼女は話者に交互に注目し，隣人に複数の者がかかりきりのときはSTに目を向けるなど，感情表出が第三者とSTの存在によって方向づけられた．

　両者のこれらの反応は，互いが他の存在と共存しつつ，関わるすべての人々との関係において形成されたものである．当訓練の内容は，多かれ少なかれ愛情ある家族が行っていることでもあるが，各患者が最低限何ができるかを明らかにし，最も適切な刺激の入れ方と反応の引き出し方のモデルを家族や付添婦に提示した点で，コミュニケーションの改善に寄与したと考えられる．共通して観察された表情・態度の変化，視線移動，動作表出は，最後まで保たれやすいコミュニケーションの側面として重度高齢失語症者に対し積極的に使用されるべきであり，患者を中心としたすべての人々と協力しつつコミュニケーションの橋渡しをするコーディネーターとしてのSTの役割が期待される．

（今村恵津子）

文　献

今村恵津子：言語臨床におけるターミナル・ケア．聴能言語学研究9：65-71, 1992.

　注：上記引用文献では，症例1の脳損傷部位，および表1の記述の一部が誤っております．本稿にて謹んでお詫び申し上げます．

第Ⅳ章

コミュニケーション促通のためのストラテジー獲得訓練

概　説

コミュニケーション促通のための
ストラテジー獲得訓練

　我々STは，言語訓練室で行う言語訓練の成果がなかなか日常生活に般化しないことにしばしば困惑する．絵カードでは「トイレ」の呼称ができても，いざトイレに行きたい時に看護師さんに要求を伝えられるとは限らず，STは一体あの言語訓練は何のために行っていたのだろうと困惑する．このような多くの事例は我々に，失語患者が実用的なコミュニケーション能力を身につけるためにはどのような訓練をしたらよいのだろうか，という大きな課題を突きつける．

　本章では，語用論的能力に関する基本的な事柄を整理しつつ，コミュニケーション促通のためのストラテジー獲得をめざす働きかけについてまとめてみたい．

1. 語用論的能力の重要性

　コミュニケーションでは，情報の内容が音韻，語彙，統語といった言葉の形式的な側面によって伝達される．一方で，発話者の意図は，必ずしもこのような言語情報に反映されるとは限らない．聞き手は，「結構です」という言葉が「（それで）結構です」という"受諾"の意味で用いられたのか，「（もう）結構です」という"拒絶"の意味で用いられたのかを，このような言語形式以外の文脈情報から判断せざるをえない．我々は文脈から相手の発話意図を理解することができるだけではなく，声の大きさ，声の調子などから相手の感情を汲み取ることができ，表情やちょっとした視線の動きなどの発話以外の情報から，相手の言わんとすることを瞬時に察する能力を持っている．

　このような能力は語用論的能力と呼ばれる．語用論的能力が欠如していても情報の表面的なやりとりは可能かもしれない．ただし，それはひどくぎくしゃくして骨が折れる会話になるであろう．他者と円滑なコミュニケーションをとるためには語用論的能力が不可欠であり，このような語用論的能力は，言語能力のみならず非言語的な認知能力をも基盤としているのである．

2. コミュニケーションの促通に関わる語用論的要因

　実用コミュニケーションでは，文脈情報を利用する能力が要求される．

　例えば，相手の発話を理解する状況を考えてみよう．文は統語構造によって組み立てられているが，それでは，統語構造を分析しなければ文の内容を理解できないのかというと，必ずしもそうとは限らない．往々にして統語情報の分析によらなくても我々が文の内容を汲み取れるのは，

以下のような"予測性"や"冗長性""連続性"といった統語以外の文脈情報によって理解が促通されるためである.

1) 予測性（prediction）

聞き手があらかじめ持っている一般知識（world knowledge）から引き出される予想が"予測性"である.「急行が鈍行を追い越す」という文は，予測性があれば，統語情報を分析するまでもなく文の内容を捉えることができるが，逆の，「鈍行が急行を追い越す」という文は蓋然性が低い状況であるため，統語情報をきちんと理解しなければ，文の内容を正確に汲み取ることができない.

2) 冗長性（redundancy）

"冗長性"は内容の重複や周辺情報の過多の程度を表す用語である．表現されている内容は同一でも冗長性は表現によって異なってくる．一般には，冗長性が高い方が文の理解が促通されやすい．冗長性も文の理解を促進する手助けにはなるものの，促通メカニズムとしては予測性ほどには有効ではない（HoughとPierce 1994）とされる.

3) 連続性（sequentiality）

非失語の会話の研究から，会話に初めて出てくる意味・理解に"連続性"が重要な要因となることが報告されている（Wilkinson 1999）．連続性とは直前の発話と関連があるように発話が構成され，あとに続く発話のタイプを直前の発話から予想可能であることを意味する用語である．失語患者は，談話の理解では，発話の連続性をコミュニケーションの理解の助けとして使用することができるものの，表出面では，発話の連続性に混乱を来たし，聞き手が聞いてもよく理解できないような発話になりやすい（Wilkinson 1999）ことが報告されている.

コミュニケーションの促通を助けるこのような語用論的な要因には，種々のものがあることが知られている（第Ⅰ章参照のこと）．特に聴理解では，文脈情報が内容を促通する大きな手がかりになっており，統語の分析が困難なほどこのような文脈情報に依存する傾向がある．一方で，読解ではこのような傾向が認められないことが報告されている（Grogan 1993）.

3．失語患者の会話にみられる特徴

失語患者は，聴理解障害，錯語，喚語困難，呼称障害など様々な言語機能障害を持っているため，コミュニケーション場面でも種々のトラブル（breakdown）を引き起こしやすい.

Coelhoら（1992）は，失語患者や頭部外傷患者の自由会話と健常者との自由会話との違いを分析している．分析対象とした5症例の失語症状は軽度であったが，失語患者の発話回数は健常者よりも多く，一回一回の発話の長さが短いことが示された．加えて，失語患者は会話で話題を提供する役割を持ちにくく，適切な応答も少なくて，会話を維持するのが困難であった.

Coelhoらは，検討を行った症例数もまだ少なく，更なる分析は今後の課題であると述べているが，これは我々STが納得できる結果ではないだろうか．

失語患者の発話行動を検討したWilcoxとDavis（1977）は，失語患者の発話行動が著しく偏っていることを見出した．彼らは，ブローカ，ウェルニッケ，失名詞の成人失語患者3名の発話を，個別訓練と自由会話が可能なグループ訓練とで比較検討した結果，個別訓練でもグループ訓練でも失語患者は"主張"が圧倒的に多く，臨床家の質問や要請に応じて患者が主張するといった図式が認められたと報告している．一方で，対照群の5名の健常者グループの発話行動は，失語患者よりも"質問""要請""主張"のバランスがとれたものであった．ただし，Wilcoxらは，このような失語患者の発話傾向は，失語患者が"主張"以外の発話行動をとれないのではなく，臨床家がグループ訓練でも個別訓練で果たしている役割と同様な役割を担ってしまったために，発話傾向が偏ってしまったのではないか，との疑問も投げかけている．

1）コミュニケーションにおける責任

会話では，話題を提供する，相手の問いに答えるなど，情報交換を成功させるためにその会話に参加している各自が果たさなければならない応分の責任が存在する．これは"コミュニケーションにおける責任"（communication burden）と称される．失語患者との会話では，失語患者が果たせない"コミュニケーションにおける責任"を対話者が引き受けざるをえない（Lineberg ら1982，Coelhoら1992）．

2）コミュニケーションパターン

会話が行き詰った場合，我々は，会話の流れを取り戻すために様々な"修復"（repair）を試みる．失語患者との会話ではしばしばこのような修復行動が生じることから，ある一定のコミュニケーションパターンが反復されやすい．

単語を探索する過程でみられるコミュニケーションパターンは"ヒントと推測の連鎖"（hint and guess sequence）と呼ばれる．失語患者が喚語困難のために目的語を思い出せない場合，対話者はヒントを出し，失語患者の反応から目的語を推測し，依然不明な場合にはまたヒントを出すという反応が反復される．この連鎖は，流暢性失語でも非流暢性失語でも，常に同じ規則的な構造を有している（LaaksoとKlippi 1999）．LaaksoとKlippi（1999）によれば，この連鎖には，"問題設定"，"協力的な共同参加の枠組みの確立"，"ヒントと推測"，"時間をかけた確認"の4つの側面が認められるという．

"ヒントと推測の連鎖"以外に，失語患者の発話の誤りを訂正し，それを失語患者が模倣するといった"訂正の連鎖"（correction sequence）もしばしば出現するコミュニケーションパターンである．

4．実用コミュニケーションの促通ストラテジー獲得をめざす訓練課題

　実用コミュニケーション能力を向上させるためには，聴く，話す，読む，書くという言語機能そのものの改善を図るだけでは十分ではない．コミュニケーションにおける文脈情報を利用できるようにするためには，種々のコミュニケーション・ストラテジーを獲得する必要がある．具体的なコミュニケーション・ストラテジーには，以下のようなものが考えられる．

1）要請行動の確立

　コミュニケーションは，まず聞き手が相手の発話内容を正しく理解することから始まる．失語患者が発話内容を正しく理解できているかどうかは，対話の相手によって確認されることも多い．応答にとまどっている様子がみられたり，的外れの応答が返ってきたりすることで，対話者は失語患者の理解不足を感じ取り，もういちど言い返したり，違う言い方をするなどの修復行動をとるが，このことは，コミュニケーションで失語患者が自発的な舵取りが困難であることを意味している．コミュニケーションで主導的な立場も取れるようにするためには，患者が話し手に要求する行為，すなわち要請行動というストラテジーを確立する必要がある．

　会話の中で自然な聞き返しをする，繰り返して言ってもらうよう要求する，ゆっくり話してもらうように要求する，簡単な表現にするように要求する，書くように要求するなど，相手からの情報を確認したり，精緻化したりする要請行動は，障害のレベルに応じて様々に工夫することができる．

　失語患者は，発話内容を理解できない場合よりも発話意図を表出できない場合の方が自然に要請行動を発しやすいかもしれない．「あれなんだっけ？ほらあの・・・こんな小さいヤツで・・」．喚語できない場合に聞き手が推測して色々な手がかりを出してくれるように働きかけるこのような要請行動は，失語患者とのコミュニケーションでしばしば経験するものである．目標音を同定するのに五十音表を提示してもらうように要請するなど，言語訓練を通して，失語患者が自分にとって有効なcueがどのようなものであるかを自覚するようになれば，このような要請行動はよりいっそう確立しやすい．

2）yes-no訓練

　表出能力が極めて限られている場合でも，肯定か否定かの意思表示が可能であれば，双方向性のコミュニケーションを確保することができる．意思表示の手段は，音声，サイン，ジェスチャーなど，失語患者の表出能力に応じたどのようなものでもよい．

　一般に，失語患者では，「うん」などの発声，手を上げるなどのサイン，うなづきなどのジェスチャーを用いて肯定の意思表示は表出しやすいが，否定したい場合にもついうなづいてしまうなど，否定の表出の方が確立しにくい傾向がみられる．

3) 談話の訓練

　談話は，叙述，説明，会話などいくつかのタイプに分けられる（第Ⅱ章参照）．談話のタイプによって要求される言語能力，認知能力にも違いがあるため，訓練では，このような談話タイプの違いを考慮に入れ，その患者の興味も踏まえて適切な課題を選択しなければならない．

　談話訓練の課題は，課題遂行に関わる認知操作の違いによって2種類に分けて考えることができる（UlatowskaとChapman 1989）．

　その一つは談話の上位構造を操作する課題で，自発的に話す，別な形式で語る，詳しく述べる，完成する，説明する等が含まれる．言語的にも認知的にも最も困難なのは，説明的な談話タイプである．

　もう一つは，与えられた談話の全体的な意味的構造であるマクロ構造レベルで情報を操作する課題である．このようなマクロ構造を操作する談話課題には，表題や見出しをつける，要約する，教訓を引き出す，などの課題が含まれる．これらの課題は，言語的には負荷が少ないが，認知プロセスに重度な負担がかかるため，言語能力は良好であっても認知能力が不十分な患者には向かない（UlatowskaとChapman 1989）．

　Ulatowskaら（1989）は，発話量の減少，複雑さの低下，統語レベルの文法障害などの問題があるにもかかわらず，少なくとも軽～中等度の失語患者では，単純な叙述，手続き的談話，会話の3つの談話課題で，マクロ文脈レベル（文脈の大きな単位の間の関係）およびミクロ文脈レベル（文の間の関係）の情報構造を保持していることが明らかだったと述べている．一方で，談話から最も重要な情報を引き出す認知能力を必要とする要約課題では，これらの軽～中等度の失語患者にも重度な障害が認められている（UlatowskaとChapman 1989）．

　音声による表出が可能であれば，さまざまな談話状況に即した訓練によって実用コミュニケーションを改善することができる．この中には，以下のようにいくつかの異なるレベルのものが含まれる．

①日常慣習的な発話表出の訓練

　あいさつをする，お礼を言う，あいづちをうつなどの，日常慣習的な語句のやりとりを訓練する．

　会話の開始（opening）と終結（closing）には，ある決まったパターンが存在する．これらのパターンは会話が行われる状況によって必ずしも同一ではない．例えば，道端で交わされる会話と電話による会話とでは，会話の"開始"に用いられる言葉は全く異なるであろう．会話の中に挿入されるこのような「決まり文句」で，我々は，コミュニケーションの流れに円滑に入り込むことができ，相手の会話が終結するのを察してそれに対応することができるのである．

　あいづち（back-channel）も，話し手に対する反応や具体的な返答として，会話を展開していく機能を持っている（高原 2001）．特に，協調的な会話を重んじる日本文化においては，会話であいづちが多く用いられる傾向があることが知られている．姜（2000）は，日本語の話し手の方が韓国語の話し手よりもあいづちを多様するだけではなく，あいづちの種類も豊富であることを報告している（高原 2001）．聞き手はあいづちをうつことによって会話に参加していることを表

表1 五十音表を用いた失語患者の語音想起訓練の発話例
(39歳右利き男性　中等度感覚性失語症例)

失語患者	：家のかわらを替えようと思っているんだよ．それで・・・あ・か・さ・た・な・は・ま・・・（五十音表を取り出す）あ・か・さ・た・な．は・ま・・・ま・み・・・　み・・・ぜんぶでいくらかっていうの・・・
ST	：見積もり？
失語患者	：そう！見積もり．見積もりしてもらったら・・・，あ・い・う・え・お・・億を超えたんだよ．で，やめたの．
ST	：そんなに良いかわらを使おうとしたの？
失語患者	：そう，お母さんが．あ・か・さ・・・さ・し・す・せ・・せんしゅうがわら．
ST	：どこで作っているの？
失語患者	：（日本地図を取り出す）ここかな？（広島を指さして）・・広島．じゃなければここ（静岡を指さす）．

明することができ，言語能力の不足から会話に話者と対等な立場で参加できない失語患者にとって，重要なコミュニケーション・ストラテジーとなりうる．

②**復唱を表出手段として用いる訓練**

　復唱も会話の補償的なストラテジーとして用いることができる．OelschlaegerとDamico (1998) が観察した症例は，妻との自然な会話でしばしば自発的な復唱を行い，不確実さ，同意，整頓，承認などの意思表示を行うことができたことが報告されている．

③**喚語困難に対する表出訓練**

　喚語困難は会話の流れを断ち切る大きな要因の一つであるため，喚語できない場合に，迂回表現を用いる，関連する語をいくつか言うなどの工夫が必要である．時には，語音の想起に五十音表を介して目標音を探索するストラテジーがself-cueとして有用な場合がある．コミュニケーションで五十音表を自発的な手がかりとして用いている感覚性失語患者の例を**表1**に示す．

④**会話の修復訓練**

　会話の修復には，ヒントを与える，推測する，Wh疑問文（いつ，だれが，どこで，なぜ）を用いる，訂正する，復唱する，音韻的近似を行う，などの方法があり，我々は，会話の相手やコミュニケーションの状況に応じてこれらの手段を様々に使い分けている．

　例えば，失語患者が言わんとする言葉をなかなか思い出せずにいるような場合には，対話者は語頭音などの手がかりを示したり，代わりにその目標語を対話者が発話したりすることで，閉塞した状況をなんとか打開しようと努力するだろう．この場合，失語患者と親しくない話し手のほうが，親しい者よりも多彩な修復パターンを用いる傾向があることが観察されている (Ferguson 1994)．STと配偶者の修復行動にも違いがみられ，LindsayとWilkinson (1999) は，STが失語患者と行う会話と，配偶者が失語患者とする会話とを比較検討した結果，STは会話での修復を最低限しか行わないのに対し，配偶者では失語患者が発話を誤るとあからさまに修復し，目標語が明らかとなってもさらに修復を重ねるなどの行動をとって修復過程を長引かせるという

違いがみられたことを報告している．

　このような修復行動は他者によるものだけではなく，自分で自分の発話を修復することもある．実際のコミュニケーション場面では，他者による修復よりも自己修復の方が多く用いられている（高原 2001）という．失語患者が自分で発話の誤りに気づき，訂正する能力は，実用コミュニケーション能力として極めて有用なものである．特に自分の発話の誤りに気づきにくいウェルニッケ失語にとっては，録音した会話を聞き返して自分の発話の誤りを自覚することは，修復行動への重要な一歩となる．

⑤談話訓練法の例

　Hollandの会話指導：Holland（1991）は会話の機能的な訓練方法を開発している．この方法は会話指導や会話コーチング（Conversational Coaching：CC）と呼ばれている．CCでは，対象患者が自分で言うのには多少の困難を示す程度の6～8単語の短い台本を用意しておく．この台本は，患者が練習で獲得したストラテジーを使わなくてはならないように構成されている．STは，内容を伝えるのにどのようにストラテジーを用いたらよいかを患者に示唆し，指導する．患者は，台本を読む訓練をSTと行った後で，STの指導を受けながら，その台詞を台詞の内容を知らない家族に伝えなければならない．STはまた，患者のコミュニケーション能力を最大限引き出すために，家族にもこれらのストラテジーの指導を行う．訓練課程は全てビデオに録画しておき，ST，失語患者，重要な他者が後で見直して，訓練を論議する材料とする．ついで，般化を促すため，同じような方法で，見知らぬ他人に台詞を伝える訓練も行う．CCの訓練目的は，台詞のメッセージを伝える際に，どのようなコミュニケーション・ストラテジーが最も効果的であるかを患者が学ぶことにある（第Ⅱ章（p.31）参照）．

　PACE：DavisとWilcox（1981）によって提唱されたPACE（Promoting Aphasics' Communicative Effectiveness）は，失語のタイプや重症度にかかわりなく用いることができる訓練法として，実用コミュニケーション能力の改善を目的とした訓練にしばしば用いられる（第Ⅲ章概説1参照）．

　PACEでは，次のような4つの基本原則にのっとって訓練が行われる．①新しい情報の交換を行う．PACEでは，伝達される内容が情報の送り手にしかわからないように訓練状況を設定する．課題として用いる絵カードや写真，文字カードなどは，机上に伏せて置いたり，衝立を使用したりして，受け手に伝えようとする情報がわからないようにする．②情報の送り手は伝達手段を自由に選択することができる．情報の伝達手段は，発話や書字などの言語的なものでも，サイン，ジェスチャー，描画などの非言語的なものでも，失語患者が利用できるものであればどのようなコミュニケーションチャンネルを用いても構わない．③情報の受け手は送り手に，情報伝達の成否をフィードバックする．PACEで最も重要視されるのは，情報を相手に伝達することができたかどうかという点である．STは失語患者に，情報の精度ではなく，情報を受け取ることができたかどうかということに関してフィードバックをする．④STと失語患者は対等な立場で情報交換を行う．訓練では，失語患者とSTが情報の送り手と受け手の役割を交互に反復する．

　バリアー訓練：バリアー訓練（barrier activities）は，コミュニケーションをしなければなら

ないように，STと失語患者との間に不透明な衝立をおく訓練方法である．まず，衝立をはさんで，それぞれの側に全く同じ物品をいくつか置いておく．それらの物品の操作や移動を相手に説明して，言われたようにするよう要求したり，伝達された情報がより明確になるような質問を行ったり，現在物品がどのような状態にあるのかを説明するのが課題となる．情報伝達が終了したあとで衝立が取り除かれ，相手が伝えたメッセージの効率性が判定される．新しい情報を適切に相手に伝えることの重要性が強調される点はPACEと同様である（NewhoffとApel 1997）．

実用的なコミュニケーション能力の改善を意図していても，訓練が同じようなパターンに陥ると，真の意味での"実用性"には結びつかない．会話訓練では，状況設定をパターン化しないように工夫しなければならない．話題や会話のテーマを共有することによって会話における失語患者の反応性があがる（Lubinskiら 1980）ことが明らかとなっているため，STはあらかじめ情報を収集し，失語患者が呈示する話題の背景情報を幅広く承知しているのがよい．

4）代償手段の使用

さまざまな拡大・代替コミュニケーション（AAC：Augmentative and Alternative Communication）は，実用コミュニケーションの有用な手段である．このような代償手段を用いる能力は個々の失語患者によって，あるいは代償手段の種類によっても異なるが，患者の残存能力に応じて代償手段を複数組み合わせて訓練を行うこともある．

①書字訓練

代償手段のなかで，最も情報量が多く，最も伝達効率が高いのは文字である．このため，発話能力が重度に障害されている一方で書字能力が比較的保たれている失語患者では，文字を主要な伝達手段とする訓練を行うのが普通である．失語患者ではしばしば仮名が漢字よりも障害されやすいため，訓練語には漢字を用いることが多い．たとえ部分的であっても書字の表出が可能であれば，対話者が失語患者の発話意図を推測する手がかりとすることができ，会話の疎通性が全く異なってくる．

基礎的な書字訓練の詳細については他書（毛束 2003）を参照されたい．

②コミュニケーション・ボードやコミュニケーション・ノートの使用訓練

発話や書字の実用的使用が困難な場合には，コミュニケーション・ボードやノートを有用なコミュニケーション手段として用いることができる．コミュニケーション・ボードやノートは，線画，写真，文字などを用いて，事物をカテゴリー別に編集し，クリアファイルなどに整理したものである．漢字単語の理解が可能な場合，あるいは文字を全く解することができなくても線画の理解が可能であれば，コミュニケーション・ボードやノートの文字や線画を指さす，といった代償手段を確立することができる．

患者の個人情報を盛り込んだり，失語患者の興味に応じた項目を設けるのが成功する秘訣である．特にコミュニケーション・ノートはSTが作成したものを一方的に失語患者に渡すのではなく，できれば患者と相談しつつ一緒に作成していくのが望ましい．患者自身がコミュニケーショ

ン・ノートの作成に参加することで，ノートの内容が印象づけられるだけではなく，ノートに対する愛着，使用に対する自覚が高まることが期待できる．

　コミュニケーション・ノートでは，特に時間をかけて作成後の使用訓練を行うのが大事である．せっかく多様な情報を盛り込んでも，ノートのページをめくって目標とする項目を検索できないためにコミュニケーション・ノートの使用が限られることが往々にしてある．認知機能が低下している場合にはこのような検索行動が極めて困難なことから，コミュニケーション・ノートの使用が困難な場合もあり，やむなくコミュニケーション・ボードを用いることになる．

　患者本人だけではなくコミュニケーション相手となる家族等にも，コミュニケーション・ノートやボードの使い方を指導するのを怠ってはならない．家族など失語患者を取り巻く周囲の人々の協力がなければ，失語患者がこのようなコミュニケーション手段を実生活で活用することはできない．あらかじめ知識があることによって，患者を取り巻く人々が，失語患者のコミュニケーション行動を適切にコントロールすることができるようになるのである（下垣 1999）．

〔毛束真知子〕

文　献

Coelho CA, et al : Conversational patterns of aphasic, closed-head-injured, and normal spearkers. Clinical Aphasiology 21 : 183-192, 1992.

Davis G, Wilcox M : Incorporating parameters of natural conversation in aphasia treatment. In R Chapey (Ed.), Language intervention strategies in adult aphasia. Williams & Wilkins, Baltimore, 1981（失語症言語治療への対話構造の導入（河内十郎，河村　満・監訳：失語症言語治療の理論と実際）．創造出版，1984）．

Ferguson A : The influence of aphasia, familiality and activity on conversational repair. Aphasiology 8, 143-157, 1994.

Ferguson A : Conversational turn-taking and repair in fluent aphasia. Aphasiology 12 : 1007-1031, 1998.

Grogan S : An assessment of reading comprehension for adults with aphasia. Unpublished doctoral dissertation, Kent State Unversity, Kent, U.S.A., 1993.

Holland AL : Pragmatic aspects of intervension in aphasia. Journal of Neurolinguistics 6 : 197-211, 1991.

Hough MS, Pierce RS : Prgmatics and intervention. In R Chapy (Ed.), Lanaguage intervention strategies in adult aphasia, 3rd edition. Baltimore, 1994（語用論と治療（河内十郎，河村　満・監訳：失語症言語治療の理論と実際，第3版）．創造出版，2003）．

毛束真知子：失書を理解するために―症状の特徴と訓練（竹内愛子・編：失語症臨床ガイド）．pp273-276, 2003.

Laakso M, Klippi A : A closer look at the 'hint and guess' sequences in aphasic conversation. Aphasiology 13 : 345-363, 1999.

Lindsay J, Wilkinson R : Repair sequences in aphasic talk : a comparison of aphasic-speech and language therapists and aphasic-spouse conversations. Aphasiology 13 : 305-325, 1999.

Lubinski R, et al : Analysis of breakdowns and repairs in aphasic adult communication. Clinical Aphasiology Conference Proceedings : 111-116, 1980.

Newhoff M, Apel K : In L LaPointe (Ed.), Impairments in pragmatics. In Aphasia and related neurogenic language disorders, 2nd edition. Thieme, pp250-264, 1997.

Oelschlaeger M, Damico JS : Spontaneous verbal repetition : a social strategy in aphasic conversation. Aphasiology 12 : 971-988, 1998.

下垣由美子：重度失語症患者へのAACアプローチ．聴能言語学研究16, 47-54, 1999.

姜　昌妊：日韓男女大学生の会話対照研究―発話順番・あいづち・重なりを中心に―．神戸市外国語大学大学院修士論文，2000.

高原　脩：談話分析（小泉　保・編：入門語用論研究―理論と応用―）．研究社，pp102-121, 2001.

Ulatowska HK, Chapman SB : Discourse considerations for aphasia management. In RS Pierce, MJ Wilcox (Eds.), Seminars in speech and language. pp298-314, 1989.

Wilcox MJ, Davis GA : Speech act analysis of aphasic communication in individual and group settings. Clinical Aphasiology Conference Proceedings : 166-174, 1977.

Wilkinson R : Sequentiality as a problem and resource for intersubjective in aphasic conversation : analysis and implications for therapy. Aphasiology 13 : 327-343, 1999.

症例 IV-1　うなずき・首振りによるyes-no表出をめざした全失語例の訓練

症　例　KJ，女性．70歳．右利き．高校卒．会社員（60歳で定年退職）．
原因疾患・発症後経過月数　脳梗塞．発症後2カ月経過．
損傷部位　左前頭〜側頭葉皮質・皮質下．
神経学的所見　右片麻痺．
全体的言語症状　表出面・理解面ともに全てのモダリティにおいて重度の障害．入院時は意図的に発声することが困難で，母音の斉唱も全くできなかった．指さしも行えずSLTAは施行不能．問いかけに対し，うなずきや首をひねるなどの反応は見られたが確実ではなく，首振りによってnoを表すことはなかった．徐々に母音の斉唱はできるようになったが，自発話は「うー」「んー」などの無意味な表出に限られ，有意味な発話は全くなかった．書字は鉛筆を渡すと自発的に仮名を何文字か書くことがあったが意味をなすものではなく，コミュニケーションに利用することはできなかった．指さしができなかったので，選択肢を利用してコミュニケーションを取ることも困難であった．その後，指さしが可能となってから行った検査では，単語から短文レベルの聴理解・読解に改善が見られた（**図1**）．しかし，訓練時や病棟でのコミュニケーション場面では依然yes-no反応があいまいであった．問いかけに対してはうなずくことがほとんどで，うなずいた後で首をかしげることがあり，自分で間違った反応をしていることに気づいているようなこともあったが，noを表出することが難しく，意思の確認が困難であった．
失語タイプ・重症度　全失語．
他の認知・行動面の特徴　入院当初は，発症からの経過が短かったこともあり，ぼんやりとした印象で，アイコンタクトが取れないこともあったが，速やかに改善した．失語の重症度に比較して知的な側面は保たれていた（レーヴン色彩マトリックス検査21/36）．観念運動失行あり．口部顔面失行は重度で，模倣で口を開けることも困難．ことばの障害に対する病識はあり，意思がうまく伝わらないことにいらだったり，同室者の態度や発言に落ち込んで涙ぐんだりすることがあった．
訓練目標　有意味な語の表出が困難であったので，質問に対するyes-noの反応の確実性を増し，指さしによる反応も利用して，家族や周囲の人々との日常的なコミュニケーションを取りやすくすることを目標とした．
訓練対象・訓練仮説　入院時から表出の手段はうなずくことか首をかしげること，あるいは「うー」などの発声に限られ，自ら何かを伝えることは困難であった．また指さしを行うこともできなかった．そのため，コミュニケーションは聞き手が質問をして意思の確認をする他なかったが，反応はyesがほとんどで，同じ内容の質問でnoと答えなければならないように聞き直しても，うなずいたり首をかしげたりと，yes-noの反応がはっきりしないことが多かった．うなずいた

後に首をかしげたり，自信なさそうにうなずく時にはnoを表していることもあったが，首を横に振るという動作はほとんど見られなかった．検査結果や訓練時の様子から，聞かれていることが理解できて，noと反応したくても，noの意思を表出する手段が確立されていないために，yes-no反応が不確実となっていると思われた．そこでyesの意思はうなずくことによって，noの意思は首を横に振ることによってはっきりと表せるようになれば，周囲の人間とのコミュニケーションがとりやすくなるのではないかと考えた．またyes-noの反応に加えて，指さしが利用できればコミュニケーションの手段が広がると考え，訓練の対象とした．

訓練方法 yes-noの正しい表出と指さしの訓練のために次のようなプログラムを計画した．

①**答えの分かっている質問に対するyes-no反応**：あらかじめ家族やカルテから情報を得てあるKJの家族構成や職歴，趣味，好き嫌いなどについてSTが質問し，うなずきあるいは首振りによって答える．正しくyesあるいはnoの反応をした場合は，STも同じ動作をしてその反応が正しいことを確認する．誤った場合は，質問を繰り返し（必要な場合は文字も併用），再び誤った時にはSTが正しい反応をして見せ，一緒に同じ動作を行う．特にnoの反応がはっきりしないので，首を横に振る動作をSTと一緒に行うよう促す．

②**絵カードを利用したyes-no反応**：絵カードを一枚ずつ提示し，「これは○○ですか」という質問に対し，うなずきあるいは首振りによって答える．正しい反応の時はSTも同じ動作を行ってそれが正しいことを確認し，誤った時にはSTが正しい反応をして見せ，一緒に同じ動作をするように促す．yesの反応をすることが多いので，うなずきで正しく反応できていても，同じ

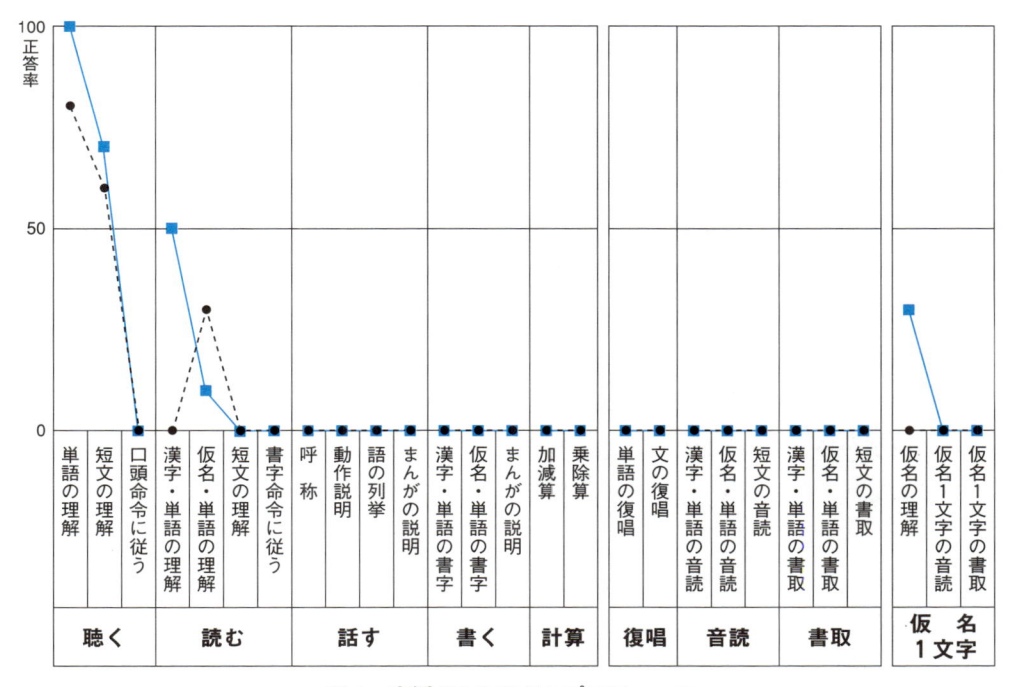

図1 症例KJのSLTAプロフィール

--●-- 発症後8カ月　　—■— 発症後10カ月

カードで首を振ってnoと答えなければならないように質問を変えて繰り返し確認する．

　③絵カードの指さし：絵カードを2枚提示し，聴覚的あるいは視覚的に提示された方のカードを指さす．指さしをしない場合はSTがして見せ，一緒に行うように促す．可能になれば枚数を増やす．

　④他のリハビリスタッフ・病棟スタッフに対し，KJとのコミュニケーションにおける注意点を伝達する．

結　果　訓練開始当初は①，②ともに，ほとんどの質問に対しうなずくかあるいは無反応で，STが首振りの動作をして見せても，見ているだけで模倣しないことが多かった．例えば②の訓練でリンゴの絵を提示して，「レモンですか」と聞くと首をひねり，「バナナですか」「リンゴですか」の質問に対しては無反応であった．noの反応がなかなかみられなかったが，訓練開始から1カ月ほどして，一度うなずいた後に少し考えてから，自分の反応を訂正して首を横に振るという反応が見られるようになった．しかしこの時点ではまだ確実とはいえず，少し後で同じ質問をすると反対の答えをすることもあった．3カ月時にはうなずきだけでなく，首を振る反応が増えた．noの時にうなずいてから首を振って訂正する反応はまだ見られたが，訂正するまでの間隔は1カ月時と比較して短くなり，すぐに首を振るようになった．STは患者がうなずいた後少し時間をおいて，noに訂正するのかしないのかを確認する必要はあったが，意思の確認がしやすくなった．

　③の訓練は，開始当初絵カードを見ているのみで，ほとんど指さしはしなかった．時折自発的に行うことがあったが，右方向へ注意が向きにくい傾向があり，KJから見て左側にある刺激を選ぶことが多かった．課題の理解そのものが確実にはできていないと思われた．入院から2カ月ほどして無反応が減り，指さしの動作そのものは行うようになったが，1/2選択でも正答であったり誤っていたりと，必ずしも理解が伴っているわけではなかった．その後は改善が見られ，1/3～1/4選択の聴覚的および視覚的刺激による指さしが可能となり，ほぼ確実に正答するようになった．3カ月時には，会話場面で質問に対しyes-noだけでなく，用意した選択肢から指さしで答えてもらうこともできるようになった．また，カレンダーで日付を指さすなど，絵カード以外にも応用できるようになった．しかし指さし以外のジェスチャーを使うことはなかった．

　④病棟の看護スタッフおよび介護スタッフに対し，うなずきが必ずしもyesを意味しているわけではないので，大切な要件の場合は繰り返して聞くか，実物を見せたり文字を示したりするなどの方法で確認が必要なことを伝達した．うなずいた後で首を振ることもあるので，少し待つ必要があることも伝えた．病棟ではyesの返事を前提として質問することが多いので，特に注意を促した．

考　察　言語的なコミュニケーションが非常に困難な全失語の症例に対し，うなずき・首振りによるyes-no反応，および指さしという非言語的手段を利用して，実用コミュニケーションの改善をめざした訓練を行った．竹内（1999）が指摘するように，yes-no反応を確立することが，重度失語症患者のコミュニケーションの実用性を向上させるために重要である．入院当初は，問いかけに対しうなずく反応がほとんどで，一見コミュニケーションが取れているように見えてし

まっていたが，実は意思の確認ができていないことが多かった．コミュニケーションの相手がKJの症状をよく理解していないと，全てをyesの反応として受け取ってしまい，誤解を生じる恐れがあった．実際に同室者とトラブルになり，同室者に転室してもらったこともあった．理解障害が重度の場合，聞かれていることを理解しないでうなずいてしまうケースも多いが，KJの場合は，質問の内容が理解できて，noと答えたいときにもうなずいてしまっているようであった．訓練開始当初は，動作の模倣もできたりできなかったりしており，うまく首を横に振れないのは失行の影響が大きいのではないかと考えられた．またジェスチャーの障害の原因としてしばしば指摘されているように，象徴機能の障害によって，首を横に振ることがnoを表すという概念が理解できなかった可能性も考えられた．経過とともにyes-no反応が正確になっていったのは，全般的な精神的機能や身体機能が改善し，さらに言語の理解面が改善したことに伴い，象徴機能にも改善が見られ，自らのyes-no反応の正確さに対する意識が高まったのではないかと思われる．非常に限られた非言語的な手段しか利用できなかったが，noの表出がはっきりしたことと，指さしを行うようになったことで，入院時と比較して周囲とのコミュニケーションが取りやすくなった．

　指さしもはじめのうちは全く行わなかったが，3カ月時にはコミュニケーションの手段の一部として利用できるようになった．しかし，指さし以外のジェスチャーを利用することはできず，STが質問の時にジェスチャーを見せても模倣することはなかった．そのため，目の前にないものについてKJから何かを伝えることは非常に困難であった．重度の失語症者ではジェスチャー能力も障害されることはしばしば指摘されているが，KJも失行や象徴機能の障害によるジェスチャーの表出・理解の障害があったものと思われる．

（荻野　恵）

文　献

竹内愛子：重度失語症の治療（濱中淑彦・監修：失語症臨床ハンドブック）．金剛出版，pp632-640．1999．

症例 IV-2 象徴機能障害により○×カードの使用困難を呈した全失語例の訓練

症　例　SK，男性．64歳．右利き．大学卒．会社社長．
原因疾患・発症後経過月数　脳梗塞（左中大脳動脈領域），発症後6カ月経過．
損傷部位　左前頭─側頭葉の皮質・皮質下，および左側頭─頭頂葉の皮質・皮質下．
神経学的所見　右片麻痺．
全体的言語症状　理解面は聴覚的・視覚的に単語レベルでも著しく障害されているが，自由会話場面においては聴覚的情報しか与えられなくてもうなずく，首を振るなどのyes-no反応が得られることも多い．また，SKは周囲の状況に合致した反応を示し，周りの人間の言っていることを理解しているように感じられることが多い．検査結果から推測される残存能力以上に状況判断が良好に機能し，周囲の人間とのやり取りが円滑に成立している．しかし，臨床的な印象以上に検査結果が不確実で浮動的なのが特徴である．読解についても，SLTAの「読む」課題では漢字単語の理解20％，仮名単語の理解10％と著しく障害されており，実際のところどの程度まで正しく理解しているのかを判断するのが困難である（**図1**）．発話面では，自発話は「あー」や「うん」「あのー」という残語に近い音声のみであり，復唱，音読も困難である．また，母音の模倣を求めると口型を形作ろうとする探索行動が見られることから口腔顔面失行および発語失行の影響が重篤である．自発書字は書こうと努力する姿勢は見られるが表出することは困難である．以上のように，本症例は「話す」「書く」「聴く」「読む」の全てのモダリティが重度に障害されている．
失語タイプ・重症度　全失語．
他の認知・行動面の特徴　レーヴン色彩マトリックス検査は発症後4カ月時で19/36（課題のセットはとれている）．口腔顔面失行，観念運動失行，視覚認知障害，構成障害，保続あり．
訓練目標　家族や身近な人々との日常生活における非言語的手段を含めた正確なコミュニケーション手段の獲得をめざし，その第一歩としてyes-no反応を確立する．
訓練対象・訓練仮説　「はい─いいえ」による正確なコミュニケーション手段を確立するために，○×カードによるポインティング訓練を導入した．同一物品の組み合わせの正誤を選ぶ課題（視覚入力）や音声言語による性別判断（音声入力）などの正答率は，はじめの1回のみチャンスレベル以上に正しい○×カードをポインティングすることができた．しかし，その後はチャンスレベル以下であり，○×カードの導入は本人の円滑な意志表出の妨げとなった．より易しいと考えられる視覚入力課題においても○×カードの導入がなぜ妨害となったのかを検討するために，障害仮説として4つの障害水準を仮定した．①視覚認知障害の有無，②失行・行為障害，③注意障害，④保続．

　以上の4水準の障害の程度を確認するために，以下の検査を行い結果を得た（**表1**参照）．
　①視覚認知障害の有無を確認するために視覚線画同定課題を施行した．この課題は手本と同じ

線画を6つの刺激の中から選択しポインティングを求める課題である．結果は10/12（83％）であり，時間をかければほぼ同定可能であった．この検査からは重篤な視覚認知障害は認められなかった．また，ポインティングという行為にも問題は認められなかった．

　②失行・行為障害の程度を標準高次動作性検査にて検討した．検査は上肢慣習的動作，上肢手指構成模倣，上肢・物品を使う動作の3つの下位検査を模倣にて施行した．上肢（片手）慣習的動作（「じゃんけんのチョキ」など）はぎこちない反応ながら最終的には模倣することが出来た．上肢（片手）手指構成模倣の「あご手」は掌の位置が下唇辺りに留まった．上肢・物品を使う動作（物品なし）では「歯ブラシ」は肘を屈曲するのみであった．検査結果から症例には肢節運動失行あるいは行為動作の拙劣さが認められ，観念運動失行が考えられた．

　③注意障害を検討するために，半側無視検査として用いられているランドルト環（円の一部が欠けた図形）と線分の末梢検査を施行した．ランドルト環および線の抹消も全問正答であった．このことから症例には重篤な注意障害はないと考えられる．但し臨床上右方への気付きが遅いことが認められた．

　④保続に関しては，検査上などで反応を続けて繰り返すことはほとんどみられない．また，○×札を使った訓練では札を持った後に刺激を見比べて札を変更する場合もみられる．本例の保続は，自己修正が効くために札を使った○×による判断課題では保続の影響は少ないと考えられた．

　なお，追加的な検査として，色塗りを求める理解課題（視覚入力→ポインティング）やジェスチャーによる理解課題（視覚入力→ポインティング），そして仲間外れ課題（Odd Object Out）

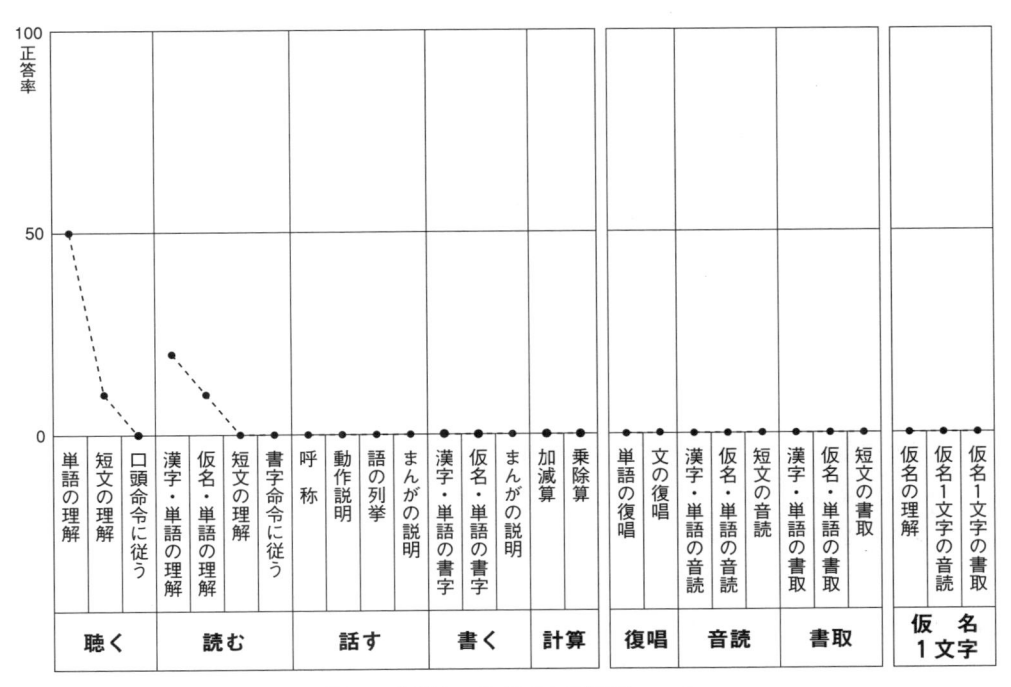

図1　症例SKのSLTAプロフィール

---●---　発症後6カ月

表1 症例SKの諸検査結果のまとめ

検査	異同判断	異同判断	仲間はずれ課題	線画同定
課題	2対比較*（犬―猫）	2対比較（犬―猫）	3から4枚のカード	6者択一
刺激入力	絵と聴覚入力	文字と聴覚入力	視覚入力	視覚入力
結果	×	×	○	○
反応形式	○×ポインティング	○×ポインティング	ポインティング	ポインティング

検査	動作性検査	注意	色塗り課題	ジェスチャー理解
課題	高次動作性検査	線分末梢	線画と色鉛筆	対応する線画を選択
刺激入力	視覚入力	視覚入力	視覚入力	視覚入力
結果	拙劣	○	×	○
反応形式	行為	鉛筆による	色鉛筆選択	ポインティング

○：良好，×：不良

＊：2対比較とは，例えば犬と猫の絵を患者の前に並べておき，聴覚または視覚刺激に対応する絵のポインティングを求めるものである．

（視覚入力→ポインティング）を施行した．

色塗り課題は果物や動物などの線画に対して妥当な色を色鉛筆で塗ることを求める課題である．その結果，正解は4/10であった．バナナ，象など正答したものは刺激呈示後すぐに色鉛筆選択を開始した．しかし，自分が意図したものとは違う色を手に持ってしまったかのように振る舞うことがみられ，色鉛筆を線画の近くに持っていき線画と色鉛筆を見比べてから選び直すという行為が認められた．40％という正答率から本例は十分に対象物品の色を認識していないと考えられた．

また，ジェスチャー理解課題ではスプーン等の日常生活物品のジェスチャーを見て，該当する絵カードを2～6枚の選択肢の中から選ぶことを求めた．選択肢を2～6枚にてランダムに変化させ20回試行したがすべて正答した．本例はジェスチャーの表す意味を十分に理解していると考えられた．また，仲間外れ課題では，3～4枚の絵カードの中から仲間外れのものを1枚ポインティングにより選択することを求めた．結果は22/26の正答率であった．等位概念的なカテゴリー分類はおおむね理解していると考えられた．

以上の結果より仮定した4水準の障害仮説から本症例の障害機序を明確にすることは難しいと考えられた．そこで以下のように臨床的判断に基づいて訓練を行った．

訓練方法と結果 本例は，最初の1回か2回は順調に○×の選択を行うことができる傾向がある．以上の傾向を考慮して，○×カードによる判断を複数回続けて求めることをやめた．すなわち，正答した時点で次の質問は行わないことにした．症例が混乱するのをふせぐためである．症例はひとたび混乱するとなかなか状況を理解し修正するのが難しいかの様子を呈した．訓練開始時にフリートーキングを兼ねた○×の練習を行い，正答したらその時点でやめることを繰り返した．課題は，たとえば「この人は男ですか」などの容易な課題である．1週間ほどで最初の質問で○×の選択がほぼ正確に可能になった．その時点で1回目の正答後に新たな問題を提示した．2週間を経過するころにはほぼ確実に2問目まで○×の判定が可能になっていった．その後3問目以降を訓練中である．問題が3問続くと症例は混乱しがちとなり，○×判断でつまずくことも依

然として認められた．

考　察　記号の視覚同定課題は良好であり，線画同定課題の結果と合わせて考えると視覚認知障害は課題遂行上で問題を呈するほどではないと考えられる．一方，高次動作性検査の成績からは肢節運動失行や観念運動失行が確認できた．一方，顕著な注意障害はみられず，意味理解に関してもジェスチャー理解が良好であり，仲間はずれ課題でも等位の"カテゴリー"は理解できていることがわかった．手の動きは拙劣で観念運動失行があるものの，カードを正しくポインティング出来ない，あるいは札を持つことが出来ないほど重度に障害されてはいなかった．また保続も，札と刺激を見比べての自己修正が効くことから○×判定における影響は少ないと考えられた．

　なぜ本症例は○×カードによる判定ができないのだろうか．本例のような全失語や重度失語症では，象徴機能を始めとする非言語的機能の低下が指摘されている．一般に，象徴機能とは，ことば，身振り，絵など，物事について心の中に持っている一般的なイメージである表象と結びついており，それが意味と考えられる．ことば，身振り，絵などはこの表象を代理し，意味を伝えるための道具となる．そして，このような表象を代理して表現する働きを担うものを象徴と呼び，象徴によって意味を伝える心的機能のことを象徴機能と呼ばれる（藤野 2003）．この象徴機能は文字や話しことばなどの言語的象徴機能と，身振りや絵などの非言語的象徴機能に分類され，症例に実施した色塗り課題とジェスチャー理解は後者の非言語的象徴機能を見る課題ということが出来る．"○"や"×"という記号は文字ではなく一種のシンボルであることから，後者の非言語的象徴に分類されるだろう．

　本例が○×判定が出来ないのは，検査結果から非言語的な理解力の障害や失行の問題ではなく，また注意や視覚認知障害の影響を受けたからでもないことが考えられた．症例は自分の判断を○×に置き換える水準で誤りを示しているかのようであり，○×の象徴する意味が十分に活性化されていないために正確な○×判定ができないと考えられた．あるいは，自分の判断を○×に置き換える水準での誤りの可能性も考えられる．○×ポインティングが開始1回目のみはチャンスレベル以上の確率でポインティングが可能になることから，「動作の保続」とは異なる内言語レベルの「思考・判断の保続」としても説明することが可能である．いずれにしろ障害の水準は○×の置換えの水準にある点で一致していると思われる．

　本例のように，重度失語症例での表出訓練は障害の水準が象徴機能や思考・判断の保続といった深い水準にまでおよぶ場合があることを理解することはコミュニケーションの方略を考える上で大切である．そして，次々と理解課題を求めていくと混乱を来しやすいこと，またその混乱からなかなか抜け出せないことがあることを見極めることが必要である．訓練ではできるだけ混乱を来さぬように配慮し，障害の水準を鑑別することによりコミュニケーションの取り方を決定する．そして，無理をせずゆっくりとした訓練を計画することが重要である．

（金子　真人）

文　献

藤野　博：象徴機能の障害（鹿島晴雄，種村　純・編：よくわかる失語症と高次脳機能障害）．永井書店，pp103-108, 2003．

症例 IV-3　コミュニケーション・ノート（ボード）を使用した重度ブローカ失語2例の訓練

症例1　TM，女性．58歳．右利き．大学卒．主婦．
原因疾患・発症後経過月数　脳梗塞．発症後4カ月経過．
損傷部位　左中大脳動脈領域広範．
神経学的所見　右片麻痺
全体的言語症状　日常会話の疎通性は保たれ，単語理解は良好．自発話はごく限られており，「あらまあ」「本当」「よいしょ」といった相槌やかけ声が時折みられるほかは，まれに「1枚」「2つ」のような数詞を言うことができる程度であった．「月火水木…」，「子丑寅…」などの系列語や短い単語の斉唱は容易で，復唱も部分的に可能な場合があった．歌唱は良好．漢字単語の読解は比較的良好であったが，仮名単語の読解は不良であった．音読は困難で，稀に高頻度単語の音読ができることがあった．書字も重度障害がみられ，自分の名前の他にはいくつかの単語の自発書字が可能な程度．全体的な言語症状としては，理解面に比べて表出面が大きく障害されているのが特徴であった（**図1**）．
失語タイプ・重症度　ブローカ失語．重度．
他の認知・行動面の特徴　コミュニケーション意欲が高く，リハスタッフを見かけると「あら」と声をかけ笑顔を見せるなど，自分から他者とコミュニケーションをとろうとする態度がみられた．食べる真似や指さしなど簡単なジェスチャーやサインの使用が可能であったが，観念運動性失行のためジェスチャーは限られており，実用的には不十分であった．生活環境が変化することに対する不安が強く，病棟や病室が変わる時には心理的な動揺のために一時的に歩行の安定性や実用性が低下することがあった．
訓練目標　家庭内で日常的なコミュニケーションが可能になること．具体的には，コミュニケーション・ノート（以下，ノートと記す）を利用して，家族や訪問ヘルパーなど身近な人に細かな要求を伝えられること，自分から話題の提供ができること，を目標とした．
訓練対象・訓練仮説　発話が困難であることから，伝えたい物や場面を写真と文字で表したノートの項目を指さす方法を用いた．音声表出の訓練にもノートの項目を使用し，比較的保たれている斉唱と復唱の能力を利用して，項目を音読する訓練を行った．発話の代償・促通手段としてノートを利用することにより，意思を伝える能力や音声表出能力が改善されると考えた．
訓練方法　症例とともにコミュニケーション・ノートを作成し，使用訓練を行った．
①コミュニケーション・ノートの作成
　ノートは持ち運びや使いやすさを考えてA5サイズのクリアファイルに紙を挟み込む方法で作成した．項目は写真または絵を中心に文字を併用することとし，文字はなるべく漢字を多く用いて，振り仮名を振った．項目に使う写真はカタログや広告などからスキャナーで取り込み，3セ

ンチ四方の大きさに揃えた．ノートに挟み込む項目提示用の用紙はパソコンで作成し，1ページあたり6〜8項目の情報を載せた．掲載する項目や順番は症例と一緒に検討し，飲み物・食べ物・趣味については症例の好むものから順に載せるよう配慮した．

②コミュニケーション・ノートの構成

　ノートの，1．項目は症例や家族に関する情報，2．体調，3．日時や天気・気温，4．病院やリハビリに関する情報，5．飲み物（**図2**），6．食べ物，7．趣味，の7つのカテゴリーに分類した．日常物品など手で取ることのできるもの，指さしで示すことのできるもの，必要度が低いと思われた家事に関する項目は掲載しなかった．症例は多趣味であったため，趣味に関するページを充実させるよう努めた．

③訓練手続き・経過

　毎回言語訓練のはじめに，ノートを用いたコミュニケーション訓練を行った．まず，STが言った物の名前を聞いて該当する項目を指さす練習や，質問に対して項目を指さして応答する練習から開始した．例えば「外の天気はどうでしたか？」に対して天気に関するページの該当項目を

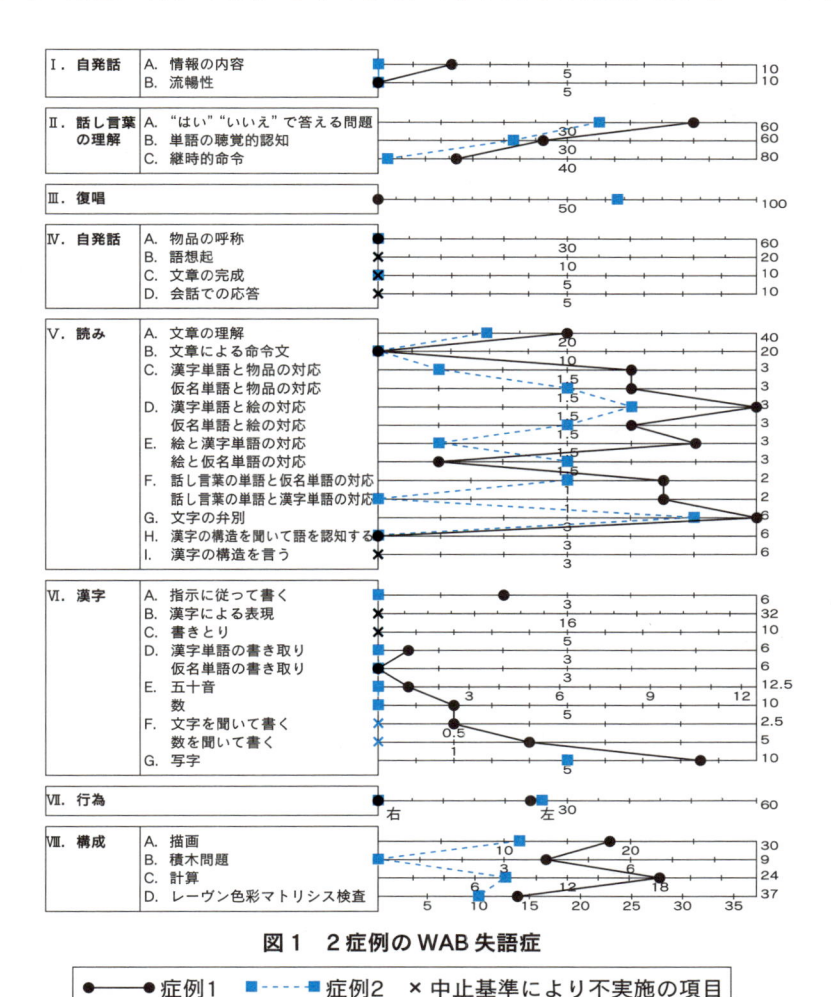

図1　2症例のWAB失語症

●——● 症例1　　■----■ 症例2　　× 中止基準により不実施の項目

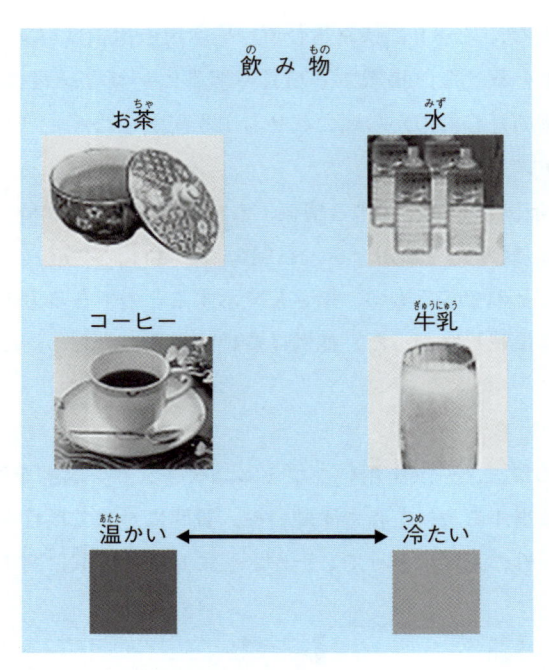

図2　症例1（TM）に使用したコミュニケーション・ノートのページ：飲み物の例
色つきの写真などのコピーを使用し，「温かい」は赤，「冷たい」は青で示した．

指さしたり，「リハビリが終わったら何を飲みたいですか？」に対して，同様に飲みたい物の項目を指さして家族に伝えるなどの練習を行った．斉唱が保たれていたため，指さしする際に単語の斉唱を促した．訓練が進むにつれて，句（「温かいお茶」）や短い文（「温かいお茶が飲みたい」）へと，斉唱する文の長さを長くした．家族にも訓練に参加してもらい，訓練室以外でのノートの使用を促した．家庭復帰した後は，送迎につきそう訪問ヘルパーにも参加してもらった．ヘルパーの訪問時に，家庭で五十音表の発話練習を行うこともあったとのことだが，現在のレベルでは五十音表の練習は本症例には適当ではないことを理解してもらい，ノートに掲載されている言葉の斉唱や写字を行ってもらうよう協力を求めた．

結　果　ノートを利用して，家族など身近な人と情報の交換ができるようになった．該当するページを開くには援助が必要であったが，自発的に項目を指さしたり，質問に対する答えとして項目を指示したり，項目の文字を音読して答えられるようになった．

訓練が進むにつれて，複数の項目を次々に指さしながら短い文の斉唱・復唱を行うことができるようになった（「今日の天気は晴れで，風が強い」など）．助詞の使用には誤りが生じたが，実用的には問題はなく，より詳しい内容の表出が可能となった．

家族もノートを使用することによって，より具体的なコミュニケーションを取れることがわかり，積極的に活用するようになった．また，退院後ノートを使用してコミュニケーションを行ったり，家族とノートに載っている言葉を練習するなど，家庭で言葉を使う機会を増やすことにつながった．ノートでは日常的に使用する言葉を練習するため，症例も家族も意欲的に家庭学習を

続けることができた．

考　察　コミュニケーション・ノート使用の訓練開始以前から，本症例はコミュニケーション意欲が高く，家族も家庭での言葉の練習や日常コミュニケーション面での働きかけに対して熱心であった．例えば，市販の絵カードを使い，カルタ取りのように単語の聴覚的理解の訓練を行うことを家族そろって楽しんだり，「おはよう」「おかえり」といった挨拶の言葉を日常の生活の中で積極的に促したりするなどの働きかけを行っていた．本訓練法の開始後，早い段階から家族にも訓練に参加してもらい，ノートを使ったコミュニケーションの内容を徐々に広げていったことで，症例と家族の間のコミュニケーションがとりやすくなり，家庭復帰の際にも環境の変化に対する不安感を減らす助けになったのではないかと思われた．

　さらに，項目の指さしだけでなく，比較的よく保たれていた斉唱・復唱を訓練で利用したことで，本訓練が発話の改善にもつながったと考えられた．

　以上のように，言語の表出面が大きく障害される重度ブローカ失語症例では，発話の代替・促通手段としてノートを利用する方法が有効であり，実用的なコミュニケーション能力を改善させることにつながると考えられた．

症例2　RY，男性．75歳．右利き．大学卒．元会社員．
原因疾患・発症後経過月数　脳梗塞．発症後1年経過．
損傷部位　左中大脳動脈領域広範．
神経学的所見　右片麻痺．
全体的言語症状　簡単な話しかけの理解は保たれていた．発話は非常に困難で，問いかけに対して「うん」と返事をすることができるものの，有意味な自発話はみられず，系列語の斉唱，単語呼称，復唱はいずれも困難であった．表情やサイン，ジェスチャーで意思を伝えようとする態度が認められた．しかし，ジェスチャーは重度の観念運動性失行のため殆ど困難であった．単語の読解は一部可能で，漢字と仮名で差は明らかではない．書字は自発書字，書き取りともに重度の障害があり，自分の名前を書くこともできなかった．写字は簡単な漢字のみ可能，仮名文字は全く困難であった．図1に見られるように，症例1に比較すると，全体的に症状が重い．
失語タイプ・重症度　ブローカ失語，重度．
他の認知・行動面の特徴　入所時からスタッフや他の入所者に対する拒否感情を強く示した．表情は硬く，居室で1人で新聞や本を見て過ごすことが多く，他の入所者との交流はほとんどみられない状態であったが，訓練中，「話ができなくてつらい」という話題で涙を流し，表現できないことを悲しんでいる様子がうかがえた．
訓練目標　コミュニケーション手段を確保し心理的な安定を得ること，他者との交流ができ施設内での生活になじめること，を目標とした．
訓練対象・訓練仮説　実用コミュニケーション能力を訓練対象とし，コミュニケーション・ボードおよびコミュニケーション・ノートを発話の代償手段として使用する．
訓練方法　ST訓練初回時：症例RYとコミュニケーションをとるために，○─×（はい─いい

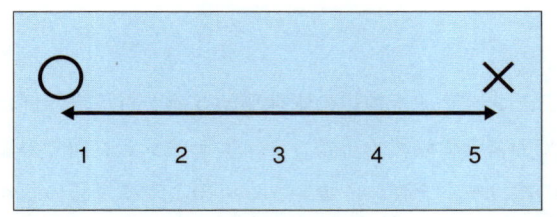

図3 症例2（RY）に使用したコミュニケーション・ボード（一部：尺度を示した部分）
体調などの程度を表す5段階の尺度（○は良好，×は不良を示す）．
患者はその段階を指さす方法で答える．

え応答に使用），人の絵，尺度などを記したボードを用意した．尺度は矢印と数字で体調などの程度を5段階で示したものである（**図3**）．記号の理解が保たれていることを確認し，質問に対してボードの指さしで答える手段をとった．施設スタッフに対しては，ボードを使用して簡単なコミュニケーションができること，体調確認などの際にボードを使用して毎日少しずつ使用訓練を行うこと，また，症例1と同様，五十音表を用いるコミュニケーション方法は本症例には適さないことをアドバイスした．

ST訓練2回目：表情が明るく元気になっており，ボードを自分から取り出して会話への意欲をみせた．施設スタッフより生活の様子や訴えの様子などを聴取し，ボードに載せる項目を少しずつ増やした．

ST訓練3回目以降：ボードの使用が定着した後，症例とともにノートを作成し，内容の拡大と使用訓練を行った．ページや項目は使用状況をみながら少しずつ増やしていくこととした．

ノートは体裁や項目カテゴリーは症例1に類似しているので，そちらを参照していただきたい．ただし，本例の個人的問題や関心事については注意し配慮した．例えば，麻痺のために爪切りや耳掻きなどをスタッフに依頼する必要があることを考慮し，整容のページには依頼する必要がある項目を選び，すぐにページを開けるようノートの前の方に載せた．また，RYは熱心な巨人ファンであり，プロ野球のテレビ観戦を楽しみにしているため，プロ野球に関するページを設けた．

訓練では症例1同様に，ノートに掲載する項目や順番を症例とともに選び，完成したページを使用してコミュニケーションを行った．訓練の方法は，「昨日の巨人戦の，相手はどこでしたか？」などSTからの質問に対して指さしで答えたり，項目の聴覚刺激に対して指さしをすることを中心とし，斉唱などは特には促さなかった．

加えて，発話訓練も行った．「あー」「あ．あ．あー」のような随意的な発声の練習から開始し，また，「おはよう」「ありがとう」などの挨拶語の発話練習を行った．

発話が出はじめてきたため，環境整備として施設スタッフに対して，RYに気軽に話しかけ会話の機会を多くすること，RYから間違った言葉が出ても訂正せず，どんどん話してもらうと良いことなど，症例との関わり方について助言をした．ノートも引き続き使用してもらうように依頼した．

結　果　STや施設スタッフに対して，自分からノートを開き，項目を指さして意思を伝えたり話題を提供することが可能となった．好きなプロ野球についての会話を楽しむことができるようになり，ノートを使ってコミュニケーションができることを非常に喜んだ．

発話にも改善が認められた．「どうも」「うん，いいよ」などの自発話がみられるようになり，

それを会話で適切に用いることができるようになった．単語の読解や日常会話の聴覚的な理解にも改善があり，言語機能全般に改善が認められた．

症例は，コミュニケーションが成立する手段ができたことで心理的に安定し，本来の明るさを取り戻すようになった．施設スタッフや他の入所者に自分から「おはよう」と挨拶をし，話しかける様子がよくみられるようになった．他者との交流に積極的になり，施設内の集団活動やリハビリにも熱心に参加するようになった．満面の笑みもみられるようになり，施設スタッフも入所時からの変化に驚いたと記している．

考 察 本症例RYは症例1よりも更に重度のブローカ失語症例であり，他者へ自分の意思を伝えることは，発話，書字，ジェスチャーのいずれでもほとんどできなかった．また，生活の場が症例1と異なり，施設という集団生活の場であったために，多くの職員や入所者と接する必要に迫られる環境にあり，そのことが一層本例のコミュニケーションを困難にしていたのではないかと思われる．RYはコミュニケーションへの意欲が高く，それだけにコミュニケーションがうまくいかない時期にはフラストレーションを強く感じていたと推測される．

しかし，知的機能が保たれていたため，ノートが意思を伝える手段としていったん獲得されると，自分からノートの該当するページを開き，項目を指さして意思を伝えることが可能であった．この点，RYは訓練開始時，症例1より全体的に障害が重かったにも関わらず，症例1がノートの当該のページを開くのにSTの援助が必要なことがあったのと異なっている．RYは読書を好み，新聞を見たいなどの欲求があったことや，文字を利用することにもともと慣れていたことが実用コミュニケーション訓練を行うにあたって有利に働いたと思われる．また，訓練にあたって言語室以外で施設職員の協力が得られたことも重要であった．

当初，施設スタッフが五十音表の指さしを促して症例とコミュニケーションをとろうとしたがうまくいかず，更に拒否感が強まったことがあったことが報告されている．そのときの施設内のカンファレンスでは，知的機能がよく保たれているために，五十音表を指さしで伝えるという方法を嫌がったのではないか，という考察がされていたが，RYは指さしという方法を嫌がったのではなく，失語症のために五十音表を指さすことができなかったのである．

コミュニケーション・ノート（ボード）を使用する訓練法は，重度失語群の中の多くの患者に適応があるのではないだろうか．臨床現場では上述の例のように，施設内で失語症者に対して五十音表が安易に使用されることも多い．しかし，患者の能力によってはその弊害は大きく，さまざまな二次的問題を生じさせてしまう危険をはらんでいる．STは当該患者の言語障害の鑑別，残存機能などの評価をもとに，適切なコミュニケーション手段を選ぶこと，さらには失語症者を取り巻くスタッフに失語症の病態を正しく認識してもらうために彼らに情報を提供することの重要性を本症例によって再認識させられた．

最後に，コミュニケーション・ノート（ボード）の作成にあたっては，患者の失語症の特徴，重症度，病前の生活・趣味・関心事などさまざまな要因を含めた「個人性」を重視して，患者と協同して作成し，使用する方法が重要であることを追記したい．

（緑川裕美子，毛束真知子）

第Ⅴ章

拡大・代替コミュニケーション手段の獲得訓練

概説 1

非言語様式による代償手段の訓練

1. ジェスチャー

1) 象徴的なジェスチャー

　体系的なジェスチャーの訓練法として，Visual Action Therapy（VAT）（Helm-Estabrooks と Albert 1991a）がある．この訓練法は，失行を伴った重度失語症者に対して，コミュニケーション手段としてのジェスチャーの能力を改善させることを目的としている．使用する訓練刺激は，遠位の上肢，近位の上肢，口部顔面の行為に対応した物品で，刺激形態の難易度によって実物，動作絵，物品の絵が用いられる．訓練は段階的に構成され，物品と絵のマッチング，物品使用，動作絵に対応する物品を選択して使用する，ジェスチャーの理解，物品や絵を見てジェスチャーを表出するなどのステップを経て，最終的に刺激なしで象徴的なジェスチャーを生成することを目指す．Helm-Estabrooks ら（1982）は，上肢に対する行為のみを訓練対象とした開発初期の VAT を全失語 8 例に実施し，訓練前後の PICA の得点を比較した．その結果，パントマイムの項目と，聴理解や読解に改善が認められた．その後，口部顔面が関わるジェスチャーも VAT に加えて訓練を実施したところ，発話能力にも改善がみられた（Ramsberger と Helm-Estabrooks 1988）．このことから Helm-Estabrooks らは，VAT によってジェスチャー能力の改善や失行の軽減のみならず，言語能力の改善も図られるとしている．

　しかし VAT の訓練効果について，疑問を呈する研究報告例もある．Conlon と McNeil（1991）は，全失語 2 例に対して VAT（1982 年版）を実施したところ，1 例はほぼ全部のステップで，1 例は約半数のステップで訓練効果が認められたが，両者とも非訓練項目や次のステップへの般化はみられず，最終的に象徴的ジェスチャーの獲得には至らなかったとしている．

　田中（1992）は，VAT を参考にしたジェスチャーの訓練プログラムを作成し，全失語例に適用した．訓練は，物品の絵に対応するジェスチャーを表出することを目指して，10 段階のステップ学習形式で行われた．その結果，訓練語のみならず非訓練語にも般化が見られ，失行が軽減し，言語能力や日常コミュニケーション能力などにも改善がみられた．

　象徴的なジェスチャーの獲得と般化をめぐっては，失語症の重症度が関与することが指摘されている（Coelho 1990，Coelho 1991）．Coelho（1990）は，中〜重度非流暢性失語症 4 例に対してマニュアル・サインの訓練を実施し，その習得と般化の程度を検討した．訓練では単一のサインと複合的サインについて，模倣・理解・生成の課題を実施した．その結果，対象者の中で失語症

の重症度が比較的軽い2例はすべてのサインを習得し，般化もみられたが，あとの2例は一部の習得にとどまった．さらにサインの実際場面への般化を検討するために（Coelho 1991），はじめは訓練室で飲食物を表すサインを習得する訓練，次に病院内の模擬レストランでウェイター役のSTの質問にサインで応答するロールプレイ訓練を行った．般化の調査は，実際のレストランで注文する場面を設定した．その結果，失語症がより軽度の症例では，訓練室内の訓練によって実際のレストランの場面に般化したが，重度の場合には，ロールプレイ訓練を実施しても般化しなかった．

しかし重度の失語症者において，事物を象徴するような複雑なジェスチャーの獲得は困難であっても，yes-noの表現や指さしなどの簡単なジェスチャーは生成することができる場合がある．これらの基礎的な行為は，重度失語症者にとって意思を表明するための重要な手段であり，訓練によってこうした行為を促進することの臨床的意義は大きい．中村（2003）は，最重度失語症例に対して，指さしと物品の使用動作を表すジェスチャーの訓練を実施した．指さしの訓練は，STが提示した絵と同じ実物を対象者が指さし，その物品をSTが取って絵と実物を照合する，といった手順で進められた．指さしの実用性を高めるために，対象者の妻も訓練に参加した．その結果，象徴的なジェスチャーの検査場面での自発的使用は困難であったが，実際の生活場面で指さしや簡単なジェスチャーで意図的，能動的なコミュニケーションが図れるようになった．

2）会話の中でのジェスチャー

失語症者は，会話などの文脈のある場面では，文脈なしで意図的なジェスチャーの生成を求める失行の検査場面に比べて，適切なジェスチャーを表出することができ（Feyereisenら 1988, RoseとDouglas 2003），またジェスチャーの量も多く，しばしば発話の代償的役割を果たすことが報告されている（Smith 1987, Hermannら 1988, Le Mayら 1988）．Roseらは，検査で失行が認められた7例の失語症者について，健常者との会話場面を観察したところ，発話を補助あるいは代償するジェスチャーの表出がみられた．こうした場面によるジェスチャー能力の解離についてRoseらは，失行の検査課題では対象となる事物の特徴や動きを意識的に想起し，それを相手にわかるように表現するといった抽象的な認知過程を必要とするが，会話は文脈を利用してより無意識的に生成されるものであり，この2つの場面でのジェスチャーは，生成のプロセスが異なるとしている．

失語症者で会話中のジェスチャー能力が保たれることを指摘したこれらの報告例では，ジェスチャーの訓練は他者との相互作用の過程でなされる方が効果的であり，STはモデリング（訓練対象者がSTの示したモデルを観察することによって，行動を習得したり自己の行動を修正したりする），シェーピング（特定の行動を促進するために，段階的に反応を形成する），フィードバック（STが訓練対象者の行動についての情報を本人に提供することによって，対象者が自己の行動を修正あるいは発展させる）などの技法によって，ジェスチャーを促進すべきであることを提唱している．このような訓練は，ジェスチャー能力そのものの改善を目指す訓練とは異なって，他者との効果的なコミュニケーションを成立させることが主目的であり，ジェスチャーはその目

的を達成するためのひとつの手段として促進される．

2. 描　画

　Helm-EstabrooksとAlbert（1991b）は，描画をコミュニケーション手段として利用することを目的として，Back to the Drawing Board（BDB）を開発した．訓練刺激には1～3コマの線で描かれた漫画を用いるが，その理由についてHelm-Estabrooksらは，漫画は重度失語症者にとって理解しやすく，描画を促進するという利点があり，また線画は模写しやすいと述べている．訓練では，刺激を提示した後に裏返し，失語症者に刺激を想起して描画してもらう．漫画の主題が明確に描かれない場合は，再度刺激を見せてSTが不十分なところを指摘する，失語症者に細部を模写したり重要な部分の拡大を描いたりするように励ます，などの介入を行う．まず1コマ漫画から開始し，次第に2コマ，3コマへと移行する．BDBを重度表出性失語2例に実施したところ，2例とも描画能力が改善したとしている．

　BDBを訓練に利用したWard-LonerganとNicholas（1995）は，統制された課題から自由度の高い課題へ段階的に移行することによって描画の実用化を図った．対象者は，言語能力に対する訓練や描画以外の代償手段を利用した訓練で効果のなかった重度失語症例で，高度に構造化されたBDBを実施した後に，物品や動作の絵を用いたPACE訓練を行い，さらにテーマに沿った会話の中で描画を活用する機能的描画訓練を行った．その結果，描画能力が改善し，日常生活でも隣家の車のヘッドライトが壊れていることを描画で表現し，家族が理解できないと別の方向から見た車を描いて伝達するなどの修正行動もみられるようになった（**図1**）．

　Bertoniら（1991）は，絵が具象的で日常生活に直結しやすいpictograph（**図2**）を重度失語症者の描画訓練に活用した．まずpictographの表象する意味と多義性の理解のためのマッチング課題や質問―応答課題，pictographの弁別特徴を認識するための模写課題を行った．次に質問

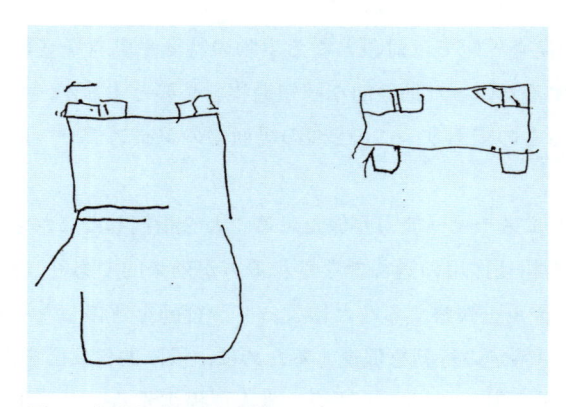

図1　自発的な描画の例
隣家の車のヘッドライトを修理する必要があることを，家族に伝えた．（Ward-LonerganとNicholas 1995より）

に対して習得したpictographを自ら描くことで応答する課題を実施し，さらに自発的に描画するように促した．その結果，次第に事物の弁別特徴を正確に捉えた自発的描画が可能となり，自己の意図に合わせてpictographを部分的に修正して描くようになった．また，pictograph以外の描画も表出されるようになった．Bertoniらは，pictographは具象性が高いために，重度失語症者にとって意図したメッセージを記号化しやすく，効果的なコミュニケーション手段として利用できるとしている．

描画能力は，失語症者を含めた左半球損傷例で保存されるといわれるが（HatfieldとZangwill 1974, Swindellら 1988），ジェスチャーと同様に失語症が重度である場合には，描画能力の制約は大きいことが示されている（堀田ら 1996）．堀田らは，重度失語症検査の描画課題（人物と3種類の物品）を45例の重度失語症者に実施し，描画能力と言語能力が相関することを見出した．ただし対象者によっては言語能力に比して描画能力が高い例もあり，描画訓練の導入に当たっては，個々の対象者の反応特徴を十分に検討する必要性が示唆された．

しかし失語症が重度で描画能力に制約があっても，健常者の方が失語症者の不十分な描画を適切に解釈することによって，有効なコミュニケーションを図ることができる．LyonとSims（1989）は，重度表出性失語症8例に対して，文脈を利用した基本的描画課題や健常者とのPACE訓練を実施した．訓練前後には，描画を用いた条件と用いない条件のPACE課題を実施して，情報伝達の程度や経過時間などを基準としたコミュニケーション効果と，描画のわかりやすさの評価を行った．その結果，訓練前後のコミュニケーション効果は，描画を用いた場合の方が用いない場合に比べて大幅に改善し，描画のわかりやすさは改善がみられたものの十分とはいえなかった．Lyonらは，描画は発話やジェスチャーのような一過性の様式とは異なって，概念を安定して供給できること，失語症者の絵が不明確であっても健常者とのやりとりの中で情報を明らかにできることから，描画は有効なコミュニケーション手段になり得るとしている．そしてLyon（1995）は，描画を用いたコミュニケーションに成功するには，健常者の適切な対応が重要であるとして，失語症者の曖昧な絵を理解する方略を提案している（**表1**）．

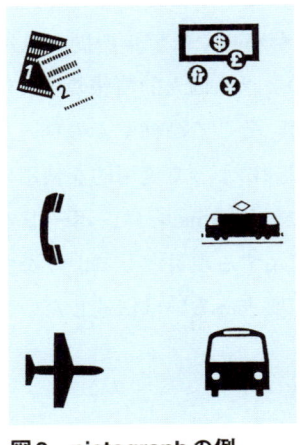

図2　pictographの例
（Bertoniら 1991より）

表1 失語症者の不明確な絵を解釈するための提案

1. 失語症者が描き終わってから，その絵の解釈を開始する
2. 描画のテーマがわからない場合は，失語症者に絵の中で最も重要な部分をポインティングしてもらう
3. ポインティングした部分がわからない場合は，
   a) ジェスチャーなどを用いて説明するように求める
   b) 例えば「それは前（あるいは横）から描いたものですか？」などのように，その部分がどの観点から描かれたものかを尋ねる
   c) 別の用紙に，その部分の拡大図を描くように促す
   d) 「それは人？物？」「小さい？大きい？」「内側？外側？」のように，一般的な質問から特定的な質問へ進める
   e) それでもわからない場合は，健常者が最も近いと推測するものを描き，失語症者に正誤を判断してもらう
4. 失語症者が描画を開始しない場合は，健常者がその失語症者に関する話題や，共通する話題を選んで描画する

（Lyon 1995 より）

3. コミュニケーション・ボード（ノート）

　コミュニケーション・ボード（ノート）は，あらかじめ用意された絵や図形，文字，視覚シンボルなどを指さすことによって相手に情報を伝えるもので，対象者に求められる行為はジェスチャーや描画に比べると容易であり，重度失語症者にも適用しやすい．しかし訓練によって実用的な使用に至るにはいくつかの要因が関与し，また話題によってはコミュニケーション・ボードの使用が適当ではない場合もある．

　Bellaireら（1991）は，重度ブローカ失語症者に対してコミュニケーション・ボードを使用する能力の習得と般化を検討した．般化の場面はナーシングホームのコーヒータイムでのやりとりで，3枚のボードにはそれぞれ挨拶などの社会的反応，食物などの要求，職業などの個人的情報についての絵を用意した．訓練では，STの質問に対して当該の絵を指さす課題を実施し，反応に失敗した場合は，STが言語的手がかりやモデルの提示，対象者の手を取るといった身体的援助を提供した．その結果，食物等の要求や個人的情報の項目について習得されたが，非訓練語や実際場面への般化はみられなかった．そこで訓練室でのロールプレイ訓練を実施したが依然般化せず，結局実際場面での直接的な訓練によって実用的な使用に至った．また社会的反応については，習得と般化は認められなかった．Bellaireらは，ボードの実用的な使用には実際の場面での訓練が必要であること，ボードに使用する項目として，うなずきなどの非特定的な反応で伝えられる情報は不向きであり，対象者が要求あるいは伝達したい特定的な内容を採用すべきであると述べている．

　小嶋ら（1991）は，22例の失語症者にコミュニケーション・ノートを作成し，その活用状況をアンケート調査した．その結果，ノートの活用には精神機能，コミュニケーションに対する積極性，社会的関心度，家族コミュニケーション環境などの要因が関与することが示された．また

ノートの使用に適する話題は緊急性が低く，あらかじめ選択肢が用意しやすいカテゴリーであることなどが示唆された．

コミュニケーション・ボード（ノート）は，主として失語症者の要求や意思の伝達を助けるために利用されるが，ボードと同様に視覚的な刺激を指さすことによって，健常者との会話を成立させる試みもみられる（Foxら 2001，GarrettとHuth 2002）．Garrettらは，重度表出性失語症例に対して，絵や文字などの視覚刺激を提示した会話訓練と，提示しない訓練を実施して，会話の成立状況を検討した．その結果，刺激を提示した方が会話の持続時間，情報交換の数，情報伝達の成功率が良好であった．さらにこうした傾向は，話題の内容が個人的な出来事の場合に比べて，新聞などから選んだ最近のニュースの場合に強調された．Garrettらは，失語症者との会話では視覚刺激の利用が有効であり，その利用状況は話題の内容によって異なる，すなわち，具体的で親密な情報を伝達する個人的な話題については，対象者が訓練前から用いていた手段に依拠することができるが，最近のニュースのように高度に特殊な出来事を伝達するには，話題に沿った視覚刺激を指さす補助的な手段が必要であるとしている．

4．多種のコミュニケーション手段の利用

代償手段の獲得が容易ではない重度失語症者にとっては，特定の手段を訓練によって実用化のレベルまでに高めることは難しく，むしろ一つひとつの手段は不十分であっても複数の手段を用いることで，伝達できる情報量を増やすことの方が有効な場合がある．また実際のコミュニケーションは，多種多様の話題が展開されるものであり，単一の手段のみであらゆる情報を伝えようとするのは，不自然なことである．そこで代償手段の訓練では，失語症者が利用できる手段をできるだけ多く見出し，それらを複合的に用いてコミュニケーションが図れるように援助することが重要になってくる．

LawsonとFawcus（1999）は，聴理解力の制約が顕著である重度失語症者に対して，ジェスチャー，描画，読解，書字の習得と実用化を目指した8人の小グループ訓練（トータルコミュニケーション・アプローチ）を実施した．このグループは発話能力の改善が望みにくい失語症者を対象として，あらゆる代償手段を用いたやりとりによって，他者とのコミュニケーションに成功する機会を提供するために企画された．訓練の結果，描画と書字の表現が増加し，聴理解力を補うために相手のジェスチャーに注意を払うなどの行動がみられるようになった．発話能力は実用的ではなかったが，各種の代償手段を用いてSTや家族と会話を楽しめるようになった．

坊岡（1998）は，重度ブローカ失語症例に視覚シンボルや漢字を併用したコミュニケーション・ノート，ジェスチャー，描画を用いた訓練やPACE訓練を行ったところ，会話場面において，これらの手段と不完全ながらも単語の発話によって，情報を伝達できるようになった．下垣（1999）は，ジェスチャーや描画の能力は残存しているのに実際には利用しない重度失語症例と家族に対して，コミュニケーション・ノート，漢字選択，ジェスチャー，描画を使用したPACE訓練や会話の訓練を実施し，さらに実用化のための小グループ訓練を行ったところ，病棟生活に

おいても訓練の般化がみられた．堀田（2003）は，実用的な発話が困難な重度ブローカ失語症者に対して，書字，ジェスチャー，描画の基礎的な習得訓練，一定の枠組みの中で概念を表現する訓練，会話訓練を段階的に実施した結果，主として漢字の書字を使用し，他の手段を補助的に用いて自己の個人的な情報を伝達できるようになった．

多種の代償手段を有効に活用し，コミュニケーションを効果的に図るには，場面や伝達内容に応じて手段を臨機応変に変換する必要がある．しかし失語症者では，こうした変換能力に制約があるとする報告がみられる（Kraat 1990, Purdyら 1994, Yoshihataら 1998）．Purdyらは，コミュニケーション・ボード，ジェスチャー，発話の各伝達手段に対する訓練を実施した後に，情景画や会話の説明課題を行ったところ，使用が多かった手段は獲得が最も困難であった発話で，他の手段の自発的使用は少なく，伝達に失敗した時に他の手段へ変換する行為も少なかった．

Yoshihataら（1998）は，3例の重度失語症者にジェスチャーか描画のどちらか一方の手段で情報伝達に失敗した場合に，他方の手段に変換する能力を調べたところ，全例で変換が困難であった．そこでSTが非言語的な手がかりを提供して変換を促進する集中的訓練を行った結果，最終的に手がかりがなくても，適切な場面で手段を変換できるようになった．Yoshihataらは，この変換能力を訓練場面のみならず，パートナーとの情報伝達場面に活かすには，パートナーが失語症者の反応を待ち，変換の機会を提供することが必要であるとしている．

5. 訓練を計画・実施する上での留意点

非言語様式による代償手段の訓練について，代表的な訓練法，訓練に関わる要因，具体的な訓練の実施例などを概観したが，最後にこれらの代償手段の訓練を導入するに当たって，留意すべき点をまとめる．

失語症者一人ひとりに合わせた手段や訓練法を考える

本章で，ジェスチャーや描画の獲得と般化には，失語症の重症度が関与することが示されたが，その他にも代償手段の訓練を計画する上で考慮すべき要因がある．van de Sandt-Koenderman（2004）は，代償手段の適用には失語症の特徴のみならず，認知能力，コミュニケーションの能力や必要性，動機づけ，コミュニケーションの環境などの要因が関与するとしている．失語症者はこれらの点で個々に異なっており，STは代償手段の訓練を成功させるために，失語症者個々人の特徴に応じた手段や訓練法を考える必要があろう．

自発的に生じた行動や残存する能力を有効に活用する

失語症者にとって，新しい行為を学習するよりは，病前からみられた行動や，病後自然に出現した行動を，強調・拡大する方が負担が少なく，実用的である場合が多い．たとえばyes-noの代償的な表現について，失語症者の行動を観察すると，自発的にその人なりの表現が出現することがある．STは，そうした表現が明らかに不適当でない限り，新しく行動を形成するよりも，その表現をより明確化し，他者に理解されるように援助していく方が有効であろう．

またSTは，言語・非言語の検査や行動観察，試行的訓練によって，失語症者の持てる能力を

見出し，それを代償手段の訓練に活かしていくことが重要である．

特定の場面での代償手段の使用を目指す

Kraat（1990）は，どの場面にも通用する代償手段の獲得を目指すのではなくて，手段の使用目的を明確にして，使用する場面を特定した方が，訓練の効果が上がるとしている．たとえば下垣（1999）は，買い物の自立を図るために，食品名を書いたノートから購入する食品のリストを作り，そのリストを頼りに買い物をする訓練を実施したところ，必要な品物のほとんどを一人で購入できるようになった．

代償手段の訓練には他者との相互作用の場面を取り入れる

失語症者は，訓練によって代償手段を学習することができても，その効果が実際の生活場面に般化しにくい傾向がある．そこで訓練を計画する際には，代償手段を使った他者との相互作用の場面を設定し，手段の実用化を目指していく必要がある．さらに訓練の場所も，言語訓練室内にとどまらず，実際に手段を使う場所に赴いて，直接的な訓練をすることによって，より実用性を高めることができる．

健常者の代償手段に対する理解と協力が不可欠である

代償手段を使ったコミュニケーションを成功させるには，失語症者のみならず相手役となる健常者の積極的な関わりが欠かせない．健常者が失語症者のコミュニケーションの特徴をよく理解し，適切な援助ができれば，有効な相互作用を図ることができるであろう．たとえばコミュニケーション・ノートの使用に際して，必要な場面で自発的にノートを広げることができない失語症者でも，健常者に使用を促されたり，該当するページを開いてもらったりすれば，情報伝達に成功することがある．描画については，先に述べたように，健常者が失語症者の不明確な絵を効率よく解釈するための提案がある（Lyon 1995）．

また健常者もジェスチャーや描画などの代償手段を積極的に使用することは重要である．健常者の行動は，失語症者に対してモデルの役割を果たし，理解力が不十分な失語症者には理解を促進する手がかりとなる．さらに健常者が代償手段を積極的に使うことによって，失語症者も抵抗なく代償手段を利用できるであろう．

STは失語症者のコミュニケーション・パートナーである健常者に対して，積極的に訓練への参加を促し，コミュニケーションの図り方について直接的なアドバイスを提供することが必要である．

（堀田　牧子）

文　献

Bellaire KL, et al：Establishing functional communication board use for nonverbal aphasic subjects. In TE Prescott (Ed.), Clinical Aphasiology 19：219-227, 1991.

Bertoni B, et al：Communicating with pictographs：a graphic approach to the improvement of communicative interactions. Aphasiology 5：341-353, 1991.

坊岡峰子：重度失語症者に対する補助・代替コミュニケーション（AAC）の導入．聴能言語学研究 15：22-28, 1998.

Coelho CA：Acquisition and generalization of simple manual sign grammars by aphasic subjects：J

Communication Disorders 23 : 383-400, 1990.

Coelho CA : Manual sign acquisition and use in two aphasic subjects. In TE Prescott (Ed.), Clinical Aphasiology 19 : 209-218, 1991.

Conlon CP, McNeil M : The efficacy of treatment for two globally aphasic adults using Visual Action Therapy. In TE Prescott (Ed.), Clinical Aphasiology 19 : 185-195, 1991.

Feyereisen P, et al : Gestures and speech in referential communication by aphasic subjects : channel use and efficiency. Aphasiology 2 : 21-32, 1988.

Fox LE, et al : Effects of conversational topic choice on outcomes of augmentative communication intervention for adults with aphasia. Aphasiology 15 : 171-200, 2001.

Garrett KL, Huth C : The impact of graphic contextual information and instruction on the conversational behaviours of a person with severe aphasia. Aphasiology 16 : 523-536, 2002.

Hatfield FM, Zangwill OL : Ideation in aphasia : the picture-story method. Neuropsychologia 12 : 389-393, 1974.

Helm-Estabrooks N, et al : Visual action therapy for global aphasia. J Speech and Hearing Disorders 47 : 385-389, 1982.

Helm-Estabrooks N, Albert ML : Visual action therapy. Manual of Aphasia Therapy. Pro-Ed, Austin, pp177-187, 1991a.

Helm-Estabrooks N, Albert ML : Back to the drawing board. Manual of Aphasia Therapy. Pro-Ed, Austin, pp189-198, 1991b.

Herrmann M, et al : Nonverbal communication as a compensative strategy for severely nonfluent aphasics? -a quantitative approach. Brain and Language 33 : 41-54, 1988.

堀田牧子, 他：重度失語症者の描画能力の検討．聴能言語学研究13：65-72, 1996.

堀田牧子：重度ブローカ失語例に対する代償手段実用化のための訓練（竹内愛子・編：失語症臨床ガイド）．協同医書出版社, pp173-176, 2003.

小嶋知幸, 他：失語症者におけるコミュニケーション補助手段の有効性について．音声言語医学32：360-370, 1991.

Kraat AW : Augmentative and alternative communication : Dose it have a future in aphasia rehabilitation? Aphasiology 4 : 321-338, 1990.

Lawson R, Fawcus M : Increasing effective communication approach. In S Byng, et al (Eds.), The aphasia therapy file. Psychology Press, Hove, pp61-71, 1999.

Le May A, et al : The use of spontaneous gesture by aphasic patients. Aphasiology 2 : 137-145, 1988.

Lyon JG : Drawing : its value as a communication aid for adults with aphasia. Aphasiology 9 : 33-50, 1995.

Lyon JG, Sims E : Drawing : its use as a communicative aid with aphasic and normal adults. In TE Prescott (Ed.), Clinical Aphasiology 18 : 339-355, 1989.

中村やす：最重度失語症例に対する非言語的な代償手段の実用化訓練（竹内愛子・編：失語症臨床ガイド）．協同医書出版社, pp177-182, 2003.

Purdy MH, et al : An investigation of the communicative use of traind symbols following multimodarity training. In TE Prescott (Ed.), Clinical Aphasiology 22 : 345-356, 1994.

Ramsberger G, Helm-Estabrooks N : Visual action therapy for bucco-facial apraxia. In Clinical Aphasiology Conference Proceedings. Pro-Ed, Austin, 1988.

Rose M, Douglas J : Limb apraxia, pantomine, and lexical gesture in aphasic speakers : Preliminary findings. Aphasiology 17 : 453-464, 2003.

下垣由美子：重度失語症者へのAACアプローチ．聴能言語学研究16：47-54，1999．

Smith L：Nonverbal competency in aphasic stroke patients' conversation. Aphasiology 1：127-139, 1987.

Swindell CS, et al：Characteristics of recovery of drawing ability in left and right brain-damaged patients. Brain and Cognition 7：16-30, 1988.

田中純平：全失語症患者に対するジェスチャー訓練の試み．神経心理学8：100-109，1992．

van de Sandt-Koenderman MWME：High-tech AAC and aphasia：Widening horizons? Aphasiology 18：245-263, 2004.

Yoshihata H, et al：Acquisition and generalization of mode interchange skills in people with severe aphasia. Aphasiology 12：1035-1045, 1998.

Ward-Lonergan JM, Nicholas M：Drawing to communicate：a case report of an adults with global aphasia. European J Disorders of Communication 30：475-491, 1995.

症例 V-1　代替手段としてジェスチャーを使用した重度ブローカ失語例の訓練

症　例　KY，女性．21歳．右利き．短大卒．団体職員．

原因疾患・発症後経過月数　大動脈炎症候群に起因する脳梗塞．発症後1カ月経過．

損傷部位　ブローカ領域を含む左前頭・頭頂葉の皮質・皮質下．

神経学的所見　運動系は右上下肢の不全片麻痺．感覚系は右半身の感覚障害．

全体的言語症状　初診時，発語は「いー」「あー」程度．系列語や単語の斉唱，復唱も不能．こちらの言うことは少し理解できている印象ではあったが，yes-no反応は不正確．発症後2カ月を経過したSLTA（図1）施行の時点では，発語にはほとんど変化はなく，口型を見せても構音は改善されず，重度の失構音を呈していた．聴覚的理解は単語レベルでも3/10ときわめて不良であった．読解は聴覚的理解より良好で，日常会話における聴覚的理解を補い得るものであった．この時点で書字の実用性はなかった．その後のSLTA（発症後8カ月）では聴覚的理解力，漢字単語の書字に改善がみられている．一方復唱を含めて口頭表出にはほとんど改善が認められなかった．

失語タイプ・重症度　ブローカ失語．重度．

他の認知・行動面の特徴　口部顔面失行を認めた以外，他の失行，失認は認められず．状況判断は極めて良好であり，病棟での生活にも支障はなかった．

訓練目標　本症例は年齢が21歳と若く，急性期からのかかわりであったため，訓練初期には口頭言語の実用性を獲得することを目指した．しかし徐々にそれが困難であることが明らかになってきたため，代替手段の獲得により周囲とのコミュニケーションが円滑になることを目標とした．職業復帰することは困難であると考え，在宅生活におけるコミュニケーション能力の獲得に主眼を置いた．

訓練対象・訓練仮説　本症例の中核症状は重度の失構音であり，聴覚的理解・読解は比較的速やかに改善がみられた．当初は失構音の改善を目指して，口型模倣，斉・復唱等の訓練を試みたが，ほとんど改善がみられなかった．

　訓練の過程で自然発生的にジェスチャーが出現し，それによってコミュニケーションを図ろうとする意図が見えたので，積極的に代替手段としてジェスチャーを採用した．その自然発生的なジェスチャーをサイン化し，さらに，形態の模倣によるジェスチャーでは伝えきれない抽象概念を，手話を一部取り入れることで豊富なコミュニケーション能力の獲得を目指した．なお，ここで述べるジェスチャーという用語は，ある物体や事象を表現し，伝達する手段としての身ぶりを指し，言語に伴う身ぶりとしてのジェスチャーとは区別されるものとして使用している．

　ジェスチャーが実用化されるためには，理解力が良好であること，知的機能が保たれていること，事象のシンボル化が可能であることが条件である．理解力や知的機能については特に問題は

なく，導入可能が予測されたが，シンボル化については未知数であった．しかし訓練過程で本症例が優れたシンボル化の能力を有していることが徐々にあきらかになり，実用化を推進した．

訓練方法　日常会話における語彙の中で，形態や動作の模倣が可能なものの多くは，本人の自発的なジェスチャーをうながし，確認する作業を行っていった．形態が表しにくい語について，形態に動作を付け加えることによって表すこともあった．例えば「風呂」は，衣服を脱ぎ，湯船に入り，タオルで身体を洗う一連の動作で表現した．しかしこれでは冗長で，受け手も混乱するので，「首の両側を洗う」という動作だけで「風呂」という語を表すことにした．同様に，「お父さん」はネクタイをしていばっている動作，「お母さん」は髪にパーマがかかっていて背が低い，という動作と決めた（**図2**）．このようにいくつかの語について，それぞれの説明的な動作を簡略化してサイン化し，会話の中に導入していった．サイン化されたことばのリストは表1の通りである．この他に，自ら工夫して表現する語彙も多くみられ，かなり高度な表現を自ら用いるようになった．

具体物では低頻度語でもかなり表現できるようになったものの，時間や色などの抽象的概念を表す語などはジェスチャーでは難しい．また「くやしい」「がまんできない」など，表情では表せても，他の感情と区別しにくい語などは自発的なジェスチャーでは表現困難であった．そこでこれらの語については，一部手話を導入することにした．例を挙げると，「白」は人さし指で歯を指す（**図3-A**）．また「来る」は人さし指を手前に引くような動作をする（**図3-B**），などで，19語を導入した（**表2**）．それらを徐々に日常会話に取り入れ，使用の機会を作っていった．独

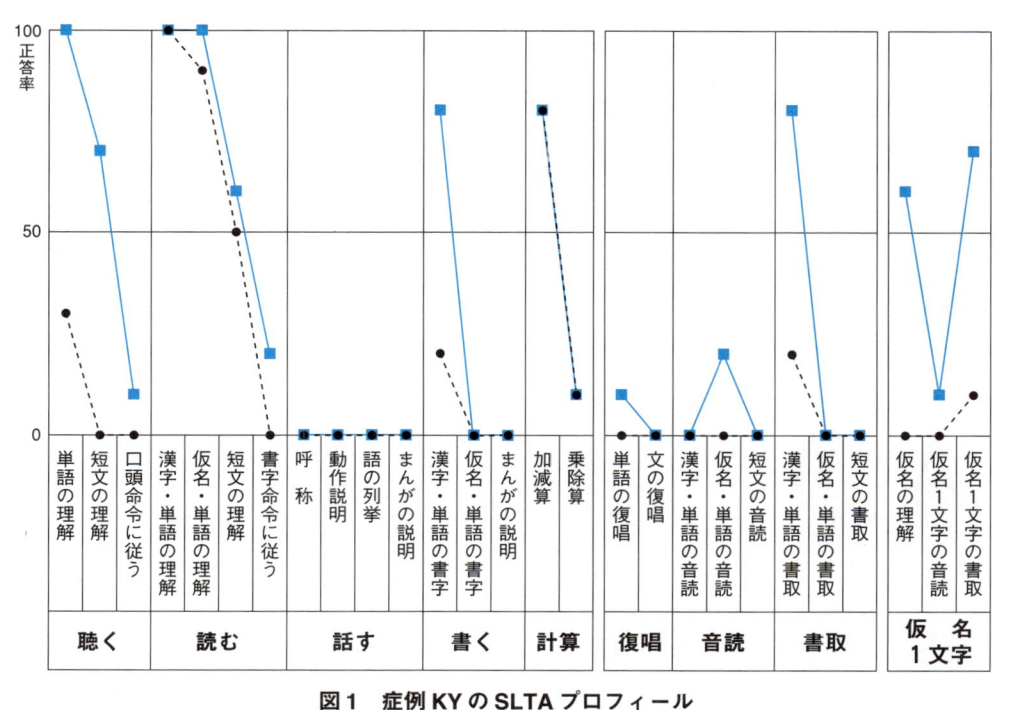

図1　症例KYのSLTAプロフィール

---●--- 発症後2カ月　　―■― 発症後8カ月

自にサイン化したものと手話の語彙を絵にして，簡単なファイルにまとめ，家族や病棟でのコミュニケーションに利用した．

結　果　ジェスチャーと，やや改善がみられていた書字能力及びyes-no反応や，答えの選択肢のポインティングなどを併用して，日常生活の大部分の事柄は，周囲とコミュニケーションがとれるようになった．サイン化したジェスチャーや手話の語彙は増加しなかったが，学習した範囲で家族や医療従事者とのコミュニケーションには利用されていた．発症後約13カ月で退院となり，退院時に言語訓練は終了した．

　退院後10年が経過した頃，依存的で活気の乏しい生活となっていることを心配した母親からの依頼で，再度面接した．この時点では簡単な書字とyes-no反応等を組み合わせることで，周囲とのコミュニケーションは保たれていたが，サイン化したジェスチャーや手話はほとんど使われておらず，自発的なジェスチャーが主となっていた．

　STから紹介した職業前訓練を受けて，発症後13年の時点で就職し（軽作業従事），翌年言語障害のない男性と事実婚の生活に入った．パートナーやその家族ともジェスチャーを中心としたコミュニケーションによって円満な関係を築き，現在に至っている．

考　察　ジェスチャーは失語症者の発話の代替手段として挙げられることが多いが，失語症者のジェスチャー能力は受容面，表出面ともに障害されていることは，過去の研究から明らかになっている（Glosserら 1986）．その原因としては，失語症を言語のみならず非言語的なものも含めた象徴機能の障害とし，ジェスチャーの障害はそれに基づくものであるという考え方が優勢である（Duffyら 1981）．

　本症例が何ゆえにジェスチャー能力に優れていたか，という点についてはいくつかの仮説が立てられるが，言語的象徴機能と非言語的象徴機能の解離が存在するという考え方（Corinaら 1992）によるならば，本例は言語的象徴機能の障害，すなわち失語症状が重篤であったにもかか

A「風呂」
　洗っているところ．

B「お父さん」
　ネクタイをしていばっている．

C「お母さん」
　髪にパーマがかかっていて，背が低い．

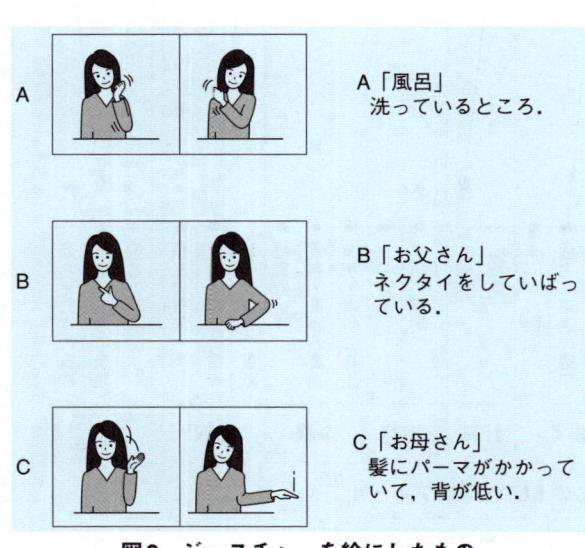

図2　ジェスチャーを絵にしたもの

A　歯を指さし，「白」を表す

B　人さし指を手前に引いて「来る」を表す

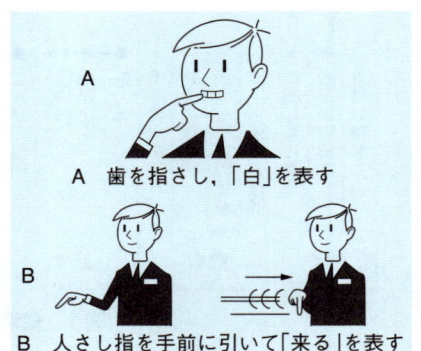

図3　利用した手話の一部

表1 サイン化されたことば

お父さん	ヘアドライヤー	A先生（主治医）
お母さん	うどん	B先生（PT）
看護婦さん	バナナ	C先生（PT）
検査	パン	D先生（PT）
言語訓練	風呂	筆者（ST）
理学療法	静か	E先生（脳外科医）
注射	きれい	F先生（部長）
薬	寒い	G館（元の職場）
電話	きらい	H君（患者）
	寝る	

表2 取り入れた手話の語彙

今日	我慢する
昨日	我慢できない
一昨日	がんばる
明日	覚える
明後日	忘れる
白い	来る
黒い	くやしい
赤い	意地悪
友達	うるさい
クリスマス	

わらず，非言語的象徴機能が良好に保たれていた稀な症例と考えられる．しかし，優れたジェスチャー能力を有していた本例においても，サイン化されたジェスチャーや手話は学習されにくく，また定着もしなかった．自然発生的なジェスチャーと手話等は異なったカテゴリーのコミュニケーション手段であるとの指摘もあり，やはり失語症者への適用は難しいと考えられる．

　ジェスチャー能力の優れた症例はごく限られているので，あまりこの手段に固執することは望ましくない．言語機能の改善が進まないからといって，安易にジェスチャーを導入することは好ましくない（竹内 1995）．実用化することが難しい方法を導入することによって，失語症者に更なるプレッシャーと不達成感を抱かせることにつながる恐れがあるからである．ジェスチャーを代替手段とする際にも，自然発生的なジェスチャーの使用の機会を増やし，それをより多彩にするよう導くと同時に，マルチチャンネルの手段をフルに活用して，コミュニケーションを図っていくことが必要であろう．

（杉本　啓子）

文　献

Corina DP, Poizner H, et al : Dissociation between linguistic and nonlinguistic gestural system : a case for compositionality. Brain Lang 43 : 414-447, 1992.

Duffy RJ, Duffy JR : Three studies of deficits in pantomimic expression and pantomimic recognition in aphasia. J Speech Hear Res 24 : 70-84, 1981.

Glosser G, Wiener M, et al : Communicative gesture in aphasia. Brain Lang 27 : 345-359, 1986.

竹内愛子，河内十郎・編著：脳卒中後のコミュニケーション障害．協同医書出版社，1995．

症例 V-2 　重度ブローカ失語例に対する代替手段としての描画訓練

症　例　NS，男性．42歳．右利き．大学卒．銀行員．
原因疾患・発症後経過月数　外傷性左内頚動脈閉塞，脳梗塞，発症後9カ月．
損傷部位　左中大脳動脈領域（左側頭葉全体〜頭頂葉，左前頭葉弁蓋部）．
神経学的所見　右片麻痺．
全体的言語症状　理解・表出ともに重度．ごく簡単な日常会話を状況判断も合わせて理解するが，発話は発語失行が重度で「ととと，ねとねと，だな」など意味のない語音系列が主体，自発書字は名前程度であり，情報伝達は困難であった．一方，レーヴン色彩マトリックス検査は35/36と保たれ，相手の協力があれば，yes-noや指さしでの簡単なやりとりが成立した．
失語タイプ・重症度　ブローカ失語．重度．
他の認知・行動面の特徴　見当識良好，知的低下なし．口腔顔面失行（発語器官失行症検査9/14），観念運動失行あり．
訓練目標　主に描画によってコミュニケーションを確立する．
訓練対象・訓練仮説　本訓練に先立ち発症後3カ月から機能回復訓練を行っていたが，表出面の変化はなく，コミュニケーション能力改善のためには代償手段が必要であった．重度失語症検査Part IIでは，ジェスチャー，視覚記号の理解は10/10，意味関係の理解は4/7正答できた．ジェスチャー表出は失行のため1/5，しかし自発描画が物品1/3，人物2/2とある程度可能で，描画訓練の適応があると思われた．描画の導入後も機能訓練は継続していたが，以下に本訓練の内容を記す．
訓練方法　訓練は，会話場面における描画の理解・使用訓練と，要素的な描画課題を並行して行った．

1. 会話場面における代償手段の理解と使用訓練
①STが伝達内容を描画に記号化して伝え，その理解を促し，代償手段利用の素地をつくる

　STとの間では，STが必ず会話内容やその背景を描いて示し，描画が会話を常に媒介するという場面を設定した．本人が良く理解している内容を話題とし，例えば，STが1日のスケジュール表の枠や時間を書きながら「9時はここ，言語に来ましたね（9:00のところに"ST 言語"の文字と口の絵を描く）．ここは10時でOT（同，文字と手の絵を描く）．ここはお昼御飯（同）．では，PTはどこ？」と質問する（"PT"の文字と足の絵を欄外に描き，"これはどの時間枠に入るのか"と手振りで示し質問の意味の理解を促す）．また，カレンダーや施設の見取り図，家族の写真なども随時描画とともに利用する．

　このように，常に会話内容を本人が理解できるレベルの文字や絵，図で表し，意味を記号化して伝える見本を示すとともに，その確実な理解を促す．そして，描画などの手がかりがやりとりに役立つことを多く経験してもらい，本人の代償手段利用，産生の素地作りとした．

経過に伴い，STの描画には矢印，吹き出しなどやや抽象的な記号表現や，時系列の2～3コマの続き絵などを取り入れ，その理解を促しつつ表現方法の見本とした．
②会話での患者の描画表出を強化しつつ，適宜修正を加える．また，要素的描画訓練で実施したものを会話で利用する．このようにして，コミュニケーション手段としての描画産生を誘導する

問いかけに対する症例NSの返答は，無意味な語音系列や了解不能の手振りが主体であった．そこでNSの描画利用を促進するため，NSが返答するタイミングで，すでに呈示してあるSTの描画に印をつける，誤っている所を修正する，何かを描き足す，などで応えるよう促した．好ましい表出行動があれば強化し，自発的描画に結びつきそうな表出は，後述の要素的描画訓練に取り入れる．STから呈示する描画は，その量，質を徐々に操作し，応答時のNSの自発的描画が増えるように誘導する．

例えばNSは，「PTは何時から？」と口頭で尋ねられるだけでは理解できず，理解しても応答できない．しかし，上記のようなコミュニケーション環境下では質問をすぐ理解し，目前の描画や表に印をつけて返答できた．STが意図的に「PTの訓練は〇時でしたね」と誤った時間を書き添えると，その数字を修正しようとした．その時，NSは正しい数字を書けないことが多かったが，そのタイミングでSTが時計図を描けば，NSはそこに訓練時間の針を描き入れることができた．このように，例えば針の描き込みが可能なら，後述の要素的描画訓練で時計図全体を描く訓練を行う．また反対に，要素的描画訓練で実施した絵が，なるべく会話場面でNSの返答として産生されるように，話題をもっていく．

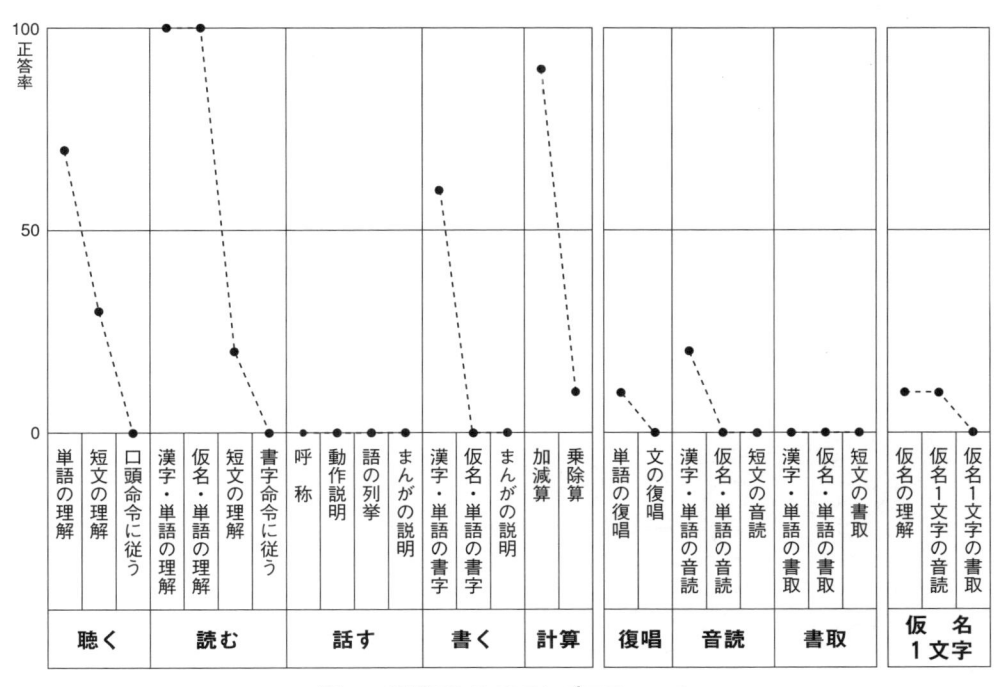

図1　症例NSのSLTAプロフィール

---●--- 発症後8カ月

また，語題がNSの行動であれば簡単な人の絵にNSの名を書き添え，「これがNSさんです．NSさんが，どうしたのですか」と尋ね，NSが自分を示す線画に自らの行動を描き加えるようにする．

訓練が進み，経験場面が部分的にでも描かれてきたら，STはNSの描画の不足部分を尋ねていき，描き足しや修正を促す．STも協力してその場面の絵を完成させ，経験を描画で表現するモデルとする．これを，再度宿題で描くこととした．

2. 要素的描画訓練

①物品絵，動作絵：高頻度語の線画の模写，即時再生，想起描画（音声・文字，またはジェスチャーやヒントで示された語の描画）．

②身近な環境絵：自宅や施設の見取り図，周辺の歩行コースなどを簡略的に描いた地図を，会話場面で使用しておく．要素的訓練でこれの模写，想起描画を行う．また，話題によく上る生活環境を写生する（例：車椅子の患者など）．

③連続事象の描画説明

〈1〉4コマの続き絵カードの並べ替え，簡略模写，即時再生，および記憶からの想起描画．

〈2〉STがことばと実演で示す，続き絵2コマ程度のできごとについて描画する（例：道でお金を拾い，それをポケットに入れた）．

結　果　要素的描画訓練の物品絵，動作絵，簡略地図の想起描画は，比較的初期に可能となり，描画での語想起のような概念創出もある程度行えた．会話での想起描画には若干の期間，努力を要したが，訓練終了時には，経験や意図を伝える手段として描画が有効に使用されるようになった．**図2**は，訓練中にNSから話題提供された内容である．STが口頭とジェスチャーで不足情報を尋ねていくだけで，NSの意図が伝わっている．このように，数種類の描画により簡単な意図が伝達されるようになったが，これらは相手の質問に沿ってNSが描き加えていくもので，初めから自発的に複数の描画で表現するには至らなかった．要素的訓練で行った連続事象の描画説明

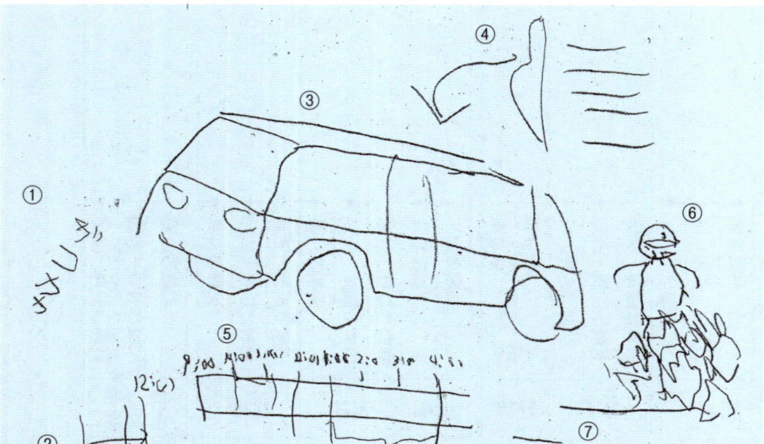

図2
言語訓練時におけるSTとの会話
①NSから話題提供の書字．しかし伝わらない．
②NSの描画．「12時より早めに帰りたいのか？」の問いにYes（注：11時より訓練開始）．
③〜④「なぜ？」の問いに対する描画．④の詳細は不明だが，「施設の行事で出かけるのか？」の問いにYes.
⑤「何時から？」の問いに対する描画．左からの時間枠の，1:00〜4:00の部分を示す．
⑥続いてNSの描画．「花畑のような所に行くのか？」の問いにNo（結局内容は不明）．
⑦続いてNSの描画．「宿題？」の問いにYes．やりとりの中で，"足が汚れるか何かの理由で，帰りも4時で，本日は宿題ができない"との内容で確認すると，Yes．

でも，模写，即時再生までは何とか可能であったが，③-〈2〉の想起描画ではかなり難渋し，自ら描くべき場面を規定できなかった．

　家族に描画を使ったコミュニケーションの方法を伝え，発症後1年3カ月で訓練は終了した．NSはその後も，描画を伝達手段として，家族やリハビリテーションスタッフを相手に，または失語症友の会で使用していた．表出の主体は簡単な物品絵で，動作絵や経験場面はたまに描かれる程度であった．この頃は，ごく簡単な身振りと漢字の一部も合わせたトータルなコミュニケーションが観察されていた．

考　察　NSの描画は，伝達内容が比較的単純で，単一の物品絵，動作絵で示せる場合はコミュニケーション手段として有効であった．重度失語症者の描画が実用化されにくい場合もある中で（鶴田ら　1994），本例で日常的な使用が可能となったのは，概念創出の描画がある程度行え，描画をコミュニケーション手段とするのに必要な抽象化能力が保たれていたことが，大きく関連していると思われる．また，今回は描画訓練開始時から，描画を会話の文脈で使用したが，このことはLyonら（1989）も重視しており，コミュニケーション手段として描画を使用する素地作りに役立ったと思われる．一方，複雑な事象を表現するためには相手とのやり取りが必要であり，最初から自力で時系列には表現できなかった．これは，ある事象を複数の描画で代表させることの困難ではないかと考えられた．

　Lyon（1995）は，描画は言語の代替ではないと述べている．描画が有効なNSでも，"薬"と職員に伝える際に薬局のカウンターを描いてしまい，しばらく伝わらなかった．言語をもつ者は，「薬と言いたいなら薬の絵を描いてくれればいい」と考えがちだが，失語症患者の描画はNSに限らず，言語をそのまま絵に翻訳したものにはなりにくい．訓練では，我々の言語をベースにした描画を期待するのではなく，患者の象徴機能のレベル，発想や描画の特徴をできる限り明らかにして，患者の表現を解釈する技術と，適切な誘導の方法を探し出すことが大切である．そしてこれらを会話相手の技術として，家族らコミュニケーション相手へ伝えることがSTの役割であると考える．描画の適用を考える患者は多くの場合重度であり，残存機能の様相もさまざまである．描画は残存する言語機能に依存し，コミュニケーションはその両者が絡んで構成される（Lyon 1995）とすれば，ある訓練方法を一律に用いるのではなく，個々の症状に沿った計画が必要であろう．

　描画をコミュニケーション手段とする場合の，非言語的記号操作能力，抽象化能力などについては未解決な部分が多いが，患者のQOLにいくばくかの貢献となるなら，この分野へのSTの努力が望まれる．

（小島真奈美）

文　献

Helm-Estabrooks N, Albert ML：Back to the Drawing Board. Manual of Aphasia Therapy. Pro-Ed, Austin, pp189-198, 1991.

Lyon JG, Elizabeth S：Drawing：Its use as a communicative aid with aphasic and normal adults. Clinical Aphasiology 18：339-355, 1989.

Lyon JG：Drawing：Its value as a communication aid for adults with aphasia. Aphasiology 9：33-50, 1995.

鶴田　薫，他：慢性期重度失語症患者に対する描画訓練（その2）．音声言語医学35：87-88, 1994.

概説 2

コミュニケーション促通手段としてのAAC機器の利用

1. はじめに

　失語症臨床における拡大・代替コミュニケーション（Augmentative and Alternative Communication，AACと略称）手段の使用に関連して，機器の導入は困難とみなされ，STによる研究報告も少ない．Huxら（1994）は機器活用も含めたAAC治療ストラテジーの適応があると考えられる失語症者の数に比べ，実際にそうした治療を受ける者の数が少ないことを指摘し，その理由の1つとして臨床家のAAC分野に関する理解が充分とはいえない状況を挙げている．本節はAAC治療ストラテジーの中のアプリケーション・ソフトウェア（以下ソフト）を含む機器利用に焦点をあてて，STのAAC機器に関する理解を促進し，その適応のある失語症者を見逃すことなく適切なアプローチを構築するための基礎知識を提供することをめざしている．

　言語臨床においてAACについて述べる場合，通常以下のAmerican Speech-Language-Hearing Association—ASHAの定義（ASHA 1989, p107），「拡大・代替コミュニケーションは，重度のコミュニケーション表出障害を有する（すなわち，話し言葉と書字が重度に障害されている）個人の機能障害と能力障害を（一時的にまたは恒久的に）代償するために行われる臨床実践の一分野である（Huxら 1994）」を共通認識としている．

2. 失語症臨床におけるAAC機器の変遷

　失語症者の機器活用の歴史は，AACの変遷とともにある．AACの発展は，1970年代の米国での運動障害をもつ人々の自立生活運動のなかで自己決定権が尊重され，そうした人々とのコミュニケーション技法の開発・体系化が求められたことにはじまる（中邑 1998）．

　AACは，当初，発話や書字の運動面の問題によってコミュニケーションに障害をきたしている脳性麻痺者や脊髄損傷者などを主対象とした．したがって，タイプライターの入力を容易にするための補助具など，道具や機器の開発に力が注がれた．その後，対象は読み書きを学習する前の脳性麻痺児へと広がり，視覚シンボル・システムが開発され（KatesとMcNaughton 1975，Johnson 1981,1985（Huxら 1994による）），1980年代半ばになると認知障害をもつ人々への支援も促進した（Huxら 1994）．

　こうした変遷のなかで，失語症者のAACは1970年代から研究が始まった．初期には，視覚シ

ンボルの使用が注目された（Gardnerら 1976，Bailey 1983，Johannsen-Horbackら 1985（下垣1999による））が，1980年代後半になると，残存言語機能も含めた複数の手段の併用や，コミュニケーションの相互交渉に着目した会話相手への支援も重要視されるようになった（GarretとBeukelman 1992）．現在の失語症臨床におけるAACはこの流れの延長にあり，Huxら（2001）は失語症者のAACでは複数の手段の併用が重要で，代償より補助と考えるべきであり，その対象は軽度者も含めた多くの失語症者が含まれると述べている．

　失語症者のAAC研究のなかで，すでに述べたように機器利用に関する報告は少ないが，いくつかの成果は得られている．Colbyら（1981）は喚語障害を補うためのコンピュータ機器を開発した．この機器では喚語できない時に，めざす語の①話題領域，②綴りの情報（語頭や語尾のアルファベット），③関連語をたずねる質問が画面上に示され，質問に答えることにより候補単語が絞り込まれた（例：目標語STEAKの場合，①FOOD ②S/K/A ③MEAT）．①は画面上の単語リストから選択し，②と③は対象者が想起して入力する．②の綴りの情報がなくても，①の話題領域と③の関連語があれば検索は実行できる．この機器を試用した軽中等度の失語症者は，画面上の質問に答えている時に喚語できたり，語彙リストの単語が少ないために目標語に到達できないことがあった．Colbyらは，語彙リストの単語数を増やすことにより，失語症者が趣味の話を友人とするときなど，特定の場面で活用できると述べている．

　失語症者の文構成を訓練し補助するために視覚シンボル・システムを応用して開発された機器としては，C-VIC（Computerized Visual Communication System）がある．C-VICは，名詞や動詞を表すシンボルを描いた情報カードを使用して言語表出を代償するVIC（Visual Communication, Gardnerら 1976）を発展させた機器である．VICでは視覚シンボルが描いてある情報カード（シンボルカード）が，文を構成する意味的な役割によってサブグループに分けられている（例：persons人, actions動作など）．失語症者は意図する語をサブグループから選び，そのシンボルカードを，VIC用の統語法に従って並べていく．VICでは前置詞なども使用して文構成を拡大していくが，基本的な文では（1）文のタイプ（命令文，疑問文，平叙文），（2）動作主，（3）動作，（4）対象，の順になる．例えば失語症者が（1）［QUESTION］，（2）［JOHN］，（3）［LIFT］，（4）［PENCIL］，とカードを並べた場合，"Is John lifting the pencil?"の意味になる．最初の（1）［QUESTION］（疑問）が（1）［STATEMENT］（陳述）となり，（2）（3）（4）が同じだと，"John is lifting the pencil."と平叙文になる．C-VICの画面構成と文の作成法はVICにほぼ対応している（Steelら 1989）．

　Steelら（1989）は，全失語3名と重度ブローカ失語2名の失語症者にC-VIC使用訓練を実施した．その結果，5名は経過に違いはあったがC-VICの操作を覚え，単純なできごとや要求をそれで表現した．しかし，実際のコミュニケーション場面での使用に関しては，訓練室内での使用に留まる場合や自宅での使用を本人が希望する場合があった．また，中にはVICでの訓練を経験してからパソコンによるC-VICに移行した者が1名おり，めざす語のシンボル検索と文の構成において，C-VICでは所要時間がともにVICより短く，反応の変動も少なかったとしている．

吉畑ら（1999a）は，C-VICを参考にして，市販されている視覚シンボル・システムのデータとそれをパソコン上で使用するためのソフトを用いて，重度失語症者用の「視覚的コミュニケーションシステム」を開発した．さらに，吉畑ら（1999b）は，発症後約2年の重度ブローカ失語症者1名（50歳，男性）を対象に，このシステムのコミュニケーション手段としての有効性を調べた結果，文構成に要する時間は徐々に短縮し，正答率も向上した．家族への伝達課題では，パソコンなし条件では聞き手の援助が必要だったが，パソコンあり条件では1人で伝達することが可能であった．しかし，このシステムの実際の会話場面での伝達に関しては評価しておらず，また，対象者はこのパソコン機器の家庭での使用は望まなかった．その理由として，吉畑ら（2001）は，片麻痺失語症者にとってパソコン機器は持ち運びが不便であり，この対象者はジェスチャー等の他の非言語手段の使用が良好なため，機器以外の方法で比較的容易にコミュニケーションが成立したことを挙げている．

　近年，失語症者の活動や参加を支援することが重要視されているため，van de Sandt-Koenderman（2004）は，コミュニケーションの実用面への対応として会話補助装置が開発されてきた点に注目し，その1つとして，Portable Communication Aid for Dysphasics（PCAD）を紹介している．PCADは，イギリス・オランダ・ドイツが協力して開発した視覚シンボル・システムを用いる手のひらサイズのコンピュータ機器である．語彙を含め個人用に調整できる範囲が広いのが特徴で，Touchspeakという商品名で販売されている（PCADとTouchspeakに関する情報はインターネットで公開されている[注1]．

　以上の諸研究から，失語症者では患者がコミュニケーションに使用できる言語・非言語手段や，活動や社会参加の状況がさまざまに異なるので，言語機能障害を補う機器や活動・参加を促進するために役立つ機器を，他の補助的手段と組み合わせて利用していくことが重要であることがわかる．

3．AAC機器使用の適応評価時の留意点

　失語症者の場合，患者によって補助すべき言語・コミュニケーション技能は多様で，一方，使用できる機器やソフトが急速に増えていることから，機器使用の適応の有無について評価する手順をマニュアル化するのは難しい．そこで，その適応を検討するために重要となる点を以下に述べる．これらを念頭に置きながら，個々の失語症者の言語・コミュニケーションを補助し拡大するために役立つ機器やソフトの情報を収集して，可能な限り実物を試用してから結論をだすのが望ましい．

1）個々人における利点を考慮した機器使用

　機器が補助できるのは言語・コミュニケーションのごく一部である．個々の機器が特定の対象

注1　http：//www.ace-centre.org.uk/download/pcadfinal.doc

者に対してどのような利点をもっているかは，生活場面の実用性を含めて理解されなくてはならない．この利点に基づいて，機器使用の適応の有無や，場面・状況における機器使用と他の手段との使い分けなどを判断する．例えば，ある患者にとって会話補助装置は合成音声表出が可能なため外出時に役立つが，家庭では左手での空書・ジェスチャー・発語等を併用した方がコミュニケーションが量的・質的に向上すると予測される場合，それらの条件に対応した機器を導入しなくてはならない．

2) 福祉機器以外の一般向け商品の活用

ノートパソコンや携帯電話は大容量化・機能の多様化や操作の簡便化が急速に進んでいる．ソフトに関しても，音声認識技術による一般向け商品を活用しパソコンへの音声入力によって失語症者の書字障害を代償したり，音声合成技術により画面上の文字や文章を音読する読み上げソフトを読解障害の補助として活用できる（Petheram 2004, 吉畑ら 2001）．また，高齢者を対象と

表1 オンスクリーンキーボードの製品比較

製品名	OS		文字入力		キーの割り当て	画面表示大きさ変更	スキャン入力		自動入力	音声フィードバック	音声読み上げ	備考
	Win	Mac	かな	ローマ字			オート	ステップ	ホバリング			
スクリーンキーボード	○	×	×	○	×	×	×	×	×	×	×	×
宛先くん・かな文字くん	○	×	○	×	×	×	×	×	×	×	×	×
トレイルソフトキーボード	○	×	○	×	○	○	○	○	×	×	○	○
指咲小町	○	×	○	×	×	×	×	×	×	×	×	×
Pete	○	×	○	×	×	×	○	○	×	×	×	×
心友（しんゆう）	○	×	○	×	×	×	○	○	×	○	×	×
HartyLadder	○	×	○	×	×	×	○	○	×	×	×	×
TEKITA	○	×	○	×	×	○	×	×	×	×	×	×
オペレートナビ	○	×	○	×	○	○	○	○	×	○	○	○
ディスカバースクリーン	○	×	○	×	○	○	○	○	○	○	○	○
ディスカバーキネックス	○	×	○	×	○	○	○	○	○	○	○	○
ディスカバースイッチ	○	×	○	×	○	○	○	○	○	○	○	○
かなパレット	×	○	○	×	×	×	×	×	×	×	×	×
Switch XS	×	○	○	○	○	○	○	○	×	×	○	○
キネックス（Ke:nx）	×	○	○	○	○	○	○	○	○	○	○	○

（「こころリソースブック 2004-2005 版」p14　Table4 より）

した商品（付録「ツーカーS」参照）や，可能な限り多くの人が変更や修正をせずに使用できるように設計するというユニバーサルデザインの理念で開発された商品（例：**表1**，ソフトキーボードを装備した基本ソフトのWindows®）の中には，機能や操作性の点から失語症者にとって使いやすいものがある．したがって，導入する機器やソフトに関しては，低価格で介助者が援助しやすい一般向け商品の活用をまず最初に検討する必要がある．

3）機器使用の適応と失語の重症度との関係

AACは言語での意思表出が困難な重度のコミュニケーション障害者を援助することから出発しているため，失語症臨床でも障害が重度な場合にのみ検討されることが多い．しかし，今まであまり対象とされなかった中等度や軽度の失語症者のなかに，AACによって日常生活上のコミュニケーションが向上する場合も少なくない（van de Sandt-Koenderman 2004）．したがって，インターネットの活用や携帯電話などの通信機器を含めると，軽度から重度までの失語症者の多くにAAC手段としての機器活用の可能性があると考えられる．軽度失語症者の通信機器導入はSTの支援を必要とせず本人と家族・介助者で完了できる場合もあるだろう．以上から，機器使用の適応のある対象者は失語の重症度では決められないということができる．

4）理解障害への機器活用

AAC手段の導入では表出面に重点が置かれることが多いが，失語症では理解面の補助についても検討される必要がある．例えば上記の福祉機器以外の一般向け商品の活用の項でも述べたように，市販されている読み上げソフト（入力した文章や選択したテキストファイルの文字を音声合成で音読する）を使うとパソコン画面上の文章の音読を繰り返し聴くことができ，失読症者はもちろん失語症者にとっても読解の補助や読みの速度の向上に役立つ．

5）導入する機器の使用者に求められる条件

失語症者が適切に機器を活用するためには条件がある．例えば，吉畑ら（1999a）の先述した視覚的コミュニケーションシステムでは，名詞部分が階層構造になっているので，めざす語（例：りんご）を検索するためには，上位カテゴリー（食べ物，洋服，乗り物等）やサブカテゴリー（野菜，果物，デザート等）から適切なシンボルを選択する必要があり，使用者にはこうしたカテゴリーの意味理解と，めざす語の属するカテゴリーを把握するカテゴリー分類能力が必要と報告されている．このように，それぞれの機器の対象者は，その使用に必要な患者の言語・認知機能に基づいて最終的に決められる．その際，操作等介助者が援助できる部分と，先のカテゴリー分類能力のように，使用者に必須のものに区別して検討する必要がある．

6）時間的制約条件によるAAC機器の2つの使い分け方

機器活用については，会話場面のような同時性を求められる時間的制約のある状況と時間的制約のない状況の2つに分けて考えることもできる．例えば，会話場面で相手の質問にすばやく答

えるのには役立たない機器が，時間をかけて文字を入力できる電子メール・手紙・日記・相手に見せるメモの作成などに活用できることがある（van de Sandt-Koenderman 2004）．しかし，その両方に使える機器も多い（付録：機器ガイド「トーキングエイド」参照）．機器の適応を考える場合は，この時間的制約の有無によっても，その機器が活用できるかを考えなくてはならない．

7）機器操作自立の必要性の有無

　筋萎縮性側索硬化症（ALS）患者など重度の運動障害を合併し長期臥床，いわゆる寝たきり状態にある運動性構音障害者に対しては，本人にとって唯一の直接的且つ能動的な行動である機器操作を尊重するためと，介助項目を増やさないために，コミュニケーション機器の操作自立が重要となる（大澤 2002）．しかし，失語症者では復職した職場で機器を使用する場合を除けば，操作に家族や介助者の援助が必要であっても，大きな問題とはならない．さらに，機器使用に家族・介助者が関与することが，コミュニケーションの機会を増加させるなど双方によい結果をもたらす場合もある（下記症例KT参照）．

8）機器の導入時期

　失語症者に対しては，総合的な評価後，言語機能訓練を開始して言語症状の特徴やコミュニケーション・ニーズを充分把握したうえであれば，機器導入は言語機能訓練と並行して実施することができる．また，発症後長期間を経た維持期の失語症者への導入も重要で，導入時期は失語症者に残存し補助すべき言語・コミュニケーション技能と，導入する手段，対象者や家族のニーズや障害受容の状態等によって異なる．

9）機器使用の言語機能面への影響

　機器の導入を検討するなかで，本人や家族から機器を使うと発話や書字などの言語の使用が減るのではないかと問われることがある．中邑（2001）は，発達障害児での研究，例えばSilverman（1989）やTullmanら（1993）の「コミュニケーションエイドの導入は，音声言語を増加させるかそのままの状態を維持する（p196）」という結果を紹介した後，機器か言語かの二者択一にならないように注意を促している．つまり，言語機能改善への直接的なアプローチと補助手段としての機器導入の両方を訓練対象として，例えば，外出先での初対面の人とのやりとりでは携帯用会話補助装置を使い，家庭では音声とジェスチャーを併用するなど，場面や状況によって使い分けるのが望ましいと述べている．失語症者に関して，van de Sandt-Koenderman（2004）は，機器を含むAAC手段全般の役割を述べる項（"The expected role of AAC" p250）で，AAC手段を使わない情報伝達訓練を集中的に実施したところ患者の言語使用が促進したという研究（Pulvermullerら 2001）と，AAC手段を使用する訓練によって音声表出が改善したという報告（Weinrich 1995）を紹介して，発話とAACストラテジーの関係は未だ充分には解明されていないと述べている．しかし，いずれにしても機器により最も一般的なコミュニケーション手段である音声や文字が活用できれば，失語症者の活動制限が緩和され社会参加が促進し，生活

の質において良い結果をもたらすと思われる．

4. 失語症者が活用できる機器／ソフトウェア

　近年のデジタル技術の進歩により，AAC 手段として活用できる機器やソフトが急速に増えている．したがって，機器の選択過程では常に最新の情報を得る必要があり，インターネット検索[注2]，関連学会[注3]，出版物[注4]等を活用する．そうした多種多様な機器／ソフトのうち失語症者が活用できる製品を探す際の手がかりとなると思われる情報を付録として掲載した（付録：機器ガイド参照）．

5. AAC 機器導入時の ST の役割

　失語症臨床に AAC 機器を導入する際，ST が担う機器操作と機器活用の支援について述べる．

1）AAC 機器操作訓練

　機器やソフトを導入する時に，まず問題となるのは操作方法の習得である．右片麻痺のある失語症者では，作業療法士（OT）によって AAC 機器操作訓練が実施されることがあるが，登録する高頻度単語やメッセージについて ST の支援が求められることが多い．特に操作が複雑で文字入力が必要となるパソコンでのソフト使用訓練は ST が行うことが多いが，その具体例として吉畑と森（2003）の症例報告が参考になるので紹介したい．

　吉畑らは，読みの障害の代償を考慮して試作されたホームページ閲覧ソフトを使い，脳出血発症後5年の失読症者1名のソフト操作の学習に関して，多層ベースライン法による研究を行った（このソフトはその後修正され失語症者用として市販された．（機器ガイド「ホームページ探検隊」参照）．

　この研究で実施された操作訓練の経過を整理すると，以下のようであった．

　①対象者は維持期の在宅失読症者であったため，ソフト使用訓練のみで他の言語機能訓練等は行わず，週1回60分の個別訓練を計画した．

　②対象者に訓練課題として閲覧したいホームページを3つ選んでもらった（2つの新聞社と広島県のホームページ）．

　③閲覧したいホームページの特定の記事を読むという課題を遂行するために必要なソフトの操作手順を調べ，課題分析表（各ホームページで16〜17個のステップがある．**図1**）を作成した．

注2　「こころ Web」　http：//www.kokoroweb.org/
注3　日本リハビリテーション工学協会　http：//www.resja.gr.jp/
　　　ATAC カンファレンス　http：//www.e-atac.jp/
注4　こころリソースブック 2004 − 2005 版
　　　こころリソースブック出版会
　　　〒277-0882　千葉県柏市柏の葉2-11-3　Tel (04) 7136-8116　Fax (04) 7136-8117

中国新聞ホームページのステップ	セッション				
	1	2	3	4	5
①アイコン「Aphasia」をクリック					
②「インターネットで探す」をクリック			■		
③文字入力枠の中をクリック	■		■		
④「ちゅうごくしんぶん」と入力	■	■	■	■	
⑤変換ボタンをクリック（漢字に変換する）		■			
⑥「決定」ボタン（または Enter）をクリック		■			
⑦「検索」ボタンをクリック					
⑧「中国新聞のホームページ」をクリック	■	■			
⑨「地域ニュース」をクリック	■				
⑩「・・・（各記事の見出し）」をクリック	■			■	
⑪「読み位置」ボタンをクリック	■		■	■	■
⑫読ませたい文の最初にカーソルをあわせる	■		■	■	■
⑬「読む」ボタンをクリック	■				
⑭（必要ならば）「停止」ボタンをクリック	■				
⑮「終了・設定」ボタンをクリック					
⑯「すべて終了します」ボタンをクリック					

□ 正反応（達成）
■ 誤反応

図1 失読症例の課題分析（初回〜5回）でSTが使用した操作ステップ表（中国新聞ホームページ）と成績
（吉畑と森 2003, p89）

④対象者の操作反応はビデオで録画し，ステップごとに正誤判定をして課題分析表に記入した．誤反応については誤り方を記録した．

⑤初回訓練を開始する以前に，約1時間かけてソフトの操作方法をSTが対象者に説明した．初回から5回まで，1時間の個別訓練は以下のように進められた．

 1. パソコンの前に座る対象者にSTが「次はこれを見てみましょう．」と言って課題の大まかな流れを記したメモ（例：中国新聞→中国新聞のホームページ→地域ニュース→「秋芳洞入り口桟橋バリアフリー化へ」）を提示した．最後の課題記事は毎回変更した．

 2. 各ステップで対象者が操作を誤るかまたは15秒経過しても無反応の場合はSTがその操作を行い，対象者は次のステップからの操作を継続した．

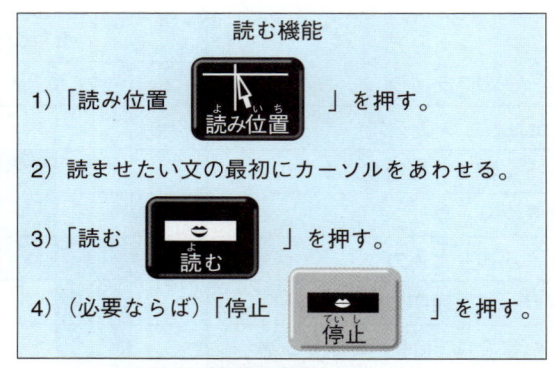

図2 参照用操作手順カード

図1でステップ操作が困難になった場合に使用する．本失読例ではステップ⑪から混乱した．上記1)が図1のステップ⑪に，2)が⑫，3)が⑬，4)が⑭に対応している（吉畑と森 2003，p89）．

⑥本症例は，5回が終了した時点で基本的な操作は可能となったが，読み上げ機能を使うための連続した3つのステップ（**図1**の⑪⑫⑬）で混乱がみられた．そこで，この部分の操作を説明するため，操作する画面上のアイコンの絵とそこに書かれている文字を順番に表記した参照用操作手順カード（**図2**）を作成した．

⑦STが参照用カードの操作手順を示しながら口頭で説明し，対象者がカードを見ながら実際にホームページを操作する集中訓練を，1つのホームページ（中国新聞）に関して実施した．

⑧集中訓練後，中国新聞ホームページに関してのみ，カード参照訓練（STは口頭で説明しない）を実施したところ，連続して操作成績が100％になり，カードを使わなかった「朝日新聞」と「広島県」にも改善が般化した．参照用カードの使用は3回のみで，その後は使わなかったが改善は維持された．

この結果から，吉畑らは本例について課題分析によって操作上の問題点を明らかにし，カードを参照しながら操作することで常に正しく反応できるという「誤りをさせない学習法（errorless learning）」を用いたことが有効であったとしている．

本対象者は，趣味のデジカメ写真の編集等でパソコン操作に慣れていたため，基本的な操作が5回のセッションで学習できた可能性がある．パソコンの使用経験が少なく操作学習の困難が予想される失語症者では，操作訓練開始当初からカード参照が必要になるかもしれない．しかし，いずれにしても，失語症者にとって解りやすい参照用カードの作成と操作手順の口頭での説明は，担当STが最も効果的に対応できる部分である．この課題分析と参照用操作手順カードを用いた誤りをさせない学習法を，STは様々な機器／ソフトの操作訓練で応用できると思われる．

2）維持期失語症者への機器紹介・活用促進支援

　臨床では維持期失語症者に，機器の情報を提供し家族の援助で生活場面での活用を促すこともある．STが直接かかわらずに一般向けワープロ入力支援ソフトの導入を行った事例について述べる．

　症例（KT）は，59歳，右利き，専業主婦．くも膜下出血・脳梗塞発症後6年．失語は中等度ブローカ型（発語失行は軽度）で，運動機能は上肢・下肢とも実用的であった．

　KTの仮名書字は，五十音系列とキーワードを使用した訓練を試みたが，発症後2年のST終了時には音からの想起が可能な仮名1文字は増えたものの（SLTA「仮名1文字の書取」8/10問正答），単語では誤りがみられ（SLTA「仮名・単語の書取」3/5問正答），実用には援助が必要であった．言語訓練終了の3年後，KTはST宛に夫の援助で簡単なメール文を送信してくるようになったため，STはKTにとって通常のキーボードより文字入力が容易と思われるワープロ入力支援ソフト「心友」（症例V-3参照）の情報を提供した．

　そこで，夫は自分のパソコンにインターネットのホームページから試用版「心友」をダウンロードしてKTと試みた．夫はすぐにこのソフトの五十音表を使えばKTが仮名キーワードを記入した自分用五十音表（例：「あ」に「足あし」も記入）と文字を対応させ易いため入力が容易で，読み上げ機能が入力フィードバックとして活用できると判断し，ソフトとノートパソコンを購入してKTに使いやすく初期設定を行った．その結果，めざす仮名文字の特定が若干速くなり，入力速度が向上した．また，読み上げ機能により仮名文字の誤りが自己修正しやすくなった．本例は，夫がパソコン使用に慣れており，KTの言語機能の状態と援助方法を理解していたことが，一般向けワープロ入力支援ソフトの活用につながったと思われる．またKTが，発症前にパソコンを使用した経験があり，元来社交的でコミュニケーション意欲が高く，離れて暮す娘との電話での会話を補うものとして，メールでのコミュニケーション・ニーズがあったために，このソフトの使用が定着したと思われる．

6．今後の展望

　失語症者へのAAC機器導入について，一般向け商品の活用に重点を置いて述べた．福祉機器ではなく一般向け商品に着目したのは，近年のデジタル技術の進歩とユニバーサル・デザインの理念の普及から一般向け商品のなかに失語症者が活用できるものが増えたこともあるが，未だ失語症者向けに開発された機器が少ないためである．失語症者用の機器は，可能であれば必要な機能や語彙に関して個人用に注文製作するべき（van de Sandt-Koenderman 2004）で，それに近づける努力がなされた機器の1例として先に述べたPCAD／Touchspeakが挙げられる．日本でも失語症者専用の機器の開発が望まれるが，デジタル技術を駆使すれば複雑で大容量を必要とする機器でも製品化は可能で，失語症者の言語機能の特徴や生活場面でのコミュニケーション・ニーズを知るSTの製品開発への関与が求められている．

（大澤富美子）

文　献

Bailey S : Blissymbolics and aphasia therapy : A case study. In C Code and D Muller (Ed.), Ahasia therapy, Edward Arnold, pp178-186, 1983.

Colby KM, Christinaz D, et al : A word-finding computer program with a dynamic lexical-semantic memory for patients with anomia using an intelligent speech prosthesis. Brain and Language 14 : 272-281, 1981.

Gardner H, Zurif EB, et al : Visual communication in aphasia. Neuropsychologia 14 : 275C292, 1976.

Garret K, Beukelman DR : Augmentative communication approaches for persons with severe aphasia. In K Yorkston (Ed.), Augmentative communication in the medical setting. Communication Skill Builders, 1992（重度失語症患者への拡大コミュニケーション・アプローチ（伊藤元信・監訳：拡大・代替コミュニケーション入門）．協同医書出版社，pp236-308, 1996）．

Hux KD, et al : Augmentative communication approaches for persons with aphasia. In R Chapey (Ed.), Language intervention strategies in adult aphasia, Third edition. pp338-357, Williams & Wilkins, 1994（失語症者の拡大・代替コミュニケーション（河内十郎，河村　満・監訳：失語症言語治療の理論と実際，第3版）．pp467-494，創造出版，2003）．

Hux KD, et al : Augmentative and alternative communication for persons with aphasia. In R Chapey (Ed.), Language intervention strategies in aphasia and related neurogenic communication disorders, Fourth edition. pp675-687, Williams & Wilkins, 2001.

Johannsen-Horback H, et al : Treatment of global aphasia with nonberbal communication system. Brain and Language 24 : 74-82, 1985.

Johnson R : The picture communication symbols (Book 1). Mayer-Johnson C, 1981.

Johnson R : The picture communication symbols (Book 2). Mayer-Johnson C, 1985.

Kates B, McNaughton S : The first application of Blissymbolics as a communication medium for non-speaking children : History and development. Easter Seals Communication Institute, pp1971-1974, 1975.

McCall D, et al : The utility of computerized visual communication for improving natural language in chronic global aphasia : Implications for approaches to treatment in global aphasia. Aphasiology 14 : 795-826, 2000.

中邑賢龍：AACの原理と方法について（安藤　忠・編：子どものためのAAC入門）．協同医書出版社，pp1-9, 1998.

中邑賢龍：コミュニケーションエイドの効用と限界．失語症研究21：194-200, 2001.

大澤富美子：補助代替コミュニケーション—AAC（日本聴能言語士協会講習会実行委員会・編：アドバンスシリーズ／コミュニケーション障害の臨床4　運動性構音障害）．協同医書出版社，pp151-173, 2002.

小野雄次郎，他：通信機能を備えたトーキングエイドの開発．第18回リハ工学カンファレンス講演論文集：99-100, 2003.

小野雄次郎，他：通信機能を備えたトーキングエイドの開発（その3）．第19回リハ工学カンファレンス講演論文集：283-284, 2004.

Petheram B : omputers and Aphasia : A means of delivery and a delivery of means. Aphasiology 18 : 187-191. 2004.

佐野禎彦，他：携帯型会話補助装置「トークアシスト」の開発．第17回リハ工学カンファレンス講演論文集：605-608, 2002.

下垣由美子:重度失語症者への AAC アプローチ.聴能言語学研究 16:47-54, 1999.

Steele, RD, Weinrich, M, et al : Computer-based visual communication in aphasia. Neuropsychologia 27 : 09-426, 1989.

van de Sandt-Koenderman M : High-tech AAC and aphasia : Widening horizons? Aphasiology 18 : 245-263, 2004.

吉畑博代,他:重度失語症者のための視覚的コミュニケーションシステムの開発.広島県立保健福祉短期大学紀要 4:129-135, 1999a.

吉畑博代,他:重度失語症者への視覚的コミュニケーションシステムの導入.音声言語医学 40:39, 1999b.

吉畑博代,綿森淑子:失語症とコミュニケーション機器.心理学評論 44:215-229, 2001.

吉畑博代,森 隆夫:失読症者のインターネット閲覧ソフトの学習方法について.第12回言語障害臨床学術研究会発表論文集:81-89, 2003.

付 録:機器ガイド

①会話補助装置

＊「トーキングエイドIT」(株)ナムコ http://hustle-club.com/at/at_hustle.html

　脳性麻痺児・者の書字や発話の代替機器として使われることの多いトーキングエイドが,通信機能装備のニーズに応えて改良された.この新機種は,五十音表配列の仮名キーを主体としたキー構成で,カード型PHSに対応しており,電子メール・電話・漢字変換・音声録音再生・電話帳・USBによる通信(パソコン用代替キーボードとしての使用を容易にするための機能)の6機能を新規に装備している(小野ら 2003).さらに,文字入力の効率化のため単語予測機能(目標語句の語頭の仮名1文字を入力するとあらかじめ登録した予測辞書の語句の中からその文字で始まる語句が候補として画面の最下行に表示され,2文字目以降を打っていくとさらに候補が絞られ,目標語句が表示されたらそれに対応するファンクションキーを押して確定入力する)も採用されている(小野ら 2004).

　失語症者によっては,50音表の系列と仮名キーを押した時の1音ごとの読み上げフィードバック音声を利用すると,仮名文字入力が容易になったり誤りを自己修正できる場合がある.したがって,メール文の作成や送受信ではパソコンよりこのトーキングエイドITの方が使いやすい可能性もある.また,これをパソコンとつないで代替キーボードとして使い,文章を直接パソコンに入力し保存すれば,家族が編集の援助をしやすくなる.

＊「トークアシスト」(株)明電ソフトウェア http://talkassist.meidensoftware.co.jp/

　これは自閉症などの発達障害をもつ子供を主対象として,市販のポケットパソコン(PDA 携帯情報端末)に特殊なソフトを組み込んだ携帯用会話補助装置である(佐野ら 2002).採用した318語は視覚シンボルに加え文字と音声でも表出される.初期学習・意思表出・五十音表かな文字入力(メッセージ登録)・可視タイマー・可視スケジュール・自己紹介の6機能を備えているが,本体のPDAに装備されている機能も使えるため,音楽を聴くことなどもできる.失語症

者がこれを使用する場合は，画面上の文字表記を仮名から漢字に変更する等の設定をパソコンに接続して行う必要がある．

②失語症者・肢体不自由者・高齢者向けインターネット活用支援ソフト
＊「ホームページ探検隊」(株)広島情報シンフォニー http://www.symphony.co.jp/

　失語症者のホームページ閲覧を容易にするために開発されたソフトで，ホームページの内容を読み上げる機能と，漢字に振り仮名をつける機能を装備している．また，タッチパネルにも対応しており，操作手順を学習するための訓練用カード（紙製）が添付されている．

＊「ずっとe（いい）パートナー」(株)広島情報シンフォニー http://www.symphony.co.jp/

　重度の身体障害者や高齢者のインターネット操作の簡便化を目的に開発された製品で，ホームページ閲覧ソフト「ずっとeブラウザ」と電子メール作成／送受信ソフト「ずっとeメール」の2つで構成されている．両ソフトの操作の特徴は，キーボードやマウス操作が困難な人のための1つのスイッチによるカーソルスキャン制御方式で，文字入力する場合は五十音表やアルファベットなどの文字盤のオンスクリーン・キーボードが自動スキャンされる．

③五十音表配列キーボード
＊「小型ひらがなキーボードUSB」(株)テクノツール http://www.ttools.co.jp/

　これは五十音表配列のキーボードで，一般パソコンに接続して使用する．五十音キーは大きく見やすい平仮名で表記されている．パソコンのキー位置を覚えるのが困難であったり，五十音表の系列が仮名文字操作の補助となる失語症者が代替キーボードとして活用できる．

④オンスクリーン・キーボード・ソフト
　パソコンの画面上に五十音表がでて，マウスのポインター操作で文字を選択するオンスクリーン・キーボードは多様なソフトが市販されている．主な製品とその機能は表1で示した．これ以外にも，基本ソフト（OS）のWindows®（マイクロソフト社）に標準装備されているソフト・キーボードやPOBox（ピーオーボックス，アライド・ブレインズ社，製品ソフトとしては同社のPeteピート，表1参照）など，無料で使用できるオンスクリーン・キーボードもある（入江のコラム（p.190）参照）．

⑤通信機器
＊高齢者向け携帯電話「ツーカーS」(株)ツーカーセルラー東京 http://www.tu-ka.co.jp/

　パソコンや携帯電話の使用経験のない者にとっては，メニュー選択など画面表示を見ながらの段階的操作はなじみにくい．失語症者によっては家族からの電話を受けるだけでも役立つことがあり，旧来型の固定電話と同じ操作手順と機能（会話専用）のものが使いやすい場合がある．

＊テレビ電話

　発話の障害が重い失語症者では，音声と同時に本人の表情・ジェスチャーの動画や紙に書いた

文字・絵の画像が送信できれば，対面でのコミュニケーションと同様にさまざまな補助的手段が活用できる．こうした場合は携帯電話や固定電話のテレビ電話機能が便利だが，パソコンに詳しい家族がいれば，安価なウェブ（Web）カメラを使ってインターネットでの音声チャットをしながらの画像交信もできる．また，ウェブカメラでの動画交信の代わりに，お絵かきソフトを使用して，線画や漢字単語をチャット的に書きながら相手と交信することもできる（例：Yahoo!メッセンジャー）．

症例 V-3　伝導失語例に対するワープロ使用訓練
―パソコン操作支援ソフトを利用して

症　例　WA，男性．54歳．非右利き．大学卒．会社員．

原因疾患・発症後経過月数　脳出血．1年7カ月経過．

損傷部位　左被殻．

神経学的所見　右片麻痺．

全体的言語症状　発症後1年5カ月経過時のSLTAを**図1**に示す．聴理解は日常的には支障がない．自発話は，音韻操作困難のため，発話の長さにほぼ比例して音韻性錯語や音の自己修正が顕著になる．読解では，処理速度の低下が顕著だが時間をかければ内容の理解が可能．自発書字や書取では，漢字・仮名ともに文レベルまで可能であるが，誤りが散在し，それに気づかない傾向があった．

失語タイプ・重症度　伝導失語．軽度．

他の認知・行動面の特徴　知的低下なし．OT評価で注意障害が指摘されていた（Trail making Test-A：5分42秒，50歳平均109.3±35.6秒）．

訓練目標　ワープロ使用の実用化．

訓練対象・訓練仮説　訓練対象は，五十音系列を利用した仮名文字操作およびマウスクリックによるパソコン操作である．市販のパソコン操作支援ソフト「心友」（株式会社日立ケーイーシステムズ）を補助的に活用した．

　症例WAは，病前はパソコンの使用経験はほとんどなかった．しかし，OTの訓練で取り入れていた時期があったため，マウスクリックなど最低限の操作方法は習得していた．OTでは仮名文字入力で行っていたが，WAはパソコンのキーボード配列の中から目標とする仮名文字を探し出すことが極めて困難だったため，この訓練は終了となっていた．

　また書字面，特に仮名書字については，前述のように文字レベルの誤りが散在しており，誤りに気づかない傾向があった．しかし，WAが作成した文章をSTが読み上げると，誤りに気づくことが出来た．また，五十音表を見て清音仮名一文字と音との同定をすることは可能だった（40/45）ため，系列を手がかりとした仮名文字の想起・同定は本症例の音韻操作困難をある程度補えるものと考えた．

　今回使用した「心友」（**図2**）は，次のような特徴がある．①オンスクリーンキーボードが表示され，文字の選択や操作はマウスクリックのみで行えるため，片麻痺があっても操作が容易である．②キーボード配列が五十音表であるため，系列を手がかりに文字が検索しやすい．さらに，③「い」と入力すると，「家に，一月，以前，言いたい…（略）」といったように，初頭文字を入力するだけで多数の語句候補が表示され（単語予測機能），この候補はワープロ辞書の単語／用例登録のように，任意に変更できる．④画面上に作成した文字列を音声で読み上げる機能がつい

ているため，聴覚的な確認が可能である．以上のような心友の四つの特徴を活用できれば，WAのように仮名文字操作が困難な場合でも，仮名文字入力によるテキスト作成が可能になるのではないかと考えた．

訓練方法 週2回，1回40分の個別訓練の中で，以下の訓練を約2カ月間行った．

〈1〉五十音表穴埋め課題（自習課題）

虫食いになっている清音仮名文字五十音表の穴埋め書字ドリル（例：あい□え□）を行った．系列を手がかりとした仮名文字想起・同定を強化することを目的とした．

〈2〉「心友」を使用して単語入力

高頻度の単語絵カード（例：電車）の呼称を行い，その平仮名表記を，「心友」のオンスクリーンキーボードを使用して入力した．

〈3〉「心友」を使用して短文入力

高頻度の2文節文（例：家に帰る）を聞き取り，「心友」を使用して入力した（**図2**）．

〈4〉情景画叙述課題

情景画（例：男の人が大きな岩を重そうに持ち上げている）を見て，自分で文章を考え「心友」を使用して作成した．この課題は，操作にある程度慣れてから(訓練11回目〜)，取り組み始めた．

〈2〉〈3〉〈4〉においては，平仮名入力後，一般的な表記（例：「ずぼん」→「ズボン」，「しんぶん」→「新聞」）に変換して完成するようにした．また，単語予測機能による候補が画面上に出ている時は（**図2**ⓒ），それを選択して，積極的に利用することを勧めた（候補はあらかじめ

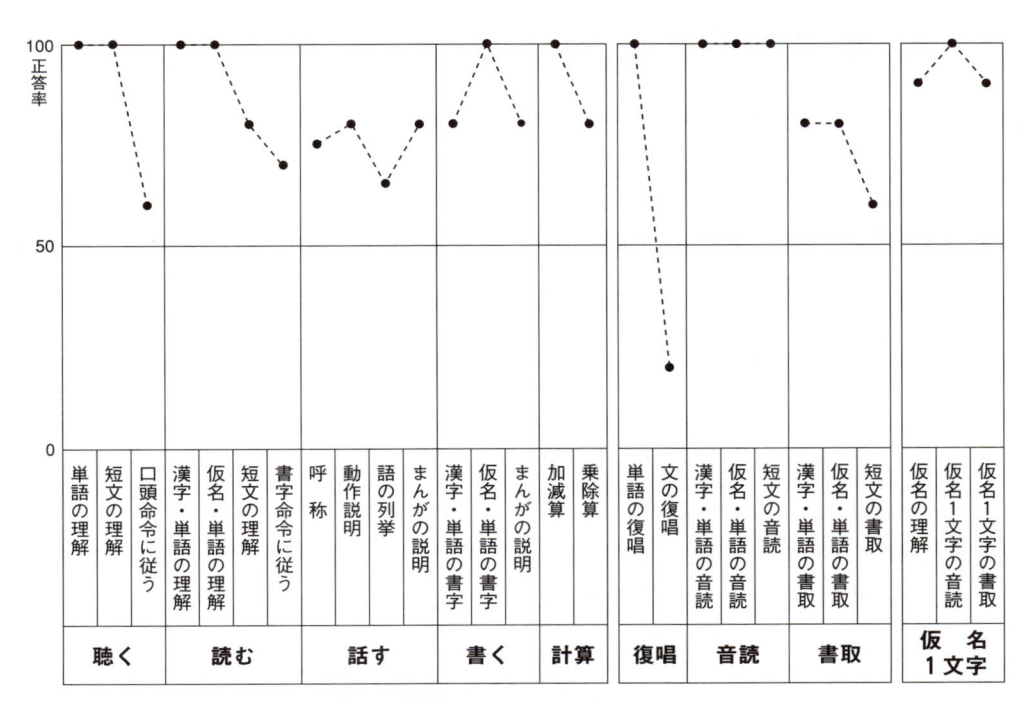

図1　症例WAのSLTAプロフィール

･･･●･･･ 発症後1年5カ月

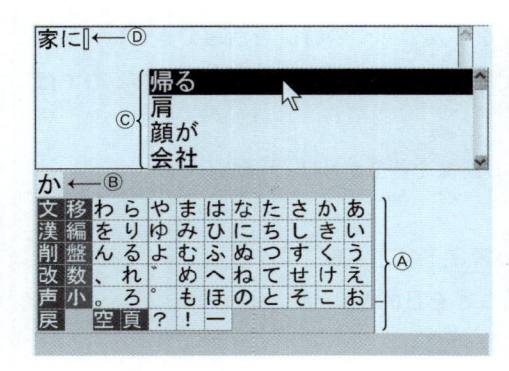

図2　心友の画面

注）本文中，訓練〈3〉の様子．Ⓐより任意の文字を選び，クリックすると，Ⓑにクリックした文字が表示されると同時に，その語頭音から始まる単語が候補リストとしてⒸにあらわれる．カーソルを置いた場所が反転（青地に黄色の文字という表示）し，反転した部分をクリックするとⒹの部分に転記される．なお，文字盤の左側の漢字は，機能的な役割を果たすキーであり，その機能は以下の通りである．
文：既に保存してある文・署名・定型句などを挿入する．／漢：Ⓑに入力した仮名文字の漢字変換を行う．／削：Ⓑ，Ⓓに表示された文字を削除する．／改：Ⓓに表示された文書を改行する．／声：Ⓑ，Ⓓに入力された文字列を音声で読み上げる．／戻：前の画面に戻る．／移：Ⓓのカーソルを移動する．／編：Ⓓの文書の編集（コピー，切り取り，貼り付け）をする．／空：スペースを入力する．／頁：改ページをする．／盤：文字盤を切り替える（ひらがな，カタカナ，英文字，記号）／数：数字文字盤を表示する．／小：小文字盤を表示する．

STが定型句編集によって初期設定から大幅に変更を行った）．

結　果　課題〈1〉では，毎回概ね完成可能だった．誤った部分は声に出して系列を唱え，訂正することが出来た．

　課題〈2〉および〈3〉では，操作上のことは概ね学習していくことができた．しかし，複数の段階的操作が必要となる場合（例：促音を入力する場合，①画面左下の「小」（**図2**）をクリックし，促音や拗音のみの文字盤に変更する，②該当する文字を選択する，③画面左下の「戻」をクリックし，元の五十音表に戻す）は，繰り返し声かけをする必要があった．

　オンスクリーンキーボードから仮名文字を探し出す際には，五十音系列を利用することを促したが，仮名文字が見つからずやみくもに探している時があった．そのような時は，次のような声かけを行った．①「今は何の音を探していますか？」，②「ではその音は五十音表のどの行にあると思いますか（何行ですか）？」①でまず間違えることはなかったが，②では口で系列を言っているものの，その系列の位置を探し出すことが困難なことがあった．

　入力自体の速度は少しずつ上がっていき，〈2〉では4モーラの単語を訓練開始時には74秒かかっていたものが，最短29秒で入力できるようになっていった．

　〈4〉では，表現したいことを事前に紙にメモしてから入力するようにした．メモしたものが漢字や片仮名であった場合は，それを平仮名表記にしてみることを勧めた．入力した文を読み上げ機能を使って確認することを繰り返し促したが，あまり活用できていなかった．

　〈4〉での入力に少し慣れてきたところで，知人への手紙を書くことを想定して，心友を使用してワープロ入力を行った．その結果，次のような文章を自力で作成した．「○○様　（改行）会社はどうですか？（改行）僕も頑張っています（改行）初めてのパソコンを使いました」．知人の名前，また助詞や動詞の語尾活用以外は単語予測機能を使用した．

　また，訓練終了時にこのソフトを使用してみての感想を聞いた．WAは，画面の大きい字，単語予測機能，五十音表のキーボードが便利だったとのことで，このソフトへの興味は大いにある様子だった．その反面，読み上げ機能は速くて分かりにくいとのことだった．パソコンを使用してみたいという気持ちが強くなったとの感想も聞かれた．

　訓練が終わりに近づいた頃，症例WAより「携帯電話を買った」という報告を受けた．「携帯電話の電話帳を登録したい」と希望があり，携帯電話を持参したため，電話帳の登録を行う練習

を行った．電話帳登録には仮名文字操作が必須であるが，この作業は比較的簡単に行うことができ，「心友」で行った五十音系列から仮名を入力するという訓練の結果であると思われた．

考察 音韻操作困難があり，文字の誤りが目立つ軽度の伝導失語の患者に対して，パソコン入力支援ソフト「心友」を使用して，仮名文字入力によるワープロ使用を実用化するための訓練を行った．その結果，病前はワープロで文章を作った経験がなかったWAが，五十音表オンスクリーンキーボード，単語予測機能を活用することにより，短文レベルの内容を入力できるようになった．また，携帯電話を購入して，電話帳登録を活用するようになった．これは，処理速度はかかるが読解そのものは比較的良好だったことと，音韻操作困難は残存しているものの系列を手がかりとした仮名文字の検索が可能だったという，WAの残存能力をうまく組み合わせて活用することを援助できたためではないかと思われる．このソフトの使用は，口頭表出そのものの改善はなかったが，代償的手段獲得のためのアプローチにはなり得ると思われた．

症例WAは本訓練に対して意欲的に取り組み，ワープロやパソコンへの興味が出てきた．また，仮名文字操作が必要な携帯電話の電話帳登録は一部実用化した．しかしながら，ワープロ使用そのものは，実用化に至らなかった．

その理由としては第一に，WAの注意障害が，予想以上に顕著だったことが挙げられる．「心友」では，画面内の異なる位置に編集中の文字や変換候補が出てくるため，画面全体を見ながら進めていく必要がある．また，一回の操作そのものはマウスクリックだけなのだが，平仮名を入力して一般表記にするまでには，複数の段階的操作が必要となる（例：①初頭文字を入力する，②右側に該当する候補が出ているか探す，③候補が出ていなければ，仮名文字を最後まで入力して漢字変換を行う）．クリックする場所，順序，見る場所の組み合わせを考えながら操作していくことは，高度な注意力が要求されると思われる．WAの注意障害は，それまでの言語訓練課題には大きな影響を及ぼしていなかったが，パソコン操作のような画面全体への配慮，複数の段階的操作が必要となる作業ではこの注意障害が妨害因子として大きく働いてしまうと考えられた．

第二に，当時のWAの生活環境では，実際にはメールでのやり取りや，パソコンを使用する必要性がなかった．そのため，興味は持つようになっても，パソコンを購入しようという気持ちまでには至らなかったことである．

「心友」のようなソフトを補助的に使用して，失語症者のワープロ入力訓練を進めたという報告はまだない．今回，ワープロ入力そのものは実用化には至らなかったが，「心友」のような単語予測機能がついているソフトは，読解面は軽度の障害だが（「心友」の場合は読み上げ機能がついているので，聴理解で補うことも可能と思われる），表出面では音韻性錯語（書）のために部分的には表出できても音の誤りが多く，なかなか語を完成できないような伝導失語（中度～軽度）の人にとって有効なのではないかと思われた．しかし，「心友」は失語症者用に作られたソフトではない．そのため，失語症者によっては使いにくい面（読み上げ速度が速い，特殊拍の入力の前後はキーボード盤を変える操作をする，など）もある．従って，その場合の対応はSTが患者ごとにその都度考えていく必要があると思われる．

（入江 美緒）

ローマ字入力で使える単語予測機能ソフトを利用したブローカ失語例の訓練

　発症後2年10カ月を経過した中度ブローカ失語の56歳男性会社員FMは，発症前よりパソコン（ワープロ）使用経験があり，発症後もローマ字入力（写字）は保たれていた．そこで，インターネットから無料でダウンロードできる予測型テキスト入力システムソフト「PO Box for Windows」を訓練に導入した．このソフトは，初頭音，それも初頭ローマ字（「か」であれば「k」）を入力するだけで40個の候補が表示される．また例えば1回目に「訓練」と入力したくて「kunr」まで入力して出てきたものも，2回目以降には「k」と入力するだけで「訓練」が上位に候補として現れる．さらに，片仮名語や平仮名のみの句に関してはもともと登録されていなくても，一度語句を最後まで入力すれば，これも2回目以降は初頭ローマ字のみで候補が現れる（例えば，「リハビリテーション」は一度目には全て入力する必要があるが，2回目以降は「r」のみで候補が現れる）．このように，一度学習したことはソフトを閉じても記憶されている．

　症例FMの場合，文の構成は困難であったため，課題としては，漢字仮名混じり文を見て入力するという方法（写字）を採用した．またFMは，音韻操作が困難であるため，漢字を見た時，正しい音型が分からなくても，初頭文字は何とか想起できたり，その漢字が持つ他の読み方を入力して（例：「笑い」→「しょうい」）目標漢字を引き出すというストラテジーは使用できていた．一方で，仮名文字をローマ字表記に変換して入力することは，ほぼブラインドタッチで可能であった．また，単語レベルの読解力は比較的良好で，複数の候補の中から目標とする語句を選ぶこともできた．したがって，FMにとっては，PO Boxの使用に習熟すれば，手書きの文書などをワープロ入力することが容易になるのではないかと考えた．さらに，PO Boxは，ワープロソフトだけでなく，WindowsのOSに搭載されているほぼ全てのソフトに使用できるため，将来的にはパソコン操作全般にとって，PO Box使用は役立つのではないかと考えた．

　FMにはPO Boxを習熟してもらえるだけの十分な訓練時間を取ることが出来ず，紹介するだけに留まってしまったが，このソフトに非常に興味を持った様子だった．

　PO Boxの適応条件としては，①ローマ字入力が保たれていること，②読解力が比較的良好に保たれていること，③多くの選択肢から目標とする語句を選ぶため，注意障害が重篤でないこと，などが考えられる．「症例Ⅴ-3　伝導失語例に対するワープロ使用訓練」（p.186）でも単語予測機能を持つソフト「心友」を紹介したが，PO Boxは，より入手しやすく，従来のソフトとの併用も可能なため，ローマ字入力が保たれている軽度の失語症者にとっては，有効な場合があるのではないかと考える．

（入江　美緒）

第Ⅵ章

失語症グループ訓練

概説

失語症グループ訓練

1. はじめに

　失語症者にとってグループ訓練や同じ障害を持つ失語症者との出会いが，どのように作用するのか，私たちSTは臨床現場で数多く見聞きしている．実際，楽しみや交流を目的として，また言語機能や機能的コミュニケーションの改善を目的として，日常的にグループ訓練は実施されている．こうした経験から，同じ失語症者同士が出会うグループの場が有益であることを，おそらくSTの多くは，実感していると思われる．しかし，グループ訓練が持つ「治療的な力」について，私たちSTはどのくらい認識できているだろうか．残念ながら，わが国ではグループ訓練の有用性の報告はもとより，実践の報告数自体がきわめて限られている．

　本章では，特に近年の諸外国での失語症グループ訓練に関する重要な研究を概観することを通して，多様なグループ訓練を紹介し，臨床の場でSTが有益なグループ訓練を実践していくための一助としたい．

　失語症者に対するグループ訓練は，第二次世界大戦の帰還兵の頭部外傷に対する実用的な対応として発達した．当時は有効な訓練法や専門家が少なく，治療はグループで行われた．(Kearns 1994)．近年，再び，主に3つの理由によって，グループ訓練への関心が高まっている．

　一つは米国での医療費支払いの変化である．世界的に医療費のコスト抑制やそれに伴う初期治療期間の短縮，長期にわたる個別訓練の実施困難などの事態が起きている．効率性とコスト効果の点からグループ訓練が見直されているのである（Elmanら 1999a, Marshall 1999, 笹沼 2001）．二つ目は，失語症の心理・社会面に対して新たに関心が向けられたことによるものである（Kearns 1994）．グループ訓練が心理・社会面の回復に有用であることは，客観的証拠には欠けるが，これまで十分知られている．近年Sarno（1993）や，Gainotti（1997），Herrmann（1997）たちにより，失語症リハビリテーションにおける，心理・社会面のリハビリの重要性が強調された．こうしたことにより，グループ訓練は再び興味が持たれているのである．今一つは，臨床的に納得できる方法論が出現したことと，一部の失語症者にとっては個別訓練と同等に効果があることが示されたことによるものである（Marshall 1999, Poundら 2000）．

2．グループ訓練の利点・意義

　グループ訓練がもたらす利点は，従来から多くの臨床家によってあげられている．それは主にコミュニケーションの利点と，心理・社会面の利点として示されている．

　Poundら（2000）は，近年のグループ訓練に関する文献の中から，グループ訓練がもたらす利益を表にまとめている．**表1**は，それを筆者が追加，一部改変，整理したものである．これらの利点以外には，前述したようにコスト効果により，個別訓練に比べ，より多くの訓練時間の提供が可能になる利点がある（Marshall 1999，笹沼 2001）．

　また**表1**の利点は，グループ訓練自体がもたらすグループダイナミックスやグループ訓練の治療的因子など，グループが持つ「治療的な力」に支えられていると言える．精神療法の分野では，Yalom（1985）がグループ精神療法の治療的因子として，11の因子（希望をもたらすこと，普遍性，情報の伝達，利他主義，社会適応技術，模倣行動，カタルシス，初期家族関係の修正的繰

表1　グループ訓練の利点

コミュニケーション面の利点	心理・社会面の利点
・様々な相手とコミュニケーションする多彩なチャンスである（DavisとWilcox 1985） ・ほかの人のコミュニケーションの様子を観察し，コメントし，そこから学ぶチャンスとなる（Whitaker 1989） ・残存するコミュニケーション技術の再強化，記憶・注意などの認知能力の改善（Pachalska1991） ・新しいコミュニケーション・テクニックを試みるための安全な環境に加えて，豊富な言語的刺激，要求，冗談，同情などの機会といった一対一では簡単に提供することのできない多くのことを提供し，コミュニケーション代償手段の獲得と使用にとって理想的な手段である（Fawcus 1992） ・般化の可能性が増加する（Kearns 1994） ・言語機能の改善，日常コミュニケーション活動の活発化（横張 1996） ・談話の内容を改善させる（Avent 1997） ・コミュニケーションの効果に関する仲間からのフィードバックが得られる（Elman 1999） ・個人訓練では得られない，多様な相互作用，社会的やり取りなどが自然に起こる環境である（KaganとGailey 1993，Elman & Bernstein-Ellis 1999a，Marshall 1999） ・実用的な語用論的なコミュニケーションスキル（役割交代，話題の切り替え，話題維持など）を上達させる（Marshall 1999）	・孤独感の減少，社会的受容の再確認，自己意識の増大（Blackman 1950．Kearns 1994による） ・コミュニケーションについての不安の軽減や感情の問題に対する洞察力の向上（SchlangerとSchlanger 1970） ・社会化の機会，仲間からの動機付けの機会，情緒的安定を得る機会が提供される（Eisenson 1973） ・社会的適応性の獲得，心理的改善（田上ら 1985） ・社会的アイデンティティと自己評価の再確立が可能となる（BrumfittとClarke 1989） ・肯定的感情の喚起，人前で話すことへの恐怖心を和らげる，STへの依存を減らす，自信を強化する（Pachalska 1991） ・社会への再参加と仲間との交流の場となり，ともに体験した苦労を共有し，討論し，協同的な課題解決を体験する（NicholsとJenkinson 1991，KaganとGailey 1993） ・協同して問題解決を学び，仲間からの援助を求め，自立していくことが出来る（Marshall 1993） ・社会的役割を試し，アイデンティティを探るための環境を提供する（Fawcus 1989，Penman 1998） ・仲間による支えと共感，動機付けが得られる（ElmanとBernstein-Ellis 1999a） ・情緒的安定，自己評価の向上，障害へのこだわりの軽減，自己開示への抵抗の軽減，関心の範囲の拡大など，心理・社会的側面の改善が得られる（中村ら 2003）

（Pound 2001 を改変）

表2 失語症グループ訓練の一般的利点・治療的因子

一般的利点・治療的因子	解　説
①観察効果	補助スキルの使い方をはじめ，問題への対処の仕方，障害への取り組み方などの行動のモデルが示され，観察の機会となる．
②受容	STがメンバーを，あるいはメンバー同士が相互に，尊重し，共感し，暖かく受け容れることによって，メンバーは自信と安定を得られる．
③希望	障害に打ち勝ってきている同障のメンバーを知ることで，自分も同じように障害に打ち勝つことができるという希望を持つことができる．
④普遍性	様々な症状や後遺症は，自分だけが経験していることではないこと，孤独ではないことを知ることができる．このことで家族も安らぎを得ることができる．
⑤利他主義	グループメンバーはお互いに助け合う．他の人に援助を与えるという利他的行動は，再び自己評価を取り戻すという点で重要である．
⑥情報の伝達	グループにおいてはリーダーやメンバー同士また外部の人間によってさまざまな情報が与えられ得る．グループは情報を伝える手段でも有る．
⑦社会化スキル	失語症者は，当惑の危険，信頼の欠如，恐れなどにより，友人や家族，他の自然な環境を含む社会的状況で，補助スキルを使い，コミュニケーションすることを避ける．グループ場面は安全な環境で参加者が対人関係のスキルを学び，それを使う機会を与えている．
⑧昇華（カタルシス）	多くの失語症者は口に出せないいろいろな感覚や恐怖心を持っている．グループは人に聞いて理解してもらうことでこれらの感覚から解放される安全で支持的な環境を与える．
⑨凝集性	凝集性はグループの魅力に関係している．個人訓練における信頼に似ている．凝集性があるグループは不思議な作用を発展させる．一人のメンバーが困難な問題に直面しグループの援助でそれを解決したとき，ほかのメンバーにポジティブな影響を与える．この成功はグループの凝集性を高める．

（Marshall 1999を改変）

り返し，実存的因子，凝集性，対人学習）を，経験に基づいて明らかにした．また，社会福祉やグループワークの分野では，大利（2003）が，多くの人に支持されている6つの治療メカニズム（観察効果，普遍化，受容，利他性，現実吟味，換気）を挙げている．

Marsahll（1999）は，Yalomがあげたグループ療法の11の利点から7つを取り上げ，失語症者にも当てはまる一般的利点として説明している．このMarshallの利点に，前述のYalomと大利が挙げた治療的因子，メカニズムの中から，筆者の経験からも重要と思われる，観察効果と受容の2つを追加して，失語症グループ訓練の一般的利点および治療的因子として，**表2**に示す．

3．グループ訓練の分類

グループ訓練は多くの場合，いくつもの目的を併せ持っている．またコミュニケーションと心理・社会的要因は複雑に作用しあい，実質的に重なり合うことが多い．このため目的や役割などで分類することは難しい．したがってKearns（1994）やMarshallが但し書きをつけているように，分類は恣意的なものであり，臨床的な現実を反映しているとは限らない場合もある．しかしながらグループ訓練の分類を試みることは，失語症グループ訓練の流れや全体像を理解する上で

有用である．

　まず代表的な分類として取り上げられることが多いのは，Brookshire（1992）の分類とKearns（1994）の分類である．Brookshire（1992）の分類は，わが国でも浮田（1999），笹沼（2001），竹内（2003）らが紹介しており，その目的によって「訓練，移行，維持，支持」の4つに分類している．すなわち，(1) 訓練グループ：個別訓練よりは自然で，通常の社会よりはコントロールされたグループという環境の中で，新しい行動やコミュニケーション方法を試してみる．内容は課題中心的で，メンバーが言語能力や訓練目標に見合った刺激が受けられるよう，STが指導・管理する．(2) 移行グループ：訓練期間から訓練終了に向けて無理のない移行を果たすことを目的として，終了準備に重点が置かれる．保護された，実際の生活場面に近い場面やロールプレイングで，日常生活上有用なストラテジーや問題解決法を試してみる．(3) 維持グループ：個人訓練を終了した患者で構成される．活動は社会的交流とコミュニケーションが主で，能力を維持し，低下を予防する目的で行われる．(4) 支持グループ：患者および家族に失語症についての情報を提供する．また失語症による心理・社会的，職業的影響に対処できるよう支援する．具体的活動としては，情報や意見交換を行うグループ討論，専門家による講義，娯楽活動などがある．の4種類である．これらは同時にリハビリテーションの各時期に沿ったものともなっている．

　一方，Kearns（1994）は，失語症のグループ治療に関する文献を集め，批評的に概観し，最も体系的な分類を提示している．わが国でも竹内（2003）が紹介している．その役割，機能などで，「心理・社会的グループ訓練，家族のカウンセリングと支援グループ訓練，発話—言語治療グループ訓練」の3つに大別するものである．

　(1) 心理・社会的グループ訓練：心理社会的グループ訓練では支持的な雰囲気の中で，同障の人と社会的に触れ合う機会が提供される．メンバーが失語症の結果に対処できるよう，感情的，心理的な絆を育てることが目的となる．

　(2) 家族のカウンセリングと支援グループ訓練：家族が失語症になることによって，家庭内での役割交替や経済的な問題が生じる．そのことによる家族の健康の問題やライフスタイルの変化，心理的問題などに対して，教育的な情報や感情面の支援を提供することを目的とする．Brookshireの支持グループに対応している．

　(3) 発話—言語治療グループ訓練：言語機能改善のためのグループ訓練から，機能的コミュニケーションの改善を図るものまで多岐に渡っている．発話—言語能力の改善を促進して維持することが第一の目的である．さらに以下の5つに分類されている．(a) 直接的な言語治療グループ訓練：「刺激—反応」訓練など個人訓練に類似した方法，課題を用い，構造化されたグループ訓練である．(b) 間接的な言語治療グループ訓練：方法や内容など大部分は定義されていない．一般的な会話や社会的グループ訓練，ロールプレイなど構造化されていない課題からなる．(c) 社会言語学的なグループ訓練：臨床家の主導性を最小限に抑えてメンバー同士の関係を強調するグループ訓練で，機能的コミュニケーションの改善を目的とする．PACEの原則を適用したグループ訓練やCADL（Communicative Abilities in Daily Livingの略称）を評価法として用い，ロ

ールプレイを行うなどのグループ訓練がある．（d）移行グループ訓練，（e）維持グループ訓練：Brookshireの移行グループ，維持グループに対応している．

　Marshall（1999）もまた，グループ訓練に関する先行文献を，(1) **コミュニケーションに焦点を当てたグループ訓練**，(2) **心理・社会面に焦点を当てたグループ訓練**，(3) **移行グループ訓練**の3つに分類して紹介している．

　そこで以下に，Kearns（1994）とMarshall（1999）があげた分類を参考に，Kearnsの報告以降の研究を踏まえ，便宜的に失語症グループ訓練の分類を試み，そのいくつかについて解説したい．

1）コミュニケーションに焦点をあてたグループ訓練

　Brookshire（1992）の「訓練グループ」，Kearns（1994）の「発話―言語治療グループ」など，言語機能面の訓練から実用性を重視したアプローチまで，多様である．

　Atenら（1982）は，7人の慢性期失語症者に対して，CADLの課題からコミュニケーション場面を選択し，2週間に1回1時間の訓練を12週間実施した．Kearnsの分類では社会言語学的なグループ訓練として紹介されている．訓練の結果，PICA（Porch Index of Communicative Abilityの略称）では訓練前後に有意差は見られなかったが，CADLの成績では有意な改善が認められた．機能的コミュニケーションアプローチは効果があり，CADLのような機能的測定法も利用すべきであると結論づけている．

　このAtenらの研究結果に対して，Bollingerら（1993）は，PICAでの改善を明らかにしようとした．平均発症後18カ月経過した，同じく慢性期の失語症者10名を対象とし，合計60週間の体系的な言語治療グループ訓練を実施した．全体を20週間ずつの2期に分け，間に10週間の訓練中止期間を入れた．課題内容は2タイプで，ドリルを用いた訓練課題を中心とした内容と，テレビ番組の内容理解を系統的に段階付けて促す内容であった．1期終了後にPICAとCADLで評価し，両検査で有意な訓練効果が示された．また2期後の評価ではPICAで訓練効果が認められ，効果が訓練休止後も維持されたことが示されたが，CADLでの効果はみられなかったと報告している．

　以上のAtenらとBollingerらの結果から，言語機能の改善と機能的コミュニケーションの改善について，グループ訓練が有効であることが示された．また目的を明確にした訓練を実施することにより，目的に適った機能の改善が得られることも示唆された．

　次に，個別訓練とグループ訓練の訓練効果を実験的に比較する方法で，グループ訓練の有効性を検証した研究をみてみると，以下のようなものがある．

　Wertzら（1981）は急性期の失語症者を個別訓練群とグループ訓練群に分けてその効果を比較した．個別訓練群はSTによる伝統的な刺激法による訓練を週4時間と訓練機器を用いたドリルを週4時間，44週間行った．グループ訓練群は，STが週4時間，交流を中心とした場面で言語の使用を促す内容で訓練を実施した．その他に週4時間のレクリエーション活動にも参加し，同様に44週間継続した．発症後4週間から開始し，その後，訓練後11週，22週，33週，44週に複数の標準化された検査を用いて言語能力を評価した．この結果，個別訓練群はPICAの成績ではグループ訓練群に比べ有意な改善を示したが，その他の検査（トークンテスト，レーヴン色彩マ

トリックス検査など）では有意差は見られなかった．両群ともに自然回復以上の改善を示しており，グループ訓練は個別訓練と同等の改善が示された．個別訓練もグループ訓練も共に有効な訓練方法であると結論している．

わが国でも，田上ら（1991）と横張ら（1991）が，個別訓練とグループ訓練の訓練効果を比較している．田上らは，極度の緊張のため集中的な訓練に耐えられないなどの理由で，発症後2～3カ月から，4～6カ月間，グループ訓練のみで，聴覚的理解，発話面の改善を目的とした言語機能訓練を受けたウェルニッケ失語3症例と，グループ訓練と個別訓練，個別訓練のみ，を受けた同じくウェルニッケ失語の各々2例ずつとの言語訓練効果を比較検討した．結果，言語機能面の改善に有意差は認められなかったと報告している．

横張ら（1991）も，同一の失語症者が個人訓練のみを受けた期間と，その後言語機能面の改善を目的としたグループ訓練を受けた期間について，SLTAの成績の推移を比較して，ほぼ同等の改善が得られたと報告している．

Elmanら（1999b）も，機能的コミュニケーション能力の改善に焦点をあてたグループ訓練の効果について，訓練群と統制群を比較する方法で実験的研究結果を報告している．慢性期失語症者24例を対象とし，年齢・教育歴・重症度を統制した上で，訓練群と，訓練群が訓練を受ける間は待機し，その後同様の訓練を受ける，待機群に分け，毎週5時間のグループ訓練を4カ月間実施した．訓練内容は会話の話題開始や代償手段の使用などを重視した機能的コミュニケーション能力の改善を目標にしたものであった．訓練効果の評価は標準化された失語症検査（WAB：Western Aphasia Battery-Aphasia Quotientの略称，SPICA：Shortened Porch Index of communicative Abilitiesの略称）とCADLを，開始時，2カ月後，終了時，さらに1カ月程度のフォローアップ期間の終了時に実施した．その結果，訓練終了時の訓練群の言語機能，機能的コミュニケーション能力の成績は待機群に比較して有意に高い改善を示した．さらにフォローアップ期間終了後も成績の低下が見られず，効果は維持された．また，待機群に対しても待機の後，同様の訓練を行ったが，同等の改善がみられた．他に訓練群の本人，家族との半構造化面接により得た，データを質的に分析して，自信がついた，積極的になった，意欲的になった，仲間との交流を楽しめるようになった，など心理・社会面における良い変化が認められたという．

以上のように，言語機能や機能的コミュニケーション能力の改善を目標としたグループ訓練については，標準化されたPICAやSLTA，WABなどの言語機能検査やCADLのような機能的コミュニケーション能力検査で訓練効果を測定し，失語症者にとって有効なアプローチであることが示されている．

これら以外にも，目的に応じた様々なグループ訓練がある．たとえばAvent（1997）は，8名の失語症者を対象として，「協同グループ訓練」の効果を多層ベースライン法を用いた単一事例研究で検証した．グループ訓練の内容は，STによって話された物語を，2人の失語症者が思い出す役と促す役を受け持って，協力して思い出すというものである．STはグループをリードせずメンバーが互いに助け合うように支持し，導くような雰囲気を提供する．その結果，協同グループ訓練は失語症者の物語と談話の内容を有意に改善させると述べている．

Fox (1990) は，レクリエーション活動（釣りに行く，図書館に行く，映画を見るなど）を計画し，実施することを内容としたグループ訓練を行った．結果，4人中3人にはPICAでの改善は見られなかったがCETI（The Communicative Effectiveness Indexの略称）などの機能的方法では改善が示された．質問や要求が増え，言葉の修正行動も増えるなどコミュニケーション行動が多様になったと報告している．

2）心理・社会面に焦点をあてたグループ訓練

失語症がもたらす心理・社会的問題は深刻で長期間未解決のままであることが多い（Wahrborg 1991）．それは，脳そのものの器質的な損傷による意識障害や精神症状をはじめ，能力の喪失，役割の喪失，関係の喪失などのさまざまな喪失体験による二次的な心理的反応，さらに長期化に伴う失敗体験による心理的問題として生じる，抑うつや孤立感，自信の喪失，自己評価の低下などがあり，自己感覚を揺り動かすものとして体験される（Brumfitt 1993, Parrら 1997, 藤林 2003, 中村ら 2003）．

「心理・社会面に焦点をあてたグループ訓練」の分類には，Kearns（1994）があげた心理・社会的グループ訓練と，維持グループ訓練，さらに多目的グループ訓練が含まれる．コミュニケーション面の改善と心理・社会面の改善は，前述したように失語症グループ訓練では相互に作用しあっており，両者を明確に区別することは難しい．したがって，両者を共に目的にした訓練も含め，「心理・社会面の改善を目的としたグループ訓練，多目的グループ訓練，地域に根ざしたグループ訓練」の3つに分けて示す．

（1）心理・社会面の改善を目的としたグループ訓練

Kearns（1994）の心理・社会的グループ訓練に対応する．Kearnsは心理・社会的グループ訓練の利点は数多く示されているが，客観的な証拠や具体的な治療原則，手続きなどの記述に乏しく，広い意味で未だ定義されていないと述べている．

SchlangerとSchlanger（1970）は，コミュニケーションについての不安の減少や自発的な談話を引き出すことを目標に，ロールプレイングを取り入れたグループ訓練を行った．内容は，現実的な場面での自分自身についてのロールプレイや，買い物，ピクニックといったストレスの少ない場面でのロールプレイ，日常生活の中で問題解決の必要があるような予期しない出来事でのロールプレイなどで，メンバーの問題点やフラストレーションを実演するための心理劇も行われた．結果，ストレスのかかる状況に対処する能力が向上した，コミュニケーションについての不安が減少した，感情と問題への内省が深まった，など失語症に伴う心理的問題への適応において効果があったと結論している．

筆者ら（中村ら 1998）は，10年間の訓練経験をもとにグループ訓練に参加した失語症者が心理・社会面の改善経過で示した行動から類似した，特徴的な行動を抽出し，分類・整理して独自に「失語症グループ訓練における心理・社会的側面の評価表」（**表3**）を作成した．評価項目は「参加態度」「対人意識」「情緒」「自己認知」「障害の受容」の5つの大項目と15の下位項目から成り，手引きに示された（＋）行動と（－）行動の出現バランスと総合的な印象によって，（＋

2）から（－2）までの5段階に評価する．慢性期失語症者17名を評価し，結果，失語症者の自己評価の低下や自己開示への抵抗，障害へのこだわりなどの心理・社会的問題が示された．しかしながら，評価表は評価者が訓練者と同一である点や行動から個人の心理状況を推測することには限界がある点など，客観性に課題を残していることも否めない．ただし心理・社会面の評価法が少ない現状では，臨床現場での目的を定めた訓練のための評価法として，実用的で，有用であるととらえている．

さらに評価表を用いて，対象者の個々の心理・社会的側面の課題をとらえて，心理・社会的側面の改善を目的としたグループ訓練を実施した（中村ら 2003）．訓練内容は6つの活動プログラム「活動を楽しむ」「自己表現」「自己開示」「障害理解」「社会的役割・活動」「主体的参加」による体験を重視して行うものであった．開始当初と2年後の評価表での評価結果から，対象症例6例全員に改善が認められたが，評価表での改善はSLTAによる言語機能面の改善とは一致しなかった．言語を手段として，現状や新たな経験を論理的に統合し，価値の転換や障害の受容などにいたることが困難な失語症者も，グループ内で心理・社会的活動プログラムの体験を積み重ねることにより，自分の状態をほぼ正しく認知し，自己評価を保ち，関心の範囲や行動の範囲を広げ，社会的関心やその人らしい生活を取り戻すことが可能ではないかと考える．

表3　失語症グループ訓練における心理・社会的側面の評価表

	行動観察評価項目	評価段階 −2 −1 0 +1 +2
(1)参加態度	①参加意欲（乏しい・・・大いにある）	◎−◎−◎−◎−◎
	②所属感（乏しい・・・大いにある）	◎−◎−◎−◎−◎
	③活動を楽しむこと（少ない・・・十分ある）	◎−◎−◎−◎−◎
	④自発的・積極的参加態度（乏しい・・・大いにある）	◎−◎−◎−◎−◎
(2)対人意識	⑤人への関心・意識（乏しい・・・強い）	◎−◎−◎−◎−◎
	⑥共感性（乏しい・・・高い）	◎−◎−◎−◎−◎
	⑦人に対する働きかけ（全くない・・・よくある）	◎−◎−◎−◎−◎
(3)情緒	⑧情緒的安定（不安定・・・常に安定している）	◎−◎−◎−◎−◎
	⑨頑固さ（大変頑なな・・・感じられない）	◎−◎−◎−◎−◎
(4)自己認知	⑩自己認知（抵抗が強い・・・抵抗はほとんどない）	◎−◎−◎−◎−◎
(5)障害の受容に関する項目	⑪(言語)障害へのこだわり（強い・・・ほとんどない）	◎−◎−◎−◎−◎
	⑫自己開示（不適切・・・適切）	◎−◎−◎−◎−◎
	⑬自己評価（低い・・・保たれている）	◎−◎−◎−◎−◎
	⑭関心の範囲の拡大（全く拡がっていない・・・拡がっている）	◎−◎−◎−◎−◎
	⑮行動範囲の拡大（全く拡がっていない・・・拡がっている）	◎−◎−◎−◎−◎

(中村ら 2003)

（＋2）：良好［適応的で積極性・自発性がある行動である．（＋）の行動を繰り返し行っている］
　（0）：どちらでもない［積極性がないが何とか適応的にやっている］
（－2）：不良［（－）行動が多くグループ内で問題行動だと感じられる］
（＋1）：やや良好［＋2と0との間］，（－1）：やや不良［－2と0との間］

（2）多目的グループ訓練

Pachalska（1991）は，個人訓練とグループ訓練の両方の要素を含み，大脳半球間の情報の移送を刺激するという独自の「複合失語リハビリテーションモデル（CARM：Complex Aphasia Rehabilitation Model）」を提唱している．グループ訓練の目的として，コミュニケーション技術

の再強化や拡大などのコミュニケーションの改善の目的に加えて，人前で話すことに対する恐怖心を小さくすることや自信の強化などの心理的側面および社会的孤立の改善といった社会的側面の回復を挙げている．訓練は，1枚の絵をグループで協同で描くことや，詩や言葉遊びなど，「言語指向の芸術療法」という，言語的刺激も非言語的刺激も取り入れた活動を通して行われるもので，状況の中で言語を使い，メッセージを伝えるために複数の方法を使うことができるようになるとしている．

　Marshall（1993）は，失語症者が直接関係する生活上の問題を解決して，前進できるようにすること，社会化の機会を増やすこと，支援することを目的として，「問題に焦点を当てたグループ訓練」を行った．軽度失語症者6～10名を対象に，1回60～90分間で毎週1回のグループ訓練を実施した．メンバーが直面している問題，たとえば，仕事復帰している失語症者の仕事のスピードが遅いこと，自分の健康についての大事な情報を医師からどう聞き出すか不安になること，聞き手に自分のコミュニケーションの障害を自己開示することについての葛藤，などの問題について，その解決法や対処法を話し合った．結果，PICAの成績では開始当初と6～12カ月後を比較して，18名中14名に改善が見られた．

　さらに，その後の同様のグループ訓練では，標準化された検査以外にも「失語症者自身による報告」やCETI，PSI（Problem-Solving Inventory），「グループ経過記録」など多様な形態の評価を実施した．その結果，病前の活動を再開することを望んでいるにもかかわらず，自信を持てず躊躇していた失語症者が，仲間がいて，安全が守られ，同様の問題を持っているのは自分だけではないことを知ることで，こうした社会的活動を再開できるようになったと報告している．

（3）地域に根ざしたグループ訓練

　以下に示す，「地域に根ざしたグループ訓練」は，Kearns（1994）の分類では維持グループ訓練に分類されている．グループ訓練の利点を活用した，地域に根ざしたアプローチは，カナダのノース・ヨーク失語症センター（現Pat Arato Aphasia Centre）で，Kagan（1993）らによって始められた．

　Kaganらは，会話を心理・社会的幸福感を維持するための基礎であるととらえ，会話への参加機会の減少が，社会的関係への参加を困難とし，自己評価の達成や他人との関係維持の困難などの心理・社会的後遺症を生じさせると，深刻な影響を強調した．そしてこのような心理・社会的後遺症の軽減と長期支援を目的として，会話パートナーと呼ばれるボランティアを訓練，養成し，会話パートナーや失語症者の会話を助けるリソース・ブック（会話資料）などを用いて，コミュニケーション障害のバリアを減らし，社会参加を進めようというSCA（supported conversation for adults with aphasia）アプローチを行った（Kagan 1998）．失語症センターでは，4，5人の失語症者からなる会話グループをはじめ，美術や陶芸，音楽，レクリエーション活動などのグループが，ボランティアの支援のもとに行われている．

　また同じカナダのヨークダーラム失語症センター（YDAC：York-Durham Aphasia Centre）でも，失語症者と家族のQOLを引き上げ，失語症者の自立度を上げることを目指して，グループの相互扶助のシステムを活用し同様のプログラムを行っている（Pattersonら 1994）．この失

語症者に対する会話グループと家族に対する支援グループプログラムの効果を示すために，Hoen（1997）らは，心理的幸福感を測るRyff Psychological Well-being Scaleの短縮版質問紙を失語症者用に作成して，訓練前後に家族と失語症者にそれぞれ実施し，その効果について検討した．Ryff's Scaleは，生活の満足度や心理状況を測る，一般的に用いられている心理テストで，「自律性」「環境調整」「自己成長」「対人関係」「目標意識」「自己受容」の6つの指標からなる．結果，失語症者，家族ともに良好な変化が認められ，YDACのプログラムは両者の心理的幸福感を高めるのに効果的であるとしている．

　米国では，Elmanら（1999a）が，1996年にカリフォニア失語症センターを開設した．設立の契機には，マネージド・ケア（管理医療，医療費削減政策）の出現により，よりコストが低くかつ効果的な治療を考えざるを得なくなったことに加えて，失語症を慢性的な障害ととらえること，失語症者は回復期を過ぎてもなお改善を示すこと，をあげている．失語症者のコミュニケーション技術を高め，心理・社会的後遺症を軽減することを目標に，継続的な会話グループを中心に，介護者サポートグループ，読み書きグループ，地域の成人教育部門の協力を得て行う芸術クラスなどを設けている．

　一方，イギリスでもカナダや米国と同様，ロンドンのシティ大学の失語症センター，コネクトネットワークで，地域に根ざしたグループ訓練が実施されている．センターでは，失語症治療の目標を，①コミュニケーションの促進，②心理的に健康な状態，③健康の増進・疾病の予防，④社会参加への障壁の明確化，⑤自立と生き方の選択肢へのアクセス，⑥新しいアイデンティティへの適応・自己実現，の6つに定め，この目標の実現のために，個別機能訓練，カウンセリングとともに，多様なグループ訓練，家族へのトータル・コミュニケーション指導，自助グループ支援などを行っている（Poundら 2000）．

4. グループ訓練の効果，評価

　失語症グループ訓練の効果を示す，客観的データに基づいた研究は，その意義や利点を示す文献が多いにもかかわらず，きわめて限られている（Kearns 1994，笹沼 2001）．コミュニケーション面での効果を示す報告は，前述したようにいくつかなされてきている．しかし，これらの報告についても，Kearnsは，適用された評価法が標準化された失語症検査である点を指摘し，コミュニケーションのやりとりの面は検出できていないと批判している．そしてそれを補う信頼性のある検査が考案されることが必要であると述べている．

　特に，グループ訓練の心理・社会面の効果の計測は，ことばでの表現が困難な失語症者の心理状態の計測自体の難しさに加えて，多数の複雑な要因が作用しあっていることからきわめて難しい．Kearnsも，データに基づいた研究が必要であると，この問題を強調している．同様にElmanら（1999a）も，慢性期の失語症者の継続的なグループでは，生活の質に影響するような変化をとらえる方法が必要であるとし，現在は失語症者に適切に用いることができる評価法がないと指摘している．

一方，医療費削減政策により，保険会社など第三者機関に改善の証拠を示すことが求められている，その必要性のために，むしろ実用的な評価シートや評価法の開発などが促進されるという状況も起きていると思われる．その一例を表4，表5に示した．

表4は，活動主体のグループ訓練でのメンバーの参加のチェックリストの例である．活動関連行動（出席など）と，言語関連行動を5段階で評価する．表5は，やりとりに注目してメンバーの参加レベルを7段階で評価するものである．

表4 活動への参加の様子と言語関連行動のチェックリスト

アクティビティ関連活動	無し 1	不良 2	普通 3	良好 4	正常 5
1. 患者は活動に参加しましたか					
2. 彼／彼女の行動は課題に適切でしたか					
3. 患者は活動に自主的に参加しましたか					
4. 患者は与えられた示唆に従いましたか					
5. 患者は将来の活動のための考えを出しましたか					
言語関連アクティビティ					
1. 患者は他の人が言うことを注意して聴いていましたか					
2. 患者は他の人の考えに従いましたか					
3. 患者は臨床家の指示なしにコミュニケーションを開始しましたか					
4. 患者の反応は適切でしたか					
5. 患者は考えを明確に伝えましたか					

患者の名前：＿＿＿＿＿＿＿＿＿＿　　平均値：＿＿＿＿＿＿＿＿＿＿

（Aten 1981）

5．グループ訓練の留意点，STの関わり方について

近年，STの役割について，STがグループを支配してしまうことの危険性が指摘され，「コミュニケーションの仲介人」としての役割を取ることの利点が強調されている（Fawcus 1992, Kaganら 1999, Elmanら 1999a, Marshall 1993, Poundら 2000）．

Poundらは，このSTの関わり方と技法を，メンバーの自発的発言や参加を重視すること，メンバーが体験を分かち合い自然に交流するように持っていくこと，仲間によるフィードバックを活用すること，STの介入は最小限にしグループの進行を明確にすることだけに限ること，と要約している．またElmanも，会話におけるメンバーの自発性の向上を促し，メンバー間のやり取りに力を入れることをSTの役割であるとして，従来の治療モデルとは異なると述べている．筆者ら（中村 2003）も，同様に，メンバー間のコミュニケーションと相互作用が生じやすいように，グループの場と環境を構造化していくことと，コミュニケーションの成立に対する援助に力点を置いた，STの援助方法を示した（表6）．

グループ訓練の留意点については，Kearns（1994）が，グループ訓練という設定で不十分な

表5　グループにおける失語症者のやりとり能力評価に対する質問紙

1. 会話参加者Xはどの位やりとりに参加しましたか．

   ```
   1       2       3       4       5       6       7
   無し                  いくつか                 たくさん
   ```

2. 何回位メッセージを伝えられましたか．

   ```
   1       2       3       4       5       6       7
   無し                  いくつか                 たくさん
   ```

3. 質問をしたり，求められなくてもコメントを述べたり，意見を表現することによって，何回位やりとりの中で，積極的役割を取りましたか．

   ```
   1       2       3       4       5       6       7
   無し                  いくつか                 たくさん
   ```

4. メッセージを伝えようとするとき，どの位の頻度で異なるコミュニケーション手段を使いましたか（例：発話，書字等）．

   ```
   1       2       3       4       5       6       7
   無し                  いくつか                 たくさん
   ```

5. 他の人に理解されないメッセージを伝えようしたとき，どの位融通を利かせたり，戦略的になれましたか．

   ```
   1       2       3       4       5       6       7
   無し                  いくつか                 たくさん
   ```

6. メッセージを伝えようとするとき，どの位多くのコミュニケーション機能（例：質問する，論争する，助言を与える，挨拶する，コメントする）を使いましたか．

   ```
   1       2       3       4       5       6       7
   無し                  いくつか                 たくさん
   ```

7. 総合的なコミュニケーション能力は1から7段階までのどの位でしょうか．

   ```
   1       2       3       4       5       6       7
   不良                   普通                    良好
   ```

(Garrettら1995)

個別訓練を行ってはならないこと，すなわちコミュニケーションの相互活動が生じるように配慮すること，メンバー全員が参加できるように配慮すること，メンバー個々の能力とコミュニケーション・ニーズをとらえておくこと，社会化がゴールであっても，まったく構造化されていない活動にならないよう目標を明確にするべきであること，目標やゴールに合わせて方法を工夫すべきであること，などをあげている．

表6　グループ訓練でのSTの援助方法

	内　容	具　体　例
Ⓐ言語面	言語障害に配慮された場としていく	**1. 言語理解障害に対しての援助** 文字や図，絵を用いて理解を助ける．解説する（全体には板書）． **2. 言語表出障害に対しての援助** ことばが出るのを待つ．「はい」「いいえ」で答えられる質問で答えを引き出す．代償手段の使用を促す（地図やカレンダー，文字や絵の指差し・描画・ジェスチャー表出・書字等）．発話意図が伝わるよう援助する（不十分な発言の解説や補足，確認，明確化など）． **3. コミュニケーションの成立に対しての援助** 均等な発話機会に配慮する．注意を喚起する．会話の橋渡しをする．コミュニケーションが成立するための配慮と援助を行う．
Ⓑ心理面	受容的・共感的な場としていく	受容的雰囲気を作る 傾聴態度，受容的態度，共感，称賛，激励，などを示し受容的雰囲気を作っていく．またメンバーにもこれらを促す．
Ⓒ構造面	交流・やりとり・会話の場としていく	**1. 交流場面を作る** 机，座席の配置を工夫する．やりとり場面，会話場面を作る．小グループに分け，少人数での話し合いや活動の機会を作る．
	社会的な場としていく	**2. 社会的な場面を作る** 問題解決のために話し合う場面・相談する場面・決定する場面を作る．また披露・発表の機会・認め合う場面を作る．社会的行動が引き起こされる場面・機会を作っていく．
Ⓓ個別的配慮	全体への働きかけとは別に個人の能力や状態などに配慮した援助を行う	**1. 時期への配慮** グループへの適切な参加時期を図る．個人の状態や時期に配慮してプログラム内容を工夫する． **2. 具体的活動や役割の選択** 個人に合った自己表現活動を探せるよう援助する．個人の自己開示の状態に配慮して話し合いのテーマを選ぶ．個人の力に見合った役割を選ぶ． **3. 達成のための方法の工夫** 活動や役割などの達成のために助言，援助する． **4. フォロー** 個人のグループ内での経験，状況認知，気持ちを補足する．場合によっては修正する．

（中村ら 2003）

6. おわりに

　Schuellら（1964）は，グループ訓練の心理・社会面での有用性を認めた上で，失語症訓練は個別訓練が基本であり，グループ訓練は個別訓練の代わりにはなりえないと述べている．

　しかし，本来，グループ訓練は個別訓練とは質の異なる治療法であろう．Marshall（1999）は，グループ訓練は単なる個別訓練を補うものではなく，失語症者にとって社会化の機会となる，重要な治療法であると述べている．失語症グループ訓練の利点と治療的因子について示したように，グループ訓練は個人訓練とは異なる治療的メカニズムで失語症者のコミュニケーションと，失語症者および家族の心理・社会面の改善に寄与しうるといえる．今後，多様なグループ訓練の方法

論や適用を明確にし，その効果を示し，失語症の治療法として確立されることが期待される．

（中村　やす）

文　献

Aten J : A Round Table Discussion on Goup Treatment. In R Brookshire (Ed.), Clinical Aphasiology Conference Proceedings. Minneapolis. BRK, p142, 1981.

Aten J, et al : The efficacy of functional communication therapy for chronic aphasic patients. J Speech Hear Disord 47 : 83-96, 1982.

Avent J : Group treatment in aphasia using the cooperative learning methd. J med Speech-Lang Pathol 5 : 9.

Bollinger R et al : A study of group communication intervention with chronically aphasic persons. Aphasiology 7 : 301-313, 1993.

Brumfitt S : Losing your sense of self；what aphasia can do. Aphasiology 7 : 569-574, 1993.

Brumfitt S, Clarke P : An application of psychotherapeutic techniques to the management of aphasia. In C Code, D Muller (Eds.), Aphasia Therapy. London, Whurr, pp89-98, 1989.

Brookshire RH : AnIntroduction to Nrurogenic Communication Disorders, 4th ed. Mosby Year Book, Pennsylvania, 1992（第7章 失語症の訓練（笹沼澄子・監訳：神経疾患によるコミュニケーション障害入門）．協同医書出版社, 1996）．

Davis GA, Wilcox MJ : Adult aphasia rehabilitation. applied pragmatics. NFER-Nelson, Windsor, 1985.

Eisenson J : Group Therapy. In Adult Aphasia : Assessment and Treatment. Appleton-Century-Crofits, New York, 1973.

Elman RJ, Bernstein-Ellis E : Aphasia group communication treatment；the Aphasia Center of California approach. In RJ Elman (Ed.), Group treatment of neurogenic communication disorders；the expert clinician's approach. Butterworth-Heinemann, Boston, 47-56, 1999a.

Elman RJ, Bernstein-Ellis E : The efficacy of group communication treatment in adults with chronic aphasia. J Speech Lang Hear Res 42 : 411-419, 1999b.

Fawcus M : Group therapy : a learning situation. In C Code, D Muller (Eds.), Aphasia therapy. Whurr, London, 1989.

Fawcus M : Group Work With The Aphasic Adult. In M Fawcus (Ed.), Group Encounters in SpeechAnd Language Therapy. Whurr, London, pp77-87, 1992.

Fox L : Recreation Focused Treatment for Generalization of Language Skills In Aphasic Patients. Paper presented at the American Speech-Language-Hearing Association Convention, Seattle, 1990.

藤林眞理子：心理・社会的問題への働きかけ（竹内愛子・編：失語症臨床ガイド）．協同医書出版社, 2003.

Gainotti G : Emotional, psychological and psychosocial problems of aphasic patients；an introduction. Aphasiology 11 : 635-650, 1997.

Garrett K, Sittner M : Perceptions of the Interactional Competence of Persons with Aphasia. Paper presented at the American Speech-Language-Hearing Association Convention, Orlando, 1995.

Herrmann M : Studying psychosocial problems in aphasia；some conceptual and methodological considerations. Aphasiology 11 : 717-725, 1997.

Hoen B, et al : Improvement in Psychological well-being of people with aphasia and their families : evaluation of a community-based programme. Aphasiology 11 : 681-691, 1997.

Kagan A, Gailey G : Functional is not enough；training conversation partners for aphasic adults. In Holland AL, Forbes MM (Eds.) : Ahasia treatment；world perspectives. Chapman & Hall, London, pp199-221, 1993.

Kagan A : Supported conversation for adults with aphasia : methods and resources for training conversation partners. Aphasiology 12 : 816-830, 1998.

Kagan A, Cohen-Schneider R : Groups in the introductory program at the Pat Arato Aphasia Centre. In RJ Elman (Ed.), Group treatment of neurogenic communication disorders；the expert clinician's approach. Butterworth-Heinemann, Boston, 1999．

Kearns KP : Group Therapy for Aphasia ; Theoretical and Practial Considerations. In R Chapy (Ed.), Language Intervention Strateges in Adult Aphasia, 3rd ed. Williams & Wilkins, Baltimore, 304-321, 1994（失語症のグループ訓練：理論的，実践的考察（河内十郎，河村　満・監訳：失語症言語治療の理論と実際，第3版）．創造出版，2003）．

Marshall RC : Problem-focused group therapy for mildly aphasic clients. AM J speech-Lang Pathol 2 : 31-37, 1993.

Marshall RC : Introduction to Group Treatment for Aphasia ; design and management. Butterworth-Heinemann, Woburn, 1999.

中村やす，他：失語症グループ訓練における心理・社会的側面の評価の試み―長期経過を通して．失語症研究 18 : 234-242, 1998.

中村やす，他：失語症者の心理・社会的側面の改善を目的としたグループ訓練．高次脳機能研究 23 : 261-271, 2003.

Nichols K, Jenkinson J : Leading a support group. Chapman Hall, London, 1991.

大利一雄：グループワーク―理論とその導き方―．頸草書房，2003．

Pachalska M : Group therapy for aphasia patients. Aphasiology 5 : 541-554, 1991.

Parr S, et al : Talking about aphasia ; living with loss of language after stroke. Open University Press, Buckingham, 1997（遠藤尚志・訳：失語症をもって生きる―イギリスの脳卒中体験者50人の証言―．筒井書房，1998）．

Patterson R, et al : Aphasia-Anew life. Coopershill Publishing Inc, Tronto, 1994.

Penman T : 'Self-advocacy and aphasi'. Bulletin of Royal College of Speech and Language Therapists, 1998.

Pound C, et al : Beyond Aphasia ; Terapies for Living with Communication Disability. Winslow Press, Bicester, pp33-61, pp126-177, 2000.

Sarno MT : Aphasia rehabilitation ; psychosocial and considerations. Aphasiology 7 : 321-334, 1993.

笹沼澄子：第2章 成人の失語症（笹沼澄子・編：リハビリテーション医学全書Ⅱ 言語障害，第2版）．医歯薬出版，2001．

Schuell HM, et al : Aphasia in Adults Diagnosis, Prognosis, and Treatment. Harper and Row, New York, 1964（失語症治療の基本原則（笹沼澄子，永江和久・訳：成人の失語症）．医学書院，1971）．

Schlanger PH, Schlanger BB : Adaptating role-playing activities with aphasic patients. Journal of Speech and Hearing Disorders 35, 229-235, 1970.

竹内愛子：失語症臨床における基本的諸問題（竹内愛子・編：失語症臨床ガイド）．協同医書出版社，2003．

田上美年子，他：失語症患者の訓練における集団の効果について，日本災害医学会会誌 33 : 98-109, 1985.

田上美年子，木村　暁：失語症患者の集団言語訓練における言語機能改善―ウェルニッケ失語の3症例―．日本災害医学会会誌 39 : 341-346, 1991.

浮田弘美：実用言語の治療（濱中淑彦・監修：失語症臨床ハンドブック）．金剛出版，1999．

Wahrborg P : Long-term Evolution of Psychosocial and Emotional State. In : Assessment and Management of Emotional and Psychosocial Reactions to Brain Damage and Aphasia. Whurr London, pp99-103, 1991.

Wertz RT, et al : Veteran's administration cooperative study on aphasia : A comparison of individual and group Treatment. J Speech Hear Res 24 : 580-594, 1981.

Whitaker DS : Using groups to help people. Routledge, London, 1989.

Yalom ID : Theory and practice of Group Psychotherapy, 3rd ed. Haper Collins, New York, 1985（川室　優・訳：グループサイコセラピー：ヤーロムの集団精神療法の手引き．金剛出版，1991）．

横張琴子，他：グループ訓練による言語機能の改善―SLTAによる個人訓練との比較―（会）．失語症研究 11 : 46, 1991.

横張琴子：失語症のグループ訓練．聴能言語学研究 13 : 1-11, 1996.

症例 Ⅵ-1　グループの運営活動を中心としたグループ訓練

概　要　T市の身体障害者福祉センターで実施している言語訓練では，個別訓練の他に，全員参加で心理・社会的側面の改善（再社会化，障害受容，自己の再統合）を目的としたグループ訓練を行ってきた（中村ら 2003）．このグループ訓練（以下，全体グループ）では，心理・社会的活動プログラムとして，「活動を楽しむ」「自己表現」「自己開示」「障害理解」「社会的役割・活動」「主体的参加」の6つの活動プログラムを実施した．全体グループ開始から5年後に，「社会的役割・活動」の延長として，中等度，軽度の失語症者7名に対してグループの運営活動を訓練活動の中心とした運営グループ訓練を実施した．ここではその後5年間継続した運営グループ訓練について示す．

訓練目標　①運営活動に必要な技能を身につける．
　　　　　　②全体グループの運営活動を担うことで，心理・社会的側面（自信の回復，障害の理解，社会参加の場の拡大など）の改善を図る．

訓練仮説　グループの運営活動には，行事やプログラムを企画する，問題解決に向けて話し合う，作業をするなどの活動がある．そしてこうした活動を行うためには，全体を見渡して考える事や，細部に気づくこと，他者の意見を聞くこと，自分の意見を伝えること，論議すること，手順を考えること，実際の作業を行うことなど，複雑な言語的，認知的過程が必要となると思われる．したがって具体的な活動を実際に体験する運営活動は，失語症者にとって，実用コミュニケーション能力や語用論的能力をはじめ，問題解決力や作業過程に必要な技能などの訓練になりうると思われる．またそれを成し遂げることで，自信の回復などの心理・社会的側面の効果がもたらされると考えられる．

訓練方法

1）対象

全体グループ訓練参加者のうち，自力での通所が可能な中等度および軽度の失語症者7名．全員男性で，訓練開始当初の年齢が52歳～76歳で平均62.4歳であった．発症からの期間は1年から9年6カ月，平均5年6カ月であった．うち1名はグループ開始3年目の途中から参加した．失語タイプは，健忘失語3例，ブローカ失語4例であり，重症度は，軽度5例，中等度2例であった．原因疾患は脳梗塞4例，脳出血3例であった．

2）訓練日程とグループの構成

訓練は月2回，1回90分で，スタッフはST2名で行った．

3）訓練内容

1．活動内容：運営活動グループの主な活動内容は，（A）通常の全体グループの運営と（B）全体グループの行事の企画及び運営であった．ここでは特に（B）の活動について詳細に示す．

```
┌─────────────────────────────────┐          ┌──────────────────────────────┐
│         体　験                  │          │ グループの運営活動に必要な技能 │
│  ┌──────────────────────────┐   │          │   ┌ 実用コミュニケーション能力│
│ 〈│ グループでの意見交換・話し合い│   │          │   │ 語用論的能力              │
│ 話│                          │   │   ⇒      │   ┤                     ├の向上│
│ し│ グループでの問題解決     │   │          │   │ 問題解決力               │
│ 合│                          │   │          │   └ 作業過程に必要な技能    │
│ い└──────────────────────────┘   │          └──────────────────────────────┘
│ 〉┌──────────────────────────┐   │          ┌──────────────────────────────┐
│ 〈│ グループでの協同作業     │   │          │ 心理・社会的側面の改善       │
│ 作│                          │   │          │ （自信の回復，社会参加の場の拡大など）│
│ 業│ 残存能力の実際的使用     │   │          │                              │
│ 〉└──────────────────────────┘   │          └──────────────────────────────┘
└─────────────────────────────────┘
```

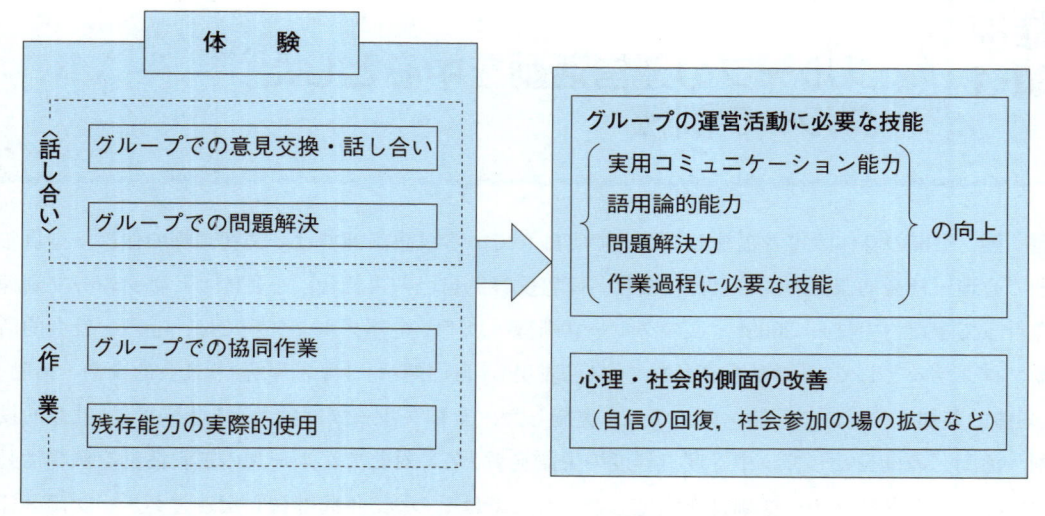

図1　グループの運営活動を中心としたグループ訓練の訓練仮説

2. **具体的活動とSTの援助内容**：行事の企画・運営に伴う具体的な活動は，［1］企画会→［2］準備作業→［3］当日の運営→［4］反省会の順に時間的な流れに沿って進めた．［1］企画会と［4］反省会はともに言語的活動であり，［2］準備作業は非言語的活動である．以下に具体的活動の内容と，STが行った援助の内容を示す．

［1］企画会：具体的活動内容は，（1）プログラム内容についての話し合い，（2）役割分担（係）を決める，（3）手順や用意するものなどについての話し合い，である．

STは最初に，行事の内容や係の仕事内容を理解し，かつ具体的に思い描くことが可能となるように，VTRや観光案内，過去の配布資料など視覚的な材料を用いて全体を捉えるように援助した（①内容理解への援助・全体的イメージの喚起）．

つぎに，より具体的な点について考えられるように，a）考える内容を整理して提示する（遠足の場合は行き先，昼食など），b）考える順序を提示する（大きなテーマから考えていくなど），c）具体的に考えやすい方法を工夫する（係の人選を考えるときには全体グループの名簿を見ながら特徴を話し合い，ゲームの内容を考える時は実際に試行して考えた），などの援助を行った（②具体化への援助）．

話し合いでは，具体的な点に絞って聴くことや選択肢を示すことなどで一人ひとりの意見を引き出すような援助（③意見を引き出す），メンバー同士の話し合いの橋渡しをする援助（④相互作用への援助），話し合いの流れと決定事項を確認する援助（⑤結果のフィードバック・確認）などを行った．

［2］準備作業：具体的活動内容は（1）必要な物の作成（お知らせ，プログラム，歌集など），（2）買い物（景品，弁当），（3）連絡（メンバーや家族に係を頼むときの連絡，講演者などへの連絡），である．

STは，［1］企画会と同様に最初は前年度の行事で使った同種のものを見て全体的にイ

メージすることを助け（①内容理解への援助・全体的イメージの喚起），つぎに，作業内容と手順を整理して示し，自分が出来ること・出来ないことを考えて役割分担を話し合った（②具体化への援助）．

　実際の作業過程では，作業を行って見せる（③作業のモデリング），作業を行いながらやり方を指導する（④具体的方法の指導），担当の者が行い易いように方法を工夫する（⑤方法の修正・工夫）などの援助を行った．

[3] 当日の運営：具体的活動内容は，(1) 会場準備，(2) 各係（会場準備・受付・司会・お茶など）の実施，(3) 後片付け，である．

[4] 反省会：当日の運営状況全体について，一つひとつのプログラムを振り返り，良かった点・悪かった点，全体の感想などについて話し合った．

3．企画・運営を実施した全体グループの行事：

1年目：遠足・新年会，2年目：遠足・新年会，3年目：「体験談を聴く会（近隣の地域で活動する失語症友の会会長に失語症の体験談と友の会の活動の様子を聴く）」・遠足・新年会，4年目：講演会（「失語症友の会の会長・副会長に体験談と友の会運営について話しを聴く」）・遠足・新年会，5年目：遠足・新年会であった．

1年目はSTが計画を立て，実行してもらう形で進めた．2年目以降は徐々に援助量を減らしていった．

結　果

1）運営活動に必要な技能の向上について

1．具体的な点に気づくことが出来るようになった：1年目の新年会の反省会では「時間が足りなかった」「弁当が食べにくかった」など，僅かに参加者としての意見が出されたのみであったが，2年目の新年会では担当した役割で経験したことについて，「写真の受付と会費の受付と2つに分かれていたので参加者は戸惑っていた」「ゲームの輪投げは重度の人も出来てよかった」など具体的な反省点が多く出された．

2．作業手順が学習された：3年目には，一人ひとりの読み書き計算の力に合わせて，自然に役割分担して，協力し，手早く作業が進められた．講演者への依頼状，お知らせや弁当注文表などを作った．一人が口頭で文を作り，次にSTがメモして下書きを作り，それを一人が清書するなど，何人かで分担する形で行った．4年目になると，作業内容の確認だけを行えば，あとはいつも通りの役割分担と作業手順で自分たちで進めることが出来るようになっていた．

3．話し合いにはSTの援助が必要であった：作業は自分たちだけでも進められるようになったが，話し合いでは，STの援助内容の①内容理解への援助以外の②〜⑤までの援助が3年目以降も必要であった．ただし量は少しずつ減っていった．

4．前年度の経験が活かされた：作業手順は学習され，前年度の経験が活かされた．さらに3年目になると，作業以外でも例えば弁当についてはこのパターンで用意するという形で，必要な手順を思い描くことが出来，話し合いでの合意がすぐに得られるようになった．

2）心理・社会的側面の改善について

　1．全体グループへの参加態度がより積極的なものとなった：全体グループの準備や役割を積極的に引き受ける，発言が増える，メンバーへの援助的行動が見られるようになる，など全体グループへの参加態度がより積極的なものとなった．

　2．自信の回復，自己評価の向上が見られた：運営グループとして全体グループの中で役割を果たすことや実際的な作業をやり遂げることによって，達成感や自信の回復が見られた．「少しずつ自信がついてきました」「自分たちでできたということは良かったと思う」などの感想が聴かれた．

　3．社会参加の場が拡がった：3年目の「体験談を聴く会」の後，センター内の別事業の催しに出席する，講演者の所属する失語症友の会との交流会に出かける，失語症友の会の全国大会に参加する，など社会参加の場が拡がっていった．

　4．自分や人の障害に気づくようになった：特に実際的な作業過程を通して，自分は計算が難しい，話すことは〇〇さんがいい，話すのは難しいが書くこと（写字）なら出来るなど，自分のことだけでなく互いに，障害について理解するようになった．

　5．自分の出来ることで参加すれば良いという受容的雰囲気が出来た：作業を協力して行うことで「僕は計算がアウトだから頼むよ」など，自分の出来ることで力を発揮するという雰囲気が徐々に作られていった．

　6．運営グループ内での自己開示が進んだ：「体験談を聴く会」の企画会で，「妻が20年前に亡くなって，一人なので話し相手がいない」「病後はだんまりが多くなった」と，自分たちの言葉の状態の話から，家での様子や悩みなどについても話が進んだ．

　7．グループとしての仲間意識が強まる：4年目の遠足では，最近トイレが近くなったので迷惑をかけるから遠足には行かないと言うメンバーに対して，口々に，「大丈夫だよ」「皆同じだよ」「パンツを買えばいいよ」「どんな人も安心して行ける会にしたい」と，励まし，グループとしての仲間意識が強くなった．

考　察　結果として，第一にグループ全体で運営活動に必要な技能の向上が認められた．運営活動には，言語機能は元より，さまざまな高次の認知機能が必要であると考えられる．作業手順については，重症度に関係なく体験学習が可能であることが示された．また経験の積み重ねにより，受付や弁当注文，ゲームなどの方法と手順なども，それぞれ一つのパターンとして体験学習されていったと思われる．こうした作業過程に比べて，話し合いの過程は，援助量は年々減っていったが，新規の内容については具体化への援助を必要とし，また意見を引き出すことや相互作用への援助，結果のフィードバック・確認などの援助は，最後まで継続して必要であった．失語症者にとっては，話し合いの過程に含まれる技能の獲得は，作業過程より難しいという結果は，当然のことと言えるだろう．しかし，こうしたグループ訓練での話し合いの過程についても，コミュニケーションの役割交替，注意して聞くこと，話題を切り替えること，話題を維持することなどのコミュニケーションの語用論的技能を上達させる効果があると強調されている（Marshall 1999）．

また，自信の回復や達成感が得られること，グループへの参加態度が積極的なものになること，自己や他者の障害に気づくようになること，社会参加の場が拡がるなど，さまざまな心理・社会的側面の改善が見られた．そもそも運営グループの役割は，全体グループの中で援助的な役割を取ることである．Brumfittら（1989）は，失語症者がグループで援助者の役割を体験することは自己評価を取り戻すうえで重要であると述べている．

　そして，グループ自体の凝集性が高まっていったことも示された．仲間意識が強まり，グループ内での自己開示が進んだ．さらに自分の出来ることで参加すれば良いという受容的雰囲気が出来た．これらの結果には，グループの規模も関係していると思われるが，同時に活動が，協力して行う作業過程を含んだものであったことも関係していると考えられる．

（中村　やす）

文　献

Brumfitt S, Clarke P : An application of psychotherapeutic techniques to the management of aphasia : In C Code, D Muller (Eds.), Aphasia Therapy. Whurr Publisher Ltd, London, pp89-98, 1989.

Marshall RC : Introduction to Group Treatment for Aphasia ; design and management. Butterworth-Heinemann, Woburn, 1999.

中村やす, 他：失語症者の心理・社会的側面の改善を目的としたグループ訓練. 高次脳機能研究23：261-271, 2003.

症例 Ⅵ-2 中・軽度グループに対する「世界旅行」をテーマとした訓練

症　例　6名のグループ中，以下の2名を取り上げ報告する．
　GH，男性．60歳．右利き．大学卒．会社員（退職）．
　JM，男性．69歳．右利き．大学卒．公務員（退職）．

原因疾患・発症後経過月数　GH：脳梗塞，発症後2年3カ月．JM：脳出血，発症後7年9カ月．

損傷部位　GH：左前頭葉～頭頂葉．JM：左被殻．

神経学的所見　GH：右片麻痺．JM：右不全片麻痺．

全体的言語症状　GH：WAB失語症検査では，聴理解83%，読解73%と理解は保たれていた．表出面は，呼称45%，復唱52%と低下が認められた．書字は34%で，特に仮名で顕著な低下がみられた．発話は，喚語困難が強く，「これがこうして」など指示代名詞の多用が認められた．相手の推測を必要とはするが，普段の生活上のやりとりはなんとか可能であった．

　JM：WAB失語症検査では，聴理解78%，読解98%と良好．表出面は，音韻性錯語を認めたが，呼称80%，復唱84%と保たれており，書字も文レベルが可能で正当率90%と良好であった．日常のコミュニケーションは，多弁，早口．文レベルでの発話が可能だが，音韻性錯語が多く，発話は不明瞭であった．自分で音の誤りに気づくことが少なく，修正が困難であった．

失語タイプ・重症度　GH：ブローカ失語，中等度．JM：ウェルニッケ失語，軽度．

他の認知・行動面の特徴　GHに口腔顔面失行及び発語失行が認められたが，見当識，知的機能，構成面では両名とも問題は認められなかった．

訓練目標　①さまざまなコミュニケーション手段を最大限に活用し，自分が伝えたい情報を他者にわかり易く提供できる．②他者が提供する情報を自分が持つ情報と関連させて聞くことを通して，他者の情報を興味を持って受け取ることができる．

訓練対象・訓練仮説　訓練の対象としたのは，コミュニケーション技術の改善である．
　GHは普段から口を指さし，ことばが出ないつらさを他のメンバーに訴えていた．口頭言語面では確かに喚語困難が顕著であった．漢字単語の書字の他，具体的ジェスチャーや詳細な描画も可能であったが，会話の中にそれらを取り入れて利用することが困難であった．ジェスチャーで表現できる場合でも，ことばの想起に必死になり，諦めて会話を終わらせてしまうこともあった．
　JMはGHとは対照的で，「ことばが出ない」といいながら，音の歪みを修正することなく話し続け，相手が理解したかどうかを確認することもなかった．また，他者の話を真剣に聞かずに，自分の話が終わると心ここにあらずといった感じであり，他者の話を遮ることもあった．相手が話したい素振りを見せても，気づかずに話し続ける光景も観察された．そこで，このグループ訓練は，①ことば以外の手段を取り入れることで，ことばがでなくても聞き手に十分な情報を与えることができること，②話し手と聞き手の役割交替が重要であること，を体感できる場にしたい

と考えた．

　日常会話場面では，話題が個人的なことに限られることが多く，聞き手と話し手の役割交替も頻繁に生じるため，聞く立場・話す立場について意識することが少ない．また，伝え方が中途半端であってもその場をごまかせてしまう．したがって，訓練場面では，話し手と聞き手の役割を自覚できる形式の中で，まとまった情報を伝えることが求められるような課題を取り入れる必要がある．さらに，聞き手が「聞くだけ」に終わらず，話し手の情報を興味を持って受け止められるようにするには，相互に関連したテーマを用いる必要があろう．

訓練方法

　形　態：発表形式．話す立場と聞く立場を明確にするために，1人が発表し，他は聞き手にまわる形態を用いた．

　テーマ：世界旅行．旅行好きのメンバーが多く，時折グループ内で話題にのぼっていたこと，また，シリーズで行えるため同じ作業を繰り返すことができ，学習した内容が身につき易いことから，このテーマを選んだ．

　実施方法：

　　グループ作業

　　　(1) 世界地図を広げ，調べたい国を選ぶ．
　　　(2) 選んだ国について何を知りたいかを考える．
　　　(3) 知りたいこと（例：気候，生活）が決まったら，それぞれを誰が調べて発表するか，役割分担を行う．

　　個別作業

　　　(1) 資料から必要な情報を取り出しまとめる．
　　　(2) 調べた内容について発表する（STは患者がまとめた資料をコピーし，発表前に配る）．
　　　(3) 発表した内容について質問を受け，答える．

　アプローチ：以下のような段階的アプローチを行った．

　第1期：選択した国についての資料をSTが揃え，伝えるべき点や伝え方のアドバイスを行う．発表当日は必要に応じて援助を行い，聞き手が話に注目していない時は注意を促す．

　第2期：基本的な資料はSTが揃えるが，その他必要と思われる資料を独自に選び発表する．発表の仕方及び聞く態度については極力口を出さずに見守る．

　第3期：患者ができるだけ自分で資料を選び必要な情報を集める．STは最低限の援助のみ行う．

　第4期：取り上げた国々についてディスカッションを行う．発表形式を離れた場面でも，役割交替や補助手段を用いて情報を伝えられるようになることを狙う．

結　果　週1回の頻度で，2年にわたり訓練を行った．この他，両名とも週1回の頻度で個人訓練を受けていた．

　機能面では，GHは喚語困難に改善がみられ，検査上でも呼称の正答率が45％から60％に伸びた．JMは日常会話場面で音韻性錯語が減少し，発話の明瞭性が向上した．

　コミュニケーション技術面では，GHは，ことばが想起できない時にジェスチャーで示す，白

板に図を描くなど適宜代償手段に切り替えられるようになった．会話場面でも，代償手段と音声言語の切り替えや組み合わせが向上し，以前よりもやりとりがスムーズになった．また，1人で図書館に足を運び必要な資料を借りてきて，効果的に呈示できるようになった．

JMは，はじめはSTが渡した資料を丸写しにしてそのまま読むだけであったが，徐々に大切な情報を取り出し自分のことばで伝えられるようになった．また，資料も聞き手が理解し易いように，写真など視覚情報を含め，時にはカラーコピーまでしてくるようになった．役割交替に関しても，話しつづける，相手の話を遮ってしまうなどの傾向は残存しているものの，以前よりは相手の交替の合図に気づくようになり，聞く態度に改善が認められた．

このほか，心理・社会的側面にも変化が認められた．GHは電車の路線図を携え，1人で出かけることが多くなった．また見知らぬ人にも自分から話しかけるようになった．JMは「訓練の中で『行った』国がテレビに出ると，興味を持って見るようになった」といい，ディスカッションにも積極的に参加した．「いろんな所を歩いてみたい」との感想も聞かれた．またメンバーの1人が入院すると真っ先に見舞いに行くなど，他者への思いやりも高まった．中村ら（2003）が開発した心理・社会的側面評価を基に観察すると，担当ST1名の主観的評価ではあるが，多数の項目において改善が認められた（**図1**）．

考　察　中・軽度の失語症者6名のグループに対して，コミュニケーション技術の改善を目標に「世界旅行」をテーマにした訓練を行い，うち2名の経過を追った．2年間の訓練の後，GH，JM両名に言語機能，コミュニケーション技術，心理・社会的側面に改善が認められた．

両名とも個人訓練を合わせて行っていたため，機能面の改善はグループ訓練の効果であると結論づけることはできない．しかし，Wertzら（1981）は個人訓練とグループ訓練の効果を比較し，

図1 症例GHとJMの訓練開始当初と訓練終了後の心理・社会的行動評価プロフィール

（フォーマットは中村ら（2003）より引用）

得点の換算の仕方：$-2=0$，$-1=1$，$0=2$，$+1=3$，$+2=4$

＊評価段階：

良好（+2）：手引きの（+）行動が多く観察される

不良（-2）：手引きの（-）行動が多く観察される

0：（+）行動，（-）行動が約半々に観察される

▲：グループ訓練開始時

●：2年経過時

	行動観察評価項目	GH	JM
(1) 参加態度	①参加意欲（乏しい・・・大いにある）		
	②所属感（乏しい・・・大いにある）		
	③活動を楽しむこと（少ない・・・十分ある）		
	④自発的・積極的参加態度（乏しい・・・大いにある）		
(2) 対人意識	⑤人への関心・意識（乏しい・・・強い）		
	⑥共感性（乏しい・・・高い）		
	⑦人に対する働きかけ（全くない・・・よくある）		
(3) 情緒	⑧情緒的安定（不安定・・・常に安定している）		
	⑨頑固さ（大変頑なな・・・感じられない）		
(4) 自己認知	⑩自己認知（抵抗が強い・・・抵抗はほとんどない）		
(5) 障害の受容に関する項目	⑪（言語）障害へのこだわり（強い・・・ほとんどない）		
	⑫自己開示（不適切・・・適切）		
	⑬自己評価（低い・・・保たれている）		
	⑭関心の範囲の拡大（全く拡がっていない・・・拡がっている）		
	⑮行動範囲の拡大（全く拡がっていない・・・拡がっている）		
開始当初得点		42	32
再評価時得点		58	53
再評価時得点－開始当初得点		16	21

グループ訓練が個人訓練と同程度の機能改善をもたらすことを示唆しており，GH，JMとも実際の生活場面で機能改善が認められたことを考えると，この改善にはグループ訓練も一翼を担っていたとの推測が可能なのではないかと考えられる．

　今回の目的であったコミュニケーション技術に関しては，GHは代償手段への切り替えが，JMは役割交替の面で改善が認められた．GHの場合は，①苦労して自分が調べた情報をなんとか他のメンバーに伝えたいという思いが強かったこと，②第1期でSTが頻繁に介入し，適宜代償手段を使うよう促したことで，音声に代償手段を組み合わせるコミュニケーション方法を身につけたことが効果をもたらしたのではないかと考えられる．JMの場合は，①話す立場と聞く立場がはっきりしている発表形式を採用したこと，②他のメンバーの発表が自分の発表内容と関係があり興味を持って聞けたこと，が「聞く」態度の改善につながったと思われる．また，情報を調べて発表するという，自由度がありながらある程度構造化された枠組みの中で，長期間同じパターンを繰り返すことで，体験的に学習が積み重ねられたために，その技術を最終的にはディスカッションなど非構造化された場面にも応用できるようになったと考えられる．

　心理・社会的側面の改善は，訓練の目的ではなかった．しかし，Kearns（1994）が指摘するように，コミュニケーションと心理社会的要因は複雑に関連しており，一方の改善が他方に影響を及ぼすことを考えれば，この結果は当然といえるのかもしれない．①同じ国について全員が調べるという作業を通して連帯感が生まれる，②共通の話題ができるために話し合う機会が増え，仲間への思いが高まる，③海外の話題は常にニュースに上っているために，自分が得た知識を即関連づけることができ，外へ目が向いていく，④1人で発表することができたという達成感からコミュニケーションに自信がつき活動範囲が広がる，などが相互作用として挙げられる．

　失語症のグループ訓練の効果はまだ確立されていない（Kearns 1994）．このグループ訓練の結果についても，因果関係を立証する手だてはない．しかし，グループ訓練以外の場でコミュニケーション技術に関する訓練を行っていなかったことを考えると，得られた変化は今回の訓練の影響によるところが大きいと推察することはできる．効果をもたらした要因としては，①シリーズで行うことで学習が積み重なった，②「刺激─反応」の直接的訓練と異なり実際の生活場面に近く，しかも発表形式という半構造化された枠組みの中で行ったために，般化が容易であった，③国際化社会の中で海外が身近になったために，興味を持ち易いテーマであった点が挙げられる．

（織田　千尋）

文献

Kearns, Kevin P : Group Therapy for Aphasia : Theoretical and Practical Considerations, Language Intervention Strategies in Adult Aphasia, 3rd ed. Chapey, Robert ed. Williams and Wilkins, 1994（失語症のグループ訓練：理論的，実践的考察（河内十郎，河村　満・監訳：失語症言語治療の理論と実際，第3版）．創造出版，pp439-465, 2003）．

中村やす，他：失語症者の心理，社会的側面の改善を目的としたグループ訓練．高次脳機能研究23：261-271, 2003.

Wertz RT, et al : Veterans Administration cooperative study on aphasia : A comparison of individual and group treatment, J Speech Hear. Res. 24 : 580-594, 1981.

数詞表出をめざした
重度ブローカ失語例のグループ訓練

　重度ブローカ失語の症例MOは，男性，46歳，右利き，大学卒，会社員で，脳梗塞発症後10カ月を経過していた．右片麻痺がある．発話は高頻度語も困難であったが，1～10の数系列は浮動的に表出可能．はい―いいえ質問への反応は実用的．ジェスチャー，描画やコミュニケーション・ノートの使用には拒否的であった．そこでMOはグループ訓練で，いくらか音声化が可能な1～10の数詞の表出の実用化を目標とした訓練を行った．しかし，月数は12まで，時間も12までであるため，実際には1～10ではなく12までとした．

訓練手順　1) STが白板に数詞1～12を書き，重度失語グループ全員（4，5名）で1からの系列を音声産生した．音声産生は部分的であっても，また不可の場合は指折り表現でもよいことをあらかじめ説明し，個人の表現方法を尊重した．

　2) 11と12は1から順に指を速く折る方法が多かったが，麻痺がない場合は両手の拳を同時に広げて10を表現してから人さし指で1を示して11とするやり方もみられた．2桁以上の数詞の場合は空書が効率的だが，読み取りにくいため，空書が可能な患者には，机上や自分の膝の上（車椅子使用の場合）に人さし指で数を書くように説明した．

　3) STが白板の1～12のなかの1つを指さして参加者が音声か代償手段で答える課題を実施した．その際，系列を活用すると音声表出が可能となる場合（例：3を「いち，に」と小さい声で言って「さん」と言う）があることを説明し，音声での表出が不確実な場合は指折りの併用を促した．

　4) 簡単な質問（例：「家族は何人？」「何月生まれ？」）をSTが行い，全員が順番に数で答えた．日付や時刻を尋ねる質問では，空書する場合に3月15日を3/15，3時15分を3:15と簡略表記すると楽に書け，読み取りやすいことを説明した．

　こうした代償的表現方法や系列を活用するストラテジーの説明は，見学している家族の理解促進と家庭での使用も目的として行った．

　MOは4カ月間に5～6回グループでの数詞表出訓練を受け，個別訓練でも数で答える課題が行われたが，MOは実際のコミュニケーションでは代償手段として主に書字表出を行い，空書や指折り，その他の非言語的な代償手段はほとんど使用しなかった．1年半後，外来食堂でMOがひとりで食事をしているテーブルにSTが着席すると，テーブルの上に人さし指で「火」「3/15」と空書し，リハ科外来の方向を指さして，来週の火曜日，3月15日にリハ科受診の予定であることを伝えた．MOが訓練開始時，代償的な表出手段を使用しなかったのは，彼自身の言語機能の改善への期待が大きかった要因があると思われるが，代償手段の使用法に不慣れであったことも要因の1つであったと推測される．例えば，妻は訓練に同行しておらず，家庭での代償手段使用促進の働きかけが少なかった事実が挙げられる．1年半後のMOにみられた食堂での空書や指さしはグループ訓練のみの効果と断定することはできないが，代償的表出手段の導入を数詞の表出という実用的で音声言語を併用しやすい課題から開始した効果が考えられた．

（大澤富美子）

第Ⅶ章

失語症者の社会参加のための環境調整

概説

失語症者の社会参加のための環境調整

1. はじめに

　2001年，WHOは，従来の国際障害分類（ICIDH 1980）を，新しく国際生活機能分類（International Classification of Functioning, Disability and Health；ICF）として，改定した（WHO 2002，上田 2002）．**図1**はICFの生活機能構造モデルである．ICFは人と環境，障害と環境とのかかわり，新しいリハビリテーションの枠組みを考える上で，重要な考え方を指し示している．

　ICFでは障害というマイナス面よりも生活機能というプラス面に着目し，生活機能を，新しく「心身機能と構造」「活動」「参加」の3つのレベルでとらえている．その上で，それぞれが問題を抱えた状態を「障害」（disability）であるとし，それぞれ「機能障害」（impairments），「活動制限」（activity limitations），「参加制約」（participation restrictions），と呼ぶ．

　ICFの大きな特徴は，環境との相互作用を障害理解の基本として明確に位置づけたことであろう．障害の発生や経過に影響する背景因子を導入し，「環境因子」と「個人因子」を設定している．「環境因子」には，建物・道路・交通機関などの物的環境，家族・介護者などの人的環境，文化や宗教などの文化的環境，制度や意識などの社会的環境，経済的環境などが含まれる．さらに，それぞれの要素が双方向に相互作用的に影響を与え合うことも大きな特徴である（上田 2004）．

　失語症者が抱える問題を，ICFで示すと以下のようにいえよう．脳損傷による後遺症として，言語機能障害を持った失語症者には，「機能障害」のために実生活上の「活動制限」（コミュニケーションが困難である）が生じ，そのために社会への「参加制約」（仕事ができないなど）が生じる．また逆に「参加制約」のために，実際のコミュニケーションの場を得ることが困難となり，「活動制限」や「機能障害」の問題が生じる．さらに「環境因子」や「個人因子」といった背景因子が作用し，個人個人で異なる障害像が描かれることとなる．

　したがって新しいICFに基づいた，改善へのアプローチの内容は，従来のように障害をマイナスと見て，「機能障害」や「能力障害」への働きかけを行うだけでなく，残存能力を活かして，また背景因子である「環境因子」や「個人因子」に働きかけて，「活動制限」や「参加制約」の問題を解決することや，個々の要因の相互関係や相互作用についても考慮することなど，より広範囲で多様なものとなろう．

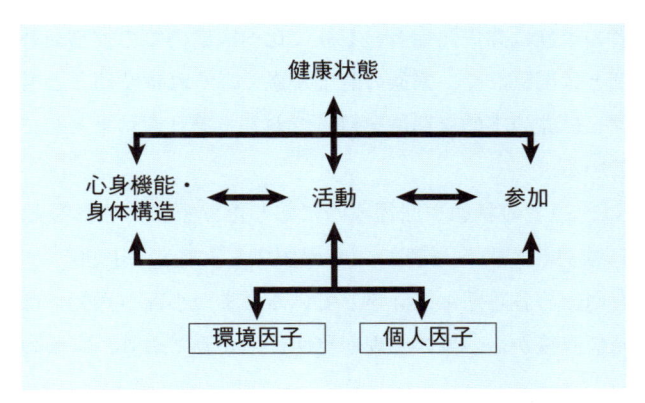

図1 ICF（国際生活機能分類）の生活機能構造モデル

　Lubinski（1994）は，ICF改定以前から失語症治療に環境や失語症者にかかわる，さまざまな要素間の相互作用に注目し，システム論を適用して，「環境システムアプローチ」を提唱している．すなわち失語症は，個人に，発症直後の身体状況に関する危機，長期にわたる病的状態，コミュニケーションの問題，リハビリテーションの困難，家族や社会への再統合など，多くの衝撃と挑戦を与え，それらは家族という一次的システム，さらに拡大した環境や社会文化的システムにも影響を及ぼすと述べている．失語症は個人を襲ったものであるが，コミュニケーションが送り手と受け手双方の過程であることから，そのコミュニケーションチームのメンバー全員が困難な状況に直面することになる．これこそ失語の本質であるという．そして家庭のようなミクロシステムと文化的資源や物理的設備，臨床家やリハビリテーション過程の影響までも含んだマクロシステムまでを考慮する，包括的アプローチの必要性を強調している．

　本章では，失語症者の環境とのかかわり，社会参加とそのための環境調整について，家族，同障者グループ，通所施設，職業復帰など，社会参加のさまざまな形態に沿って考えてみたい．

2．家族が抱える問題へのアプローチ

1）失語症がもたらす家族への衝撃・影響

　失語症が個人に与える衝撃と同様，失語症者の家族メンバーにもたらす衝撃について我々は日常的に数多く経験している．

　Malone（1969．Kearns 1994による）は，20人の失語症患者と配偶者にインタビューを行い，家族には家庭内での役割の交替や経済的問題，無気力感，健康の問題，イライラ感や拒絶的態度などが明らかに認められたと報告した．

　田中ら（2002）は，在宅の失語症者の主介護者71名を対象に，介護負担尺度を用いたアンケート調査を行った．結果，失語症者の家族の介護負担感は身体のADLの自立度や失語症の重症度とは相関せず，コミュニケーションに関する負担感と有意に相関していることを明らかにした．

　同様に，Sarno（1993）やWahrborg（1991）もまた失語症者の家族の深刻な問題について言

及している．失語症者の家族は非失語症者の家族に比べ家庭内での役割交替の比率も高く，身体麻痺や失語症の重症度とは関係なく，家族の適応が悪く，それは時間とともに悪化する傾向もあるという．そしてしばしば非現実的な期待を持っており，それが結果として失語症者を苦しめることもあると指摘している．

前述したLubinskiは，患者の状態や回復段階に応じた，家族への影響と潜在的に家族が持っている要求とを詳細に検討している（**表1**）．わが国でも大野ら（1999）が，家族の心理的問題とそれに対する援助を回復の各時期毎に詳述している．また小薗（1999）は，失語症者の妻の手記を分析しており，発症直後からの妻の心理が克明に描かれており，家族の揺れ動く心理を窺い知ることできる．

2）家族へのアプローチ

（1）家族へのアプローチの留意点

前述したLubinskiの**表1**を元に家族へのアプローチとして留意すべき点をあげてみたい．

第一は，失語症者の家族が如何に多様な変化とストレスにさらされているかという点である．そして第二はそれら，家族の心理状態，家庭の内外での役割，社会との関係，介護負担の質などは，失語症者の発症後からの回復過程に準じて変化するという点である．回復の各時期を担うSTをはじめとしたリハビリ専門職には，まず対象の失語症者の家族の状況の特徴をより良く理解することが求められている．第三は，家族への援助は，このような各回復時期の特徴に配慮してなされるべきであるという点である．たとえば失語症者本人が危機的段階にある時期すなわち急性期には，家族には不安，無力感，罪悪感，悲嘆といったあらゆる種類の感情が渦巻いている．したがってLubinskiは，この時期の援助は，支持的カウンセリングなど情緒的援助が中心となり，失語症の性質やその衝撃を説明し障害への理解や協力を求める時期ではないと述べている．大野らも同様に，専門家が見守っているという安心感を与えることが重要であり，言語症状などについて説明する時期ではないとしている．しかし，一方小薗は，この時期は家族の動揺が激しく，家族によっては不適切な対応でさらに失語症者を混乱させることも少なくないとして，早期からの適切な情報提供と指導が必要であるとしている．こうした見解の違いは，おそらく時期毎に援助の大筋はあるものの，対象とする失語症者と家族の状況によって，求められる援助も微妙に異なってくることを示していると思われる．それだけに急性期は，失語症者だけでなく家族に対しても，十分な配慮が求められているともいえるであろう．第四は，家族が直面する影響やストレスは，心理面をはじめ，経済的問題，社会的な関係，健康状態，社会資源の活用，役割交替に伴う就労問題，家庭内の家族関係の調整，教育など，多岐にわたっている点である．したがって当然，ST1人で対処できる問題ではなく，医師，看護職，心理職，他のリハビリ専門職，ワーカーなどによるチームアプローチが必要となろう．

（2）STが可能な家族へのアプローチとは

立石ら（1990），立石（1997）は，失語症者の社会適応について，適応良好例では家族の理解

表1 考えられる家族への影響，潜在的な家族の要求

患者の段階	考えられる家族への影響	潜在的な家族の要求
病気の重い段階または危機的段階	恐れと衝撃 不均衡 不安 うつ 罪悪感 無力感 悲嘆 強迫観念	家族全体，特に配偶者，成人に達している子供の介護者など，重要な人物に対する情緒的支援
回復の段階	切迫した段階からの開放感 ホメオスタシスへ向けての家族の就労 家族が必要な役割や仕事を分担 援助を探し始める 個人個人が自分のイメージの維持に努める	情緒的支援の継続 家族の要求や資源，その他関連することについての情報：ABCX モデル（McCubbin と Patterson 1983） 脳卒中とその影響についての非公式な教育 家族の動員 失語症者と意思疎通を図る際のモデル化されたコミュニケーション促通法
リハビリテーション	回復するだろうという"希望" 患者の回復への期待 家族の新しい役割での結束 コミュニティからの孤立の始まり 家庭における物理的変化 セラピー参加における患者または家族の必然的問題の可能性 経済的問題の可能性	自己への信頼をより強調して情緒的支援を継続 コミュニケーション困難への問題解決アプローチ リハビリテーションへの直接的関与 セラピーのゴールやセラピーへの期待に関する家族，患者，臨床家の話し合い コミュニティ資源の定義とその利用 同輩資源グループ リハビリテーション後の段階へ向けての計画
リハビリテーション後	主要な介護者の役割が過剰になる可能性 主要な介護者の健康問題の可能性 拡大グループからの家族の孤立 失語症者と配偶者あるいは他の重要な人との親密な関係が縮小する可能性 改善が持続することへの過大な期待または過小評価	介護者と個人的要求の認識と支援 同輩支援グループの拡大 家庭と失語症者の標準的特性の増大 家族役割の長期にわたる変化 情緒的支援の継続―地域カウンセラーへの紹介
施設入所	物理的または心理的過剰負担 コミュニティの相互関係にする注意欠如 開放感と罪悪感との葛藤 更なる役割変化 課せられた状況への不快感 施設入所した家族メンバーへの接触の減少 家族メンバーの人格の荒廃，あるいは死に対する準備	意志決定における援助 他に取りうる道についてのカウンセリング 意志決定や入所の際の支援 訪問の奨励：積極的訪問のための方策 家族メンバーが入所したことの衝撃に関する情報 この状況（環境）における促進的コミュニケーション方略のモデル化 失語症者とのコミュニケーションの重要性を強調するための施設スタッフとの共同作業 この状況における新しい役割の発展を推進 この状況の中，あるいは外で失語症者と一緒に活動に参加することを推進 人格の荒廃や死についてのカウンセリング

(Lubinski 1994)

が良好であること，本人の要求水準が適度であることが認められることを明らかにしている．また佐野（1990）は「失語症者への援助の目的は失語症者とその周囲の人々がよりよい適応状態を作り出すことである」と述べている．

このように家族の理解や適応状態は，失語症者の適応状態にも影響することから，家族への援助は，STの重要な職務であるといえる．

しかしながら，家族への援助，アプローチといっても，家族の状況，またその家族関係，夫婦関係は千差万別であり，病前の関係にも大きく影響される．渡辺（2003）は，精神科医として，介護家族カウンセリングを行ってきた経験から，家族には歴史・構造・機能があり，家族の障害受容の特徴は，この3つの側面が連動して機能してくる点であると述べている．すなわちこのような家族へのアプローチには，家族内の力動を理解して対処する難しさがあり，心理職や看護職，場合によっては精神科医との連携が必要となることもあるだろう．

一方で，コミュニケーションという，夫婦関係，家族関係の成立に重要な機能の障害のリハビリに携わるSTの役割が大きいことも確かであると思われる．

それでは，STに可能なアプローチとは，どのようなものがあるだろうか．

吉野（1991）は家族や周囲の人々へのアプローチに関する先行研究をまとめ，言語訓練にカウンセリングを導入することにより，自立と受容が援助できると，その意義を強調している．しかし，藤林（2003）も述べているように，現在のSTの養成課程では，系統的なカウンセリングの実際や演習などのカリキュラムは導入されていないことから，現実的には，ST単独でカウンセリング的アプローチを行うことは難しいであろう．

Lubinski（1994）は，**表1**に示した，力動的に変化する「潜在的な家族の要求」に配慮して，回復の時期に合わせて適切に援助が提供される必要があるとしている．家族への援助の方策としては，a) 援助，b) 教育，c) モデル化，d) 資源の紹介，の4つを挙げている．a) 援助は，STと家族とのコミュニケーションを通じて提供される．b) 教育は，失語症や訓練過程についての情報提供が，補足的読み物やビデオを使って行われる．c) モデル化は，コミュニケーション促進のための方策や接し方などをSTが失語症者とのコミュニケーションを，実際に行って見せることで伝えられる．d) 資源の紹介は病院，地域で受けられるサービス，患者会など，家族の支えになる情報も含まれる．またこれらの援助は，STのみでなされるものではなく，他の専門家やより大きな社会グループの援助をも組み込んで成し遂げられるべきものであるとも述べている．

上述の援助の方策はSTが実施可能な家族へのアプローチといえる．そこでSTが可能な家族へのアプローチを，さらに具体的に文献や自験例から整理して以下に挙げてみたい．

①家族の状況を理解すること

家族の状況によりアプローチの方法が異なってくるなど配慮が必要となることを示したが，そのためにもまず家族の状況についての情報を収集することが必要となる．

筒井（1999）は，発症前の家族関係の円満な事例と家族関係の希薄な事例を比較し，発症後の新しい生活には発症前の家族関係や人間関係が大きく関与し，心理的回復過程や障害認識を左右

する要因になっていることを示している．家族の状況や人的支援の有無をとらえておくことが必要であると述べている．

②家族の話に耳を傾けること（傾聴，共感的傾聴）

藤林（2003）は，たとえば，患者や家族が意思疎通が難しいと訴えるときなど，具体的にどう考えたり，どう感じているかを丁寧に聴くことが肝要だとしている．それにより関係が築かれ，患者や家族は考えていることだけでなく，心の奥の気持ちをも言葉にする気になるのだと，傾聴態度の重要性を指摘している．

③助言

助言は，家族の状況や心理状態に，内容としても，またタイミングとしても適切である場合は，意味のあるものになると思われる．その意味でもまずは，家族の状況をよく理解しておくことが前提となろう．

ここで，筆者の自験例から，傾聴と，家族の状況を理解した上での助言の大切さを実感させられた事例を紹介する．

症例Aは67歳，男性，脳梗塞発症後，10カ月リハビリ病院で入院，訓練を受け，地域の福祉センターに来所した．重度の右片麻痺で通所開始当初は車椅子使用であった．ADLは食事・整容は要監視レベル，更衣・トイレは要介助レベルであった．失語症もきわめて重度のブローカ失語で，当初はSLTAで単語の聴理解が80％，短文の聴理解が40％，漢字単語の理解が60％，短文の理解が10％の他は全く得点できなかった．家族は妻と成人した2人の息子であった．Aは元中学の教師で，まじめで頑固な性格であったという．入院中から妻に怒鳴るなど怒りをぶつける行動が問題となっていた．在宅復帰後も同様にこうした行動が見られ，さらに依存的で退行的な態度が強くなり，自分の生活につねに妻が付き添い，世話することを要求し，それが叶えられないと，怒り出して「手がつけられない」状態になるということであった．通所開始から半年程経過して，リハビリ訓練が順調に進み，本人の状態が回復してきてもAの家での状態は変わらなかった．

STは妻との数回の面接を行い，こうした家庭での状況を丁寧に聞いた．妻は当初は病気だから仕方がないとあきらめています，と答えていたが，次第に日常生活上も自分の時間が全く持てない状態で大変だと話すようになった．さらにそうした状態に耐えているのは，病前，夫が妻の親族の争いに親身に粘り強く対応して問題を解決してくれたことがあり，妻はそれへの感謝の気持ちから，我慢していかなくてはならないと自分に言い聞かせていると，泣いて胸のうちを話した．STはそのときは，妻の状況や気持ちに共感して話を聴いているだけであったが，妻からその後，「話を聞いてもらえて気分が落ち着きました」という言葉を伺うことができた．妻には，Aの自立的な状態や気持ちを引き出していくことが今後は必要ではないかと話し，リハスタッフと家庭で時間をかけて工夫していきましょうと伝えた．妻もSTの話に納得し，徐々に妻が自分のために過ごす時間をAに認めてもらうよう提案し（たとえば妻の見たいテレビ番組を1人で見るなど），Aも少しずつそれを許せるようになっていった．

④障害の理解を促すこと，情報提供

長野ら（1996）は，失語症者の家族指導として，家族教室を実施し，その結果を報告している．日常的に趣味活動の実行や家庭での役割の実行などを勧めていたが，生活状況に改善が見られなかった症例に対して，より強力な家族支援を得ることを目的に家族教室を実施した．結果，コミュニケーション・ノートの作成に協力する，失語症者と息子が一緒に2人で楽しめること（暑中見舞いの作成）を行う，など生活状況での改善が認められた．改善をもたらした要因として，話し合いの中で浮かび上がった問題点に即して助言が与えられたこと，他の家族の話が参考になったこと，ビデオを見たことでイメージがわきやすかったこと，が考えられるとしている．

⑤訓練場面への同席・訓練への参加

a）訓練場面への同席

吉野（1991）は，評価・訓練場面と家族へのカウンセリングを組み合わせてアプローチした事例を紹介している．毎回の訓練の前半は家族同席の下での評価・訓練を実施し，後半で家族へのカウンセリングを実施した．3カ月後，失語症者の言語機能での変化は見られなかったが，評価場面などに立ち会うことで家族の言語訓練や機能面での改善への過大な期待が修正されたことや訓練場面に比べ家ではコミュニケーションがうまくとれていることに気づき，失語症者の行動への肯定的な発言が増えるなどの変化が見られたと報告している．

吉野はカウンセリングの導入を提言しているが，実際にどのようなやりとりがなされたかは詳述されていないので，カウンセリング的な面接技術がどの程度用いられたのかなど，詳細はわからない．ただし評価・訓練場面を見てもらうことや，STと家族が共有した場面について解説することなどで，現実認識を図る方法であれば，STにも可能であると思われる．

b）訓練への参加

実用性を重視したアプローチでは，家族や友人などコミュニケーションのパートナーとなる人に訓練に参加してもらい，直接的にコミュニケーション技術を訓練することが行われている．このようなアプローチではコミュニケーションを相互交渉の過程ととらえ，コミュニケーションの担い手双方を訓練対象とするものである．

Florance（1981）は，「家族相互作用療法」として，家族を訓練に参加させ，カウンセリングを一部入れた言語訓練を行った．実際には効果的なコミュニケーション方法の指導が中心となったが，患者，家族ともに，障害の理解が進み，心理的安定が得られるという効果もあったと報告している．

Holland（1994），Hopper（2002）は，失語症者と配偶者の双方にコミュニケーション・ストラテジーの使用を指導する会話指導（conversation coaching）訓練を実施し，効果的であったと報告している．

またWilkinsonら（1998）は，失語症者と配偶者の会話をビデオ撮影し，STを交えて，ビデオを見ながら話し合い，STが具体的な助言を行うセラピー（interactive therapy）を行い，結果として，コミュニケーション・パートナーは自分の不適切な応答を理解することができ，有益であったと述べている．

我が国では，坊岡（1998），下垣（1999）が，AAC手段使用訓練に家族（妻）を参加させ，良好な結果が得られたと報告している．下垣は，従来補足的に扱われがちであった家族（妻）を訓練対象として明確に位置づけ，失語症者のAAC手段使用を促すテクニックを具体的に指導した．これにより失語症者と妻はともに，多様な手段を使用するようになったという．

　また中村（2003a）も，最重度失語症者に対して，日常生活場面での妻とのコミュニケーションの改善を目的として，妻に訓練に参加してもらい，非言語的な代償手段の実用化訓練を実施した．ここでは，前出の文献には示されていない，症例と妻との代償手段の実用化訓練以外のコミュニケーション関係改善のためのアプローチに焦点を絞り，具体的に示す．

　症例Bは71歳，男性で，元会社員．脳梗塞発症後，1年11カ月後に地域の福祉センターに来所した．重度の右片麻痺があり，ADLは食事・整容が要監視レベル，更衣・トイレ動作は要介助，入浴全介助，排尿コントロール困難でリハビリパンツを使用していた．全体的言語症状は，最重度の混合型失語で，当初はSLTAで単語の聴理解が40％，短文の聴理解が10％，漢字単語の理解が30％の他は全く得点できなかった．発話は「ウィ，ウィ」「バッバー」などのジャーゴン様発話となり，有意味な発話は見られなかった．理解面，表出面において最重度の障害があり，日常的に意思疎通が困難であった．他に観念運動失行，観念失行，口腔顔面失行，右下1/4視野障害，構成障害など多彩な高次能機能障害を合併していた．また保続症状が強く，日常生活でも手洗いで，いつまでも石鹸を付け続け，なかなか手を水道の下に持っていけないなどの問題が見られた．

　妻は家で本例が大声を出して怒鳴る，妻にイライラをぶつけるといった態度については，病気だからと諦めており，本例が怒り出さないように生活パターンや食事パターン，食事の内容などを決めて生活していた．

　本例の問題は第一に最重度の失語症である言語機能障害であったが，日常的にコミュニケーションが取れないことにより，妻の心理的介護負担感が大きいことも当初から見過ごせない問題として他職種などにも指摘されていた．そこで，日常生活場面，特に妻とのコミュニケーションの改善を長期目標とし，具体的アプローチとして，「Bへの訓練的アプローチ」の他に，表2のように「妻へのアプローチ」「Bと妻へのアプローチ」を並行して実施した．

　表2の結果から，症例Bと妻とのコミュニケーション関係の変化をまとめると，B夫婦は，病前は夫婦関係が不良な状態ではなかったが，失語症発症によりコミュニケーションが取れない状態となり，Bは大声で妻に怒りをぶつけることが多く，妻は夫の行動を病気と諦めていた．訓練後は，Bは妻に怒りをぶつけることは全く見られなくなり，妻もBとのコミュニケーションを楽しむことが出来るようになり，2人一緒に手をつなぎ，プールでの歩行を楽しむほどになっている．

　このような症例Bと妻とのコミュニケーション関係改善の要因を考えてみると，以下の要因が考えられる（図2）．第一にはBのコミュニケーション力の改善があげられる．さらに周辺にあって，より大きな要因ともいえることとして，図にあげたような要素があるのではないかと考えられる．すなわち，コミュニケーション関係の再体験といえるものである．①指さしで本人の意

表2 症例Bと妻のコミュニケーション関係改善へのアプローチ

	Bへの訓練的アプローチ	妻へのアプローチ	Bと妻へのアプローチ
短期目標	・非言語的なコミュニケーション代償手段の実用化 ・聴覚的理解力の改善 ・発話の改善	・夫の言語力・コミュニケーション力を知る ・コミュニケーションの取り方を知る	・妻とのコミュニケーションを楽しむ ・夫とのコミュニケーションを楽しむ
具体的アプローチの内容	・最も実用性の高いと思われた「指さし訓練」（絵と実物のマッチング→物品の指さし→STが物品を渡して確認．一連の行動が確立したら2段階目は，妻を「おーい」と呼ぶ行動を指さしの前に入れる） ・絵カードポインティング課題など ・コミュニケーション・ノートの使用訓練	・訓練への同席 ・連絡帳 ・コミュニケーション・ノートの作成（妻の協力を得て，Aの好きな食べ物，家族の写真，昔の写真，病前の趣味情報などで構成）	・コミュニケーション・ノートを使った会話 ・妻を交えた「指さし訓練」 ・B・妻・STで小グループ訓練 （内容は，ゲーム～例：名詞の絵カードを見て，それが'好き'か'嫌い'かのカードを示して応答するゲーム． 　言葉回し～例：「おはよう」「げんき？」など，Bが復唱可能な言葉を回して，質問と応答の役割を交替していく 　他に歌など）
結　果	・日常生活場面で，能動的・意図的コミュニケーション行動が増え，指さし・ジェスチャーの使用が見られるようになる	【Bの変化】 ・当初，妻の同席に固い表情を見せ，妻が並んで座るのを嫌がっていたが，徐々に表情もにこやかになり，コミュニケーション・ノートの写真を見ての会話では，妻の昔話を笑顔で聞く ・また自分では良くわからないことは妻を指さし「言ってくれ」と意思表示するような場面も見られた 【妻の変化】 ・訓練に同席した当初は，「Bがこんなにわかっているとは思わなかった．こんなに意思があるとは思わなかった」と驚く ・コミュニケーション・ノートを妻のほうから使って，何が食べたいか聞いたり，Bの意思を聞くようになる ・生活の中で，Bの自己選択の機会を工夫して作る ・家で訓練テープや歌を一緒に聞いたり，歌ったりして楽しむようになる ・コミュニケーション・ノートの思い出の写真を見ながらBと昔話を楽しむようになる	

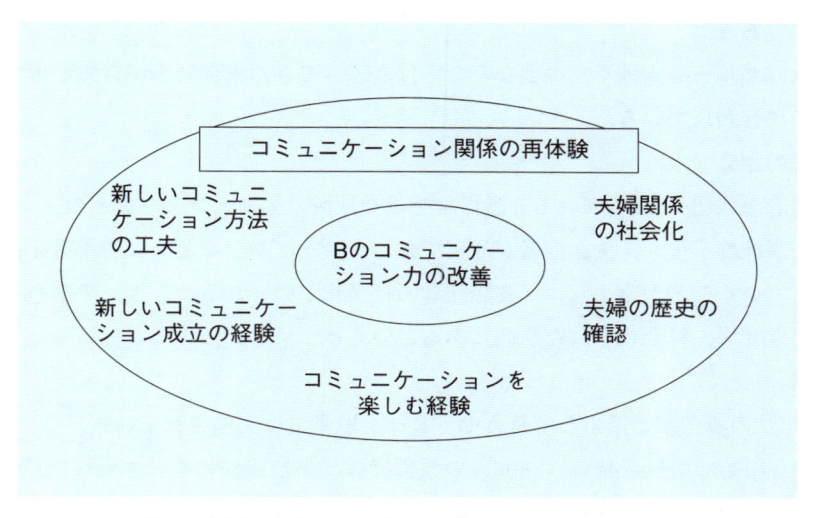

図2 症例Bと妻とのコミュニケーション関係の改善

思を確認したり，コミュニケーション・ノートを使うなど，新しいコミュニケーション方法の工夫と新しいコミュニケーションの成立の体験ができたこと，②2人でコミュニケーションを楽しむ経験が出来たこと．訓練室の中での短時間の経験ではあったが，固定的になっていた悪循環を変えるには意味があったと思われる．③昔の写真をみることなどを通して，夫婦の歴史を第三者であるSTを交えた場で確認できたこと．コミュニケーションの困難さに配慮が可能な第三者が入らなければ，おそらくこのような機会を持つことは難しかったと思われる．④妻の同席に対するBの態度の変化にも表れていると思われるが，STの介在する場面でコミュニケーション経験を持つことで，夫婦関係が社会化されたこと，などである．

家族関係や夫婦関係改善への介入は大変難しいが，以上のように，STが出来ることの1つとして，訓練活動などの場や方法論を活用して具体的に障害を持った状態でのコミュニケーション関係を新しく体験できる機会を提供することがあると思われる．

⑥家族同士の交流の場を提供すること

失語症友の会など自助グループでは，失語症者本人ばかりでなく，付き添って参加している家族もまた，同じ経験を持つ者同士での交流を通して，勇気づけられたり，日常的な対処法を学びあうことができる．

こうした作用に注目したグループが欧米ではグループ訓練の1つとして位置づけられている．家族を対象とするグループをBrookshire（1992）は支持グループとしている．情報交換，意見交換を行うグループ討論や専門家による講義，娯楽活動などが，具体的な内容である．支持グループは心理的な援助を提供し，患者と家族が友人や知人と知り合う場となると述べている．Kearns（1994）は先行文献を整理し，「家族のカウンセリングと支援グループ訓練」として分類して紹介している．カウンセリングを主な内容としたグループが多く含まれており，STだけでリードしているものもあるが，多くは心理カウンセラーや精神科ワーカーなどと協力する形で進

められるものである．

　我が国では，グループ訓練や友の会などで，付き添ってきた家族同士が自然な形で交流することが，一般的に行われている．

　⑦社会資源の紹介

　友の会や患者会の紹介，STのいる介護保険施設や地域の福祉センターなどの

紹介など，訓練終了後も，失語症者が帰属できるグループや会など社会的な場を紹介し，社会参加を継続していくことが望ましい．失語症者の社会化が図られることは，すなわち家族全体が社会の中で孤立せず，社会化された状態にあるといえる．

　⑧家族療法

　STが家族療法の専門家と協力して行うセラピーも欧米では実施されている．

　Wahrborg（1989）やNicolsら（1996）の報告では，家族療法の専門家とSTが協力して家族関係修復を目的としたセラピーを実施している．

　しかしながら，我が国ではこうした実践の報告はまだ見られない．

3. 慢性期失語症者の社会参加のためのアプローチ

　急性期，回復期と主に医療機関での集中的リハビリテーションを受けた失語症者の多くは，その後在宅となり，地域での生活に戻る．

　しかしながら，病前の環境に戻ってみてはじめて，これまでとは異なる自分自身とその障害に直面させられることになる．家庭内での役割変更，意思疎通の難しさ，職場をはじめ地域での帰属の場の喪失などが，現実の問題となる．まさしくここからが，「生活の再建」そして「社会参加」の本当の意味での始まりとなる．

　冒頭のICFで示したように，「参加」が果たされなければ，「活動制限」や「機能障害」が起こり得ることとなり，これまで以上に「参加」は，リハビリテーションにとって重要な概念であり，リハビリ専門職が注意を払うべき専門的領域と位置づけられる．「参加」はまた，社会レベル，人生レベルとも呼ばれている．すなわち，リハビリ専門職には，対象の失語症者が社会の中で果たす役割やその人生についてまで関心を広げ，働きかけていくことが求められている．

　また2000年に発表された，LPAA（Life Participation Approach to Aphasia）声明（the LPAA project Group 2000）でも，失語症者と家族の社会生活参加を支援することを，STの仕事とするべきであることが強調されている．

　近年，欧米では，医療費抑制政策の結果，失語症治療への対価が制限され，リハビリ期間の短縮化が起きている．

　以下にこのような状況への対処策として，またより積極的に失語症者の社会参加を援助する目的を持って登場した，諸外国での失語症センターについて紹介する．

　英国では，NHS（国営保健制度）の枠内での医療機関での治療を終了し退院した失語症者を，脳卒中協会や成人失語症友の会などのボランティア団体が引き受けている．しかしサービスの質

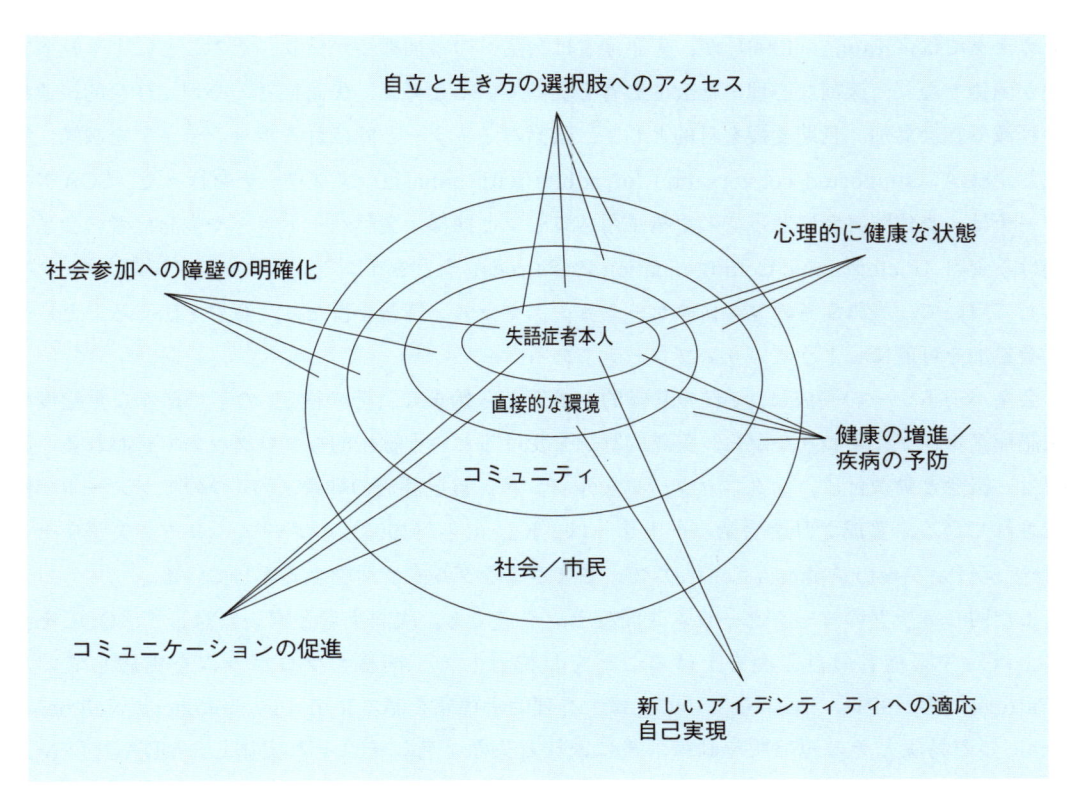

図3　失語症とともに生きる：援助のゴール
(Parr 2001)

の地域差が大きいことや場合によってはサービスがまったく不十分な状況であるなど問題が多いことが指摘されている（Parr 2001）．ParrやPoundら（2000）は，コミュニケーション障害の組織「コネクト」（Connect the communication disability network）を設立し，失語症が長期的に続く障害であることを踏まえ，理想的な言語治療として，**図3**のような治療の枠組みを提唱している．このモデルでは失語症者を中心にして，直接的な環境である家族や友人，その外側には失語症者が住んでいる地域と社会全体が示され，失語症者本人だけでなく広く家族や地域，社会全体を視野に入れた目的で援助がなされる．したがってその内容は，「コミュニケーションの促進」「心理的に健康な状態」「健康の増進／疾病の予防」などだけでなく，社会にあるコミュニケーション障害の障壁を失語症者とともに取り除いていくことを目的とした「社会参加への障壁の明確化」，さらに障害者としての新しい社会的アイデンティティを築くことなどを目標とした「新しいアイデンティティへの適応，自己実現」「自立と生き方の選択肢へのアクセス」などが含まれる．

　実際には，個別機能訓練や個別カウンセリングをはじめとして，多様なグループ訓練，自主的なグループ支援，家族やボランティアを会話パートナーとして教育すること，そして希望があれば家族や介護者のためのサポートグループなど，さまざまなレベルでの援助を展開している．

カナダでは，Kagan（1998）が，失語症者は会話への参加機会が減り，そのことにより社会参加が困難となり，深刻な心理・社会的影響を受けていると考え，失語症者の心理・社会的後遺症の軽減や社会参加，長期支援を目的として，会話パートナーと呼ばれるボランティアを訓練，養成し，SCA（supported conversation for adults with aphasia）アプローチを行った．SCAアプローチは，身体障害者にとっての車椅子用スロープと同様，会話パートナーや失語症者の会話を助ける資料（Pictographic Communication Resources）などを「コミュニケーションのスロープ」として用いて，失語症者のコミュニケーションアクセス（情報を得たり，意思を伝えること）や社会参加を可能にしようというアプローチである．

　会話パートナーの養成は，1日の基礎的な講習から始まり，その後STの下で様々な重症度の失語症グループに関わりながら，実際的訓練を受けるという継続的なプログラムで行われる．講習は，概念と動機付け，テクニック，ロールプレイ，自己評価の練習，の4つのモジュールで構成されている．養成された会話パートナーは，Kaganら（1993）のノース・ヨーク失語症センター（現Pat Arato Aphasia Centre）で，さまざまなグループ活動を支援している．

　また同じカナダのヨークダーラム失語症センターでも，失語症者と家族に対して，QOLを引き上げ，失語症者の自立度を上げることを目標として，同様のプログラムを実施している（Pattersonら 1994）．Hoenら（1997）は，心理的幸福感を測るRyff Psychological Well-being Scaleの簡易版とその短縮版を訓練前後に家族と失語症者にそれぞれ実施し，YDAC（York-Durham Aphasia Centre）のプログラムは両者の心理的幸福感を高めるのに有効であったと報告している．

　米国では，Elmanら（1999）が，1996年にカリフォニア失語症センターを開設した．設立の契機には，マネージド・ケア（管理医療，医療費削減政策）の出現により，よりコストが低くかつ効果的な治療を考えざるを得なくなったことに加えて，失語症を慢性的な障害ととらえること，失語症者は回復期を過ぎてもなお改善を示すこと，をあげている．失語症者のコミュニケーション技術を高め，心理・社会的後遺症を軽減することを目標に，継続的な会話グループを中心に，介護者サポートグループ，読み書きグループ，地域の成人教育部門の協力を得て行う芸術クラスなどを設けている．

　このようなグループ活動を中心とした社会参加への支援の他に，失語症者個人を支援する，コミュニケーション・パートナーという方法がLyonら（1997）によって試みられている．

　一方，我が国ではこの領域の実践の報告は数少ない．

　横張（1996，1997）は，画・書・俳句など，「趣味を通した生きがいづくり」を訓練に導入し，作品展「生命の灯ふたたび」を定期的に開催し，意欲や生きがいの増進を図っている．このような失語症者の創作活動がもたらす効果について，QOLに関するアンケート調査を行い，生活の活動性，家族との交流，家族のQOL，コミュニケーション意欲，言語学習の意欲などに，顕著な改善が認められたと報告している．

　また，中村（2000，2003b）は，入院での訓練終了後，在宅で3年前後，社会との接触をほとんど持てないまま閉じこもりに近い状態で過ごした，2人の失語症者が，地域の福祉センターで

の心理・社会的側面の改善を目的としたグループ訓練への参加や地域福祉センターでの多面的援助により，再び社会参加と生活の再建を果たしていく経過を報告した．

我が国では，2000年に介護保険制度が導入され，地域での在宅生活を支える社会資源の整備が急ピッチで進められてきている．しかしながら，STについては，現在，介護保険制度への訪問リハの位置づけが未だなされていないことだけでなく，介護保険施設での雇用は行き渡っておらず，地域の社会資源としても十分とはいえない状況である．

遠藤（1984）は，言語障害者の地域リハにおいては，治療機関と一般社会との間に長期間言語障害者と家族を支える中間地帯として多様な受け入れ態勢が整備されることが望ましいと述べている．こうした現状を踏まえ，慢性期失語症者のための地域の社会資源として，介護保険制度の下で，STが常駐し，同障者やボランティアとの交流の中で長期間に渡ってケアしていく，「失語症デイケア」を提唱している（遠藤 2004）．

一方，近年，前述の遠藤をはじめ，友の会，病院，地域の福祉センター，保健センターなどで，ボランティアを導入した，失語症者の社会参加支援が進められている．林（2002）は，失語症者の環境への適応を妨害する障壁を取り除くべく挑戦していくことは，STの重要な仕事だとし，失語症言語治療の枠組みの中に，言語ボランティアを導入し，医療の場で，友の会で，失語症者の生きがいのある生活を援助するさまざまな活動を行っている．また東京都内の地域ST連絡会失語症会話パートナー養成部会では，前述のカナダのKaganの実践に共鳴し，失語症会話パートナーというボランティアを養成している（小林 2004）．

このように，我が国では，医療保険制度，障害者施策，介護保険制度と，制度基盤は異なるが，多くは現行制度の中で，失語症者の長期的支援，社会参加，自律的生活を目的とした援助が実施されている．また，それぞれの場に適した形でのボランティアの導入も行われている．

4．職業復帰

失語症者にとって，職業復帰という社会参加の壁は厚い．

失語症者の職業復帰の実態は，1983年〜1996年にわたり，計5回実施された旧日本失語症学会による失語症全国実態調査において，配置転換を入れて何らかの職業に復帰を果たしていたのは，僅かに全体の平均1割強（9.0％〜13.2％）に過ぎなかったと報告されている．

佐野（1990）は，失語症者の適応状態に注目して，発症後の長期経過について調査している．職業復帰との関連から，この調査結果を見てみると，熟年発症群（30〜55歳）の非復職群は復職群に比べ，個人的適応状態や伴侶との関係について，不良であったり，問題がやや多い傾向があったと報告されている．また老年発症群（55歳以上）で趣味活動や社会活動を活発に行っている群よりも，活動水準が低いことも示されており，働き盛りの年代の復職や社会的活動・役割について，福祉的就労も含んだ形で，より多くの論議がなされるべきであると思われる．一方，復職を果たした失語症者への対策についても，復職後の不適応例も少なくなく，十分な対策が必要であると述べている．

同様に，佐藤（2001）も，復職を果たした事例へのアプローチを紹介し，個々の事例について異なる複合的なアプローチが必要であったこと，言語機能改善や環境調整に加えて心理的な援助がきわめて重要であったことを指摘している．

（中村　やす）

文　献

坊岡峰子：重度失語症者に対する補助・代替コミュニケーション（AAC）の導入．聴能言語学研究 15：22-28, 1998.

Elman RJ, Bernstein-Ellis E : Aphasia Group Communication Treatment ; the Aphasia Center of California approach. In RJ Elman (Ed.), Group treatment of neurogenic communication disorders the expert clinician's approach. Butterworth-Heinemann, Boston, pp47-56, 1999.

遠藤尚志：失語症者のデイケア．コミュニケーション障害学：21：190-195, 2004.

遠藤尚志：言語障害をもつ老人の地域ケア（長谷川恒雄・編：脳卒中による言語障害の地域ケア）．保健同人社，1984.

Florance CL : The aphasic's significant other : a round table discussion. Clinical Aphasiology Conference, pp295-299, 1981.

林　耕司：楽しみの極北をめざすコラボレーションセラピー：コミュニケーション障害やその環境と協働し，響同するSTの役割．聴能言語学研究 19：236-241, 2002.

Hoen B, et al : Improvement in Psychological well-being of people with aphasia and their families : evaluation of a community-based programme. Aphasiology 11 : 681-691, 1997.

Holland AL : Cognitive Neuropsychological Theory and Treatment for Aphasia : Exploring the Strengths and Limitations. Clonical Aphasiology 22 : 275-282, 1994.

Hopper T, et al : Conversational coaching : Treatment outcomes and future directions. Aphasiology 16 : 745-761, 2002.

藤林眞理子：心理・社会的問題への働きかけ（竹内愛子・編：失語症臨床ガイド）．協同医書出版社，2003.

Kagan A, Gailey G : Functional is not enough ; training conversation partners for aphasic adults. In AL Holland, MM Forbes (Eds.), Ahasia treatment ; world perspectives. Chapman & Hall, London, pp199-221, 1993.

Kagan A : Supported conversation for adults with aphasia : methods and resources for training conversation partners. Aphasiology 12 : 816-830, 1998.

Kearns KP : Group Therapy for Aphasia ; Theoretical and Practial Considerations. In R Chapy (Ed.), Language Intervention Strategies in Adult Aphasia, 3rd ed. Williams & Wilkins, Baltimore, pp304-321, 1994（失語症のグループ訓練：理論的，実践的考察（河内十郎，河村　満・監訳：失語症言語治療の理論と実際，第3版）．創造出版, 2003）．

小林久子：失語症会話パートナーの養成．コミュニケーション障害学 21：35-40, 2004.

The LPAA Project Group : Life Participation Approach to Aphasia : A statement of values for the future. The ASHA Leader 15 : 4-6, 2000.

Lubinski R : Environmental Systems Approach to Adult Aphasia ; Theoretical and Practial Considerations. In R Chapy (Ed.), Language Intervention Strateges in Adult Aphasia, 3rd ed. Williams & Wilkins, Baltimore, pp304-321, 1994（成人失語症者への環境システムアプローチ（河内十郎，河村　満・監訳：失語症言語治療の理論と実際, 第3版）．創造出版, 2003）．

Lyon GL, et al : Communication partners : enhancing participation in life and communication for adults with aphasia in natural Settings. Aphasiplogy 11 : 693-708, 1997.

McCubbin H, Patterson J : The family stress process : A double ABCX model of adjustment and adaptation. In H McCubbin, et al (Eds.), Advances and developments in family stress theory and research. Haworth Press, New York, 1983（成人失語症者への環境システムアプローチ（河内十郎，河村　満・監訳：失語症言語治療の理論と実際，第3版）．創造出版，2003）．

中村やす：地域福祉センターにおけるSTによる多面的援助の実際―失語症者の在宅生活を支える地域リハビリテーション―．聴能言語学研究17：102-108, 2000.

中村やす：最重度失語症に対する非言語的な代償手段の実用化訓練（竹内愛子・編：失語症臨床ガイド）．協同医書出版社，2003a.

中村やす：心理・社会的問題へのアプローチを中心としたグループ訓練（竹内愛子・編：失語症臨床ガイド）．協同医書出版社，2003b.

長野智子，長谷川啓子：失語症者の家族指導―家族教室を通して―．聴能言語学研究13：20-30, 1996.

Nicols F, et al : Working with people with aphasia and their families : an exploration of the use of family therapy techniques. Aphasiology 10 : 767-781, 1996.

大野恭子，柏木敏宏：環境整備―周囲の人々に対する働きかけ―（濱中淑彦・監修：失語症臨床ハンドブック）．金剛出版，1999.

小薗真知子：ある失語症患者の妻の手記の分析：STは家族指導において何を考慮すべきか．聴能言語学研究16：88-92, 1999.

Parr S : Long-term Care Activities for People with Aphasia in the United Kingdom : History and Recent Developments. 聴能言語学研究18：24-30, 2001.

Patterson R, et al : Aphasia-Anew life. Coopershill Publishing Inc. 1994.

Pound C, et al : Beyond Aphasia ; Terapies for Living with Communication Disability. Winslow Press, Bicester, pp33-61, pp126-177. 2000.

佐野洋子：失語症者の求める援助とは？―長期経過をふまえて―．音声言語医学31：412-425, 1990.

Sarno MT : Aphasia rehabilitation ; psychosocial and considerations. Aphasiology 7 : 321-334, 1993.

佐藤ひとみ：臨床失語症学―言語聴覚士のための理論と実践―．医学書院，pp213-219, 2001.

下垣由美子：重度失語症患者へのAACアプローチ．聴能言語学研究16：47-53, 1999.

立石雅子，他：良好な社会適応を示した失語症患者について．失語症研究10：251-258, 1990.

立石雅子：社会適応に影響を及ぼす要因の検討．失語症研究17：213-217, 1997.

田中治子，他：失語症者の介護負担について―介護負担尺度を用いたアンケート調査―．第3回日本言語聴覚士協会学術集会（会），2002.

筒井優子：障害者を支える要因について：人とのかかわりから．聴能言語学研究16：100-104, 1999.

上田　敏：ICF：国際生活機能分類と高次脳機能障害．高次脳機能研究24：244-251, 2004.

上田　敏：基調報告―WHO国際障害分類改定の経過と今後の課題．リハ研究110：2-10, 2002.

Wahrborg P : Aphasia and family therapy. Aphasiology 3 : 479-482, 1989.

Wahrborg P : Long-term Evolution of Psychosocial and Emotional State. In Assessment and Management of Emotional and Psychosocial Reactions to Brain Damage and Aphasia. Whurr London, pp99-103, 1991.

WHO : ICF : International Classification of Functioning, Disability and Health. 2001（障害者福祉研究会・編：ICF：国際生活機能分類―国際障害分類改訂版―．中央法規，2002）．

Wilkinson R, et al : Therapy using conversation analysis : helping couples adapt to aphasia in conversation. Internationa Journal of Language and Communication Disorder 33 : 144-149, 1998.

渡辺俊之：家族関係と障害受容．総合リハビリテーション31：821-826, 2003.

横張琴子：生命の灯ふたたび―脳卒中後の重い障害を越えて創った作品集．インテルナ出版，1996．
横張琴子：慢性期失語症者のQOL―書画療法による改善―（高倉公明，宮本忠雄・監修）脳と神経科学シリーズ7 失語症からみたことばの神経科学）．メジカルビュー，1997．
吉野真理子：失語症者およびその家族のカウンセリング．聴能言語学研究8：168-176，1991．

症例 VII-1 失語症会話パートナーを導入した自主グループ支援

1. 自主グループ支援と「失語症会話パートナー」について

　失語症者にとって自主グループは，社会参加の場として大切な役割を果している．また，失語症者が自主グループの運営や活動に主体的にかかわることは，社会的な役割の再獲得ともなる．しかし，失語症者のみで自主グループの運営・活動が行われていることはまれで，家族やボランティアの協力のもとで行われている場合がほとんどである．

　そこで，2000年に東京都内で養成が始まった「失語症会話パートナー」（後述）に，自主グループの運営と活動をサポートするボランティアとして，協力をお願いした．失語症会話パートナー（以下，会話パートナーという）の導入にあたってSTは，会話パートナーの特質が生かされ，その力を発揮してもらえるよう配慮し，失語症者と会話パートナー双方に自主グループの運営・活動に関する支援を行った．その結果，会話パートナーがどのように自主グループの運営・活動を支え，失語症者のコミュニケーションの成立をサポートしたかを紹介したい．

(1) 自主グループの概要と運営・活動内容

　自主グループの構成人員は，失語症者15名，構音障害者1名，家族5名，会話パートナー7名，ST2名である．言語障害の重症度はさまざまである．もともと，このグループは地域の福祉センターの訓練グループであったが，2003年に自主グループとなった．

　自主グループの立ち上げにあたってSTは，失語症者が会話パートナーのサポートを受けながらグループを運営していけるように，まず運営役員の選出を行い，役員会を組織した．

　活動内容（プログラム）は，訓練グループであった時にST主導で行っていたプログラムを取り入れ，それを「新聞グループ」「会話グループ」と名づけた．そして，会話パートナー主導でもそのプログラムを実施できるように方法，手順などを会話パートナーに指導した．

　また，活動に会話パートナーの実習受け入れも加えた．活動は月2回，午前10時から12時までの2時間，活動場所は福祉センターの貸しスペースを予約し利用した．

(2)「失語症会話パートナー」とは

　「失語症会話パートナー」とは，「失語症者と会話のパートナーシップを分かちあいながら，コミュニケーションを図り，その人の意思の疎通を援助する人．失語症の人と接する人なら誰でも会話パートナーになる可能性がある．」（小林 2004）としている．言い換えれば，失語症者の思いに理解を示し，失語症の正しい知識と適切な援助技術を身につけた人といえよう．

　「失語症会話パートナー」の養成講座は，1991年に東京都内の地域保健・福祉施設に勤務するSTの連絡会として発足した「地域ST連絡会」の失語症会話パートナー養成部会により，2000年10月に第1回が開講された．以後毎年開講されている．

　養成講座は，6ヵ月かけて，4回の講習（9時間の講義と5時間の演習）と5回の実習（10時間）

で構成されている．講習の内容は，第1回「失語症って何でしょう」，第2回「失語症から起こるさまざまな問題」，第3回「失語症と一緒に起こりやすい症状・福祉サービスの基礎知識」，第4回「これまでの復習・まとめ」である．そして，第1回から第3回には「コミュニケーションの工夫や手段」というテーマで，会話の援助技術をロールプレイによって学習する演習が，第4回には身体介助の方法が演習として組み込まれている．実習は都内各地のグループ訓練や失語症友の会に参加して，直接失語症者との会話を体験する．

受講生には，ボランティア活動をしている人や希望している人ばかりでなく，失語症者の家族や医療従事者，福祉・介護職も含まれている．このような受講者の多様性は，失語症会話パートナー養成部会の，失語症者が「失語症とともに生きる」ための環境をつくる，という視点が反映され，共感された結果と思われる．

こうした日本での会話パートナーの養成の開始には，「地域ST連絡会」で，失語症者の社会参加を阻んでいるコミュニケーションのバリアーの克服のために，失語症を理解し，コミュニケーションのサポートをするボランティアの必要性を感じていたという背景があった．そのような中，カナダで会話パートナーの養成を行っているということを知り，日本でも会話パートナーの養成をしたいと考え，20人のSTで「失語症会話パートナー養成部会」を発足させるにいたった（地域ST連絡会 失語症会話パートナー養成部会 2004）．

2．自主グループ支援の実際

支援目標　①失語症者が主体的にグループの運営と活動にかかわっていけるよう側面からサポートする．②失語症者一人ひとりが現在持っている言語能力とパーソナリティーを十分発揮できるよう支援する．③失語症者同士あるいは周囲の人とのコミュニケーションの成立を助ける．④会話パートナーの活動が生かされるように助言，指導する．

支援対象・仮説　失語症や失語症のある人を理解し，会話の援助技術を学んだ会話パートナーのサポートを受けることで，失語症者が自主グループの運営や活動に参加し，役割を担うことが出来るのではないか．また，さまざまな言語症状のある失語症者同士が，情報や意見を交換し，思いを理解し，共感しあうなど，コミュニケーションが成り立つ体験を積み重ねることができるのではないか．

支援方法　7名の会話パートナーを導入し，ST2名が支援にあたる．STの1名は役員会を担当し，主に役員会のサポートの方法を会話パートナーに指導した．他の1名はプログラムの実施方法と，会話の理解を助ける方法，表出を助ける方法などコミュニケーション面のサポートについて，活動場面に応じて会話パートナーに指導した．

(1) STによる失語症者と会話パートナーへの支援

STは，表1の支援計画に沿って，失語症者と会話パートナーに対して自主グループの運営や活動に関する支援を行った．

(2) 会話パートナーによる失語症者へのサポート

STは，自主グループの運営と活動の場面に立会い，会話パートナーに，失語症者へのサポー

表1　STによる失語症者と会話パートナーへの活動支援計画

目　的	失語症者が社会参加の場である自主グループの運営・活動に，会話パートナーのサポートを受けながら，主体的にかかわり活動していけるよう支援する．	
期　間	2003年4月～2004年3月	
頻度・時間	月2回，2時間	
支援対象者	失語症者	会話パートナー
活動内容	支　援　内　容	
役員の選出	自主グループの運営への自覚を促す．投票用紙を作成，選出の手順，方法を説明する．	失語症者に対し，役員選出の手順，方法について理解を促す働きかけ方，結果をわかりやすく伝達する工夫の仕方を指導する．
【役員会】（月1回）会則，行事，プログラムなど運営について検討する	選出された各役員の役割を説明し，自覚を促す．会議の持ち方，進め方を体験し，学んでもらう．	司会の補助，会計の補助，板書，記録，会話のサポートなど役割と援助内容を説明し，各役割を実施する際の工夫，留意点について場面ごとに指導する．
【活動グループ】（月1回）	小グループ（3～4人）に分ける．	各小グループに会話パートナーを1～2名配置する．
①新聞グループ	①気になる記事，知らせたい記事を選ぶ． ②選んだ記事を切り抜く． ③会話パートナーと記事について会話する． ④用紙に「一言コメント」を書く． ⑤選んだ記事を他の失語症者に紹介する． ⑥グループごとに意見や感想を語り合う． ⑦模造紙に各自が選んだ記事と「一言コメント」を貼り，展示する． ＊①～⑦の活動手順，方法を説明し，指導する．	①新聞を用意．記事への関心を促し，選択する時の援助をする． ②記事の切り抜きを援助する． ③選んだ記事についての会話を促進させる． ④失語症者の書字能力にあわせ，サポートの工夫をする． ⑤記事紹介のサポートをする． ⑥会話の理解や表出を助け会話を促進させる． ⑦記事を貼る作業の補助をする． ⑧模造紙に貼られた各グループの記事を紹介する． ＊①～⑧の活動についてその工夫，方法を指導する．
②会話グループ	①テーマを会話パートナーと共に決める． ②テーマに沿って会話パートナーと1対1で会話する． ③他の失語症者と話題を共有し，やり取りする． ＊①～③について手順，方法を説明し，体験してもらう．	①会話のテーマを選定する． ②会話を促進させたり，会話の内容を確認したりするために必要な道具（グッズ），たとえば，紙と鉛筆，カレンダー，地図，パンフレット，写真，コミュニケーション・ノートなどを用意する． ③グループ内で話題を理解し，共有できるように配慮する． ＊①～③について指導する
【全体会】（月1回）役員会の報告，全体での検討事項の討議など	①司会を持ち回りで担当する． ②運営に関する議題を検討する場とする．	①司会の補助，板書，個人のサポートなど役割分担してもらう． ②理解を促し，意見を引き出すなどして活動をサポートする工夫を指導する．
【失語症会話パートナーの実習】1人につき全5回	実習生とテーマに沿って会話のやり取りをする．	状況により，経験者として実習生に助言をするなどのサポートを依頼する．

◆上記の活動内容以外に，出欠確認，体操，今月の歌を毎回プログラムに入れている．また，バスハイク，クリスマス会などの行事も提案し，その実施にあたっては，会話パートナーにサポートの方法や工夫について指導した．

トの方法について具体的に助言・指導をした．

①**役員会での会話パートナーの役割**：3名の会話パートナーが担当する．司会補助兼板書の担当は，議題や検討事項を箇条書きにして板書する．また意見や決定事項を整理して書きだし，理解を促しながら司会，進行を補助する．記録担当は検討事項，決定事項をわかりやすくノートに書き込み，後日役員が全体会で報告できるように記録しておく．個人のサポート担当は常に紙と鉛筆を用意しておき，必要に応じて図や絵を用いながら討議の理解を促したり，意見を引き出したり，発言を補助したりして役員の一人ひとりが会議に参加できるようにサポートする．

②**新聞グループでの会話パートナーの役割**：失語症者が新聞記事を選択するにあたって，どのような記事を選んだらよいか迷っている場面もみられるので，会話パートナーは，記事の見出しを指差しながら話しかけ，関心を向けてもらう働きかけをする．また記事の内容に関しても，会話パートナーは，大まかな内容に関して要点を書き出しながら説明し，失語症者から意見や感想を引き出し，会話を進める．

「一言コメント」の書字では，短い文が書ける人，サンプルを見ながらなら書ける人，記事の見出しを書き移すことならできる人など，それぞれの特性に合わせたサポートをする．グループごとの発表では，発表内容を短く書いて示し，発表者の発言をサポートする．また，発語が困難な人には，会話パートナーがやり取りした内容を要約し，代弁する．

③**会話グループでの会話パートナーの役割**：テーマに沿って失語症者と会話をする．この活動を実りあるものにするには，会話のテーマに関係するさまざまな道具（グッズ）を用意することである．たとえば，カレンダー，地図，テレビの番組表，相撲の取り組み表，新聞，旅行のガイドブック，スーパーのチラシ，コミュニケーション・ノートなどである．簡単な絵や図，ジェスチャー，身振りなど視覚的な手がかりとなる手段は大いに役立つ．

結　果　STは，失語症者には自主グループ活動のプログラムや運営に関する助言・指導を行った．一方，会話パートナーには，失語症者の自主グループ活動を側面からサポートする手法について指導した．その結果，次のような失語症者の主体的行動や生き生きした姿を見ることができた．

役員会の場面で：表出面が重度のAさんは役員の選出で会計監査に選ばれた．ある日の役員会で，会長役の人が会費をめぐり，「会費，もう集めなくていいんじゃない．あまってるし．」と提案をした．板書担当のボランティアが，会長の発言の趣旨を整理し板書して他役員に説明すると，Aさんは突然手を上げて，「ここここ・・・」といいながら大きな身振りで何か表のようなものを空書した．会話パートナーがあれこれ推測をし，何が言いたいのか探り当てながら確認すると，「会費の徴収を一時凍結し，残額3万円ぐらいになったら集金をすればよい」という提案であることがわかった．会話パートナーが代弁すると，Aさんは満面の笑みを浮かべて「そうそう」とうなずき，他の役員を見渡して意見を求めた．Aさんは会話パートナーのサポートのもとに，自分の意見を伝え，役員としての役割を果たしたのである．

会話グループの場面で：会話パートナーは，釣り好きのCさんに地図，身振り，文字・絵などを総動員し，病前よく釣りに行った場所，釣上げた魚の名前などを聞き出した．発語が困難なC

さんが釣竿を操る仕草をすると，会話パートナーは地図を示してどこへ言ったか訊ねる．指差したのは千葉県の房総沖であった．魚の大きさを身振りで示し訊ねると，会話パートナーが示した3倍の大きさを，腕を広げ表現した．千葉県の房総沖で取れそうな魚の名前をいくつか書いて示すと，「これこれ」といって「鯛」を指差した．他の失語症者からも「自分も良く海釣りに行った」「自宅の近くに釣堀がある」などの発言が出，話題は「好きな刺身」に発展した．

　会話パートナーは会話を引き出すだけではなく，やり取りの内容が他の失語症者にも理解されやすいように，絵，図，文字など視覚的手がかりを使ってわかりやすく説明する．

考 察　本例のように「失語症会話パートナー」として養成されたボランティアを導入することは，失語症者が自主グループの運営・活動にかかわる時の助けとなるだけでなく，会話のサポートを通して，失語症者のコミュニケーションが拡大され，失語症者同士のコミュニケーションの成立にも大きく寄与している．

　会話パートナーによる失語症者への適切なサポートは，失語症者と会話パートナーが「コミュニケーションの成立」を共に分かち合い，お互いの存在を認め合う体験ともなっている．このような，会話パートナーのサポートのもとで行われる自主グループの活動を通したさまざまな体験は，失語症者にとって，「新たな自分」を，「新たな社会生活」を築き，「自分らしく」歩んでいくための糧となるだろう．一方，会話パートナーにとっては「失語症会話パートナー」としてのアイデンティティの形成に役立っている．

　会話パートナーの活動に関しては，たとえば，デイ・サービスや通所リハビリなどの介護保険サービスの現場や個人派遣など，今後，自主グループ以外にも活躍する場面はいろいろ考えられ，期待がもたれる．そこで，私たちSTは失語症者の社会参加のために，環境への働きかけのひとつとして会話パートナーの育成と，その恒常的なフォロー，サポートをしていく必要があると考える．

（高橋　政道，中村　やす）

文　献

小林久子：失語症会話パートナーの養成．コミュニケーション障害学21：35-40, 2004.
中村やす，他：失語症の心理・社会的側面の改善を目的としたグループ訓練．高次脳機能研究23：261-271, 2003.
地域ST連絡会 失語症会話パートナー養成部会・編集：失語症の人と話そう—失語症の理解と豊かなコミュニケーションのために—．中央法規出版，2004.

症例 VII-2　失語症者家族の心理的支援としての交流ノート

症　例　KT，男性．76歳．右利き．大学卒．会社役員退職．
原因疾患・発症後経過月数　脳梗塞，発症後1年4カ月．
損傷部位　左中大脳動脈領域，右小脳．
神経学的所見　右片麻痺，右顔面神経麻痺．
全体的言語症状　理解面，表出面ともに重度．理解面はごく簡単な単語～短文レベルで，日常会話は状況判断も合わせて概ね理解していた．発語失行があり，時に適切なあいづちや単語が発話される以外は無意味な音の羅列となる．発話の代償手段としては漢字単語の書字がある程度有効であった．子はすでに独立し，専業主婦の妻と2人暮し．妻は，夫の障害の重さに戸惑いながらも夫を生活の中心とし，介護に専念していた．
失語タイプ・重症度　ブローカ失語，重度．
他の認知・行動面の特徴　言語機能の低下に比し，知的機能は比較的保たれていた．
支援の背景　障害の重症度から，代償手段の実用化など実用性重視のコミュニケーション訓練を導入しており，徐々に，友の会などの社会参加を勧めていた．妻は夫の発症後に生活が一変しており，さまざまなストレスが想像されていたので，妻にとっても，同障者の家族らとの交流は有益と考え，妻もそれを望んでいた．しかし外出に伴うさまざまな負担からその機会がもてず，高齢者2人の生活は閉鎖的になりがちであった．
支援内容　以前より我々は，言語訓練中の患者の家族が自由に思いを綴れる交流ノートを作っている．言語障害の大変さや今までのさまざまな思い，苦労，不安，またはSTや他の家族への質問など，何でも書いていただけるよう，記名も自由とし，当院の患者家族間でのみ回覧することにしている．書く気持ちになれないと躊躇する家族には，読むだけでもと渡す．ノートには，他の家族らの同じようなつらい経験や事情が散在し，それらに触れた家族からはさまざまな感想が聞かれる．また，日々訓練に携わるSTは，その障害構造や回復ばかりについ目を向けてしまうが，このノートは患者の障害を，それまでの人生の延長線上に起こったものとして，捉え直す視点を与えてくれる．日ごろの付き合いでは感じとれなかった家族の胸のうちに，思いがけず遭遇することもあり，患者と家族を支援する上でしばしば貴重な情報を得ることができる．KTの妻へも心理的支援として，この交流ノートを回覧した．
結　果　ノートに書かれている家族達の種々の歩みは，妻の経験とも重なり，妻の心を動かしたようだった．自ら筆をとることはしぶっていたが，たまたま様子を見に来た娘に，「少しくらい間違えても下手でもいいから，こういうのは書いた方がいい，お母さんもぜひ書いて」と励まされて書き始めた．するとさらに「お母さんがこんなふうに思ってがんばってきたことを，お父さんにもわかってもらわないと．お父さんの前でちゃんと声を出して読んで」と勧められ，妻は自

分の書いたものを夫の前で音読した．その時にさまざまに思いがよぎり，妻も娘も涙を流し，KTはそれをじっと聞いていたという．妻はこの出来事を熱心に話してくれ，「私はこれを書いて，ああだったこうだったと初めていろいろなことを思い出して，なんだか気持ちがさわやかになれました」とSTにノートを返してくれた．このようにこのノートが，発症後約1年半の生活を初めて振り返るきっかけとなったことが推測された．

考　察　夫が重度の失語症になれば妻の生活も大きく変化する．夫の意志や機嫌を常に推し量り，身体障害があれば介護を求められる．日常生活で新たな責任を担うことで，妻自身の余暇活動や社会的つながりも希薄になり，精神的，体力的に消耗することもあるだろう．失語症者のコミュニケーションを支えるこのような家族の支援は，言語リハビリテーション領域の重要な課題である．

　支援の一つに，失語症友の会などを紹介していくことがあげられる．当事者家族との交流の中での情報交換や自己の体験の開示は，家族のピアカウンセリング的な役目も果たし，家族の苦痛や孤立感の軽減に有効であると思われる．しかし，高齢者夫婦の場合は，介護者の負担や体力的な問題もあり，実際には実現しにくいことがある．インターネットが不慣れであれば，家に居ながら同障者の様子に触れるということも難しい．このような時，この交流ノートという方法は用いやすく，家族支援に一定の役割を果たすことができると思われる．さらに今回は適切な娘の後押しがあったため，交流ノートはSTが期待していた以上に，妻の心理面への効果をもたらしたと思われた．

　失語症者とその家族は，自分達に起こった出来事を受け止めていかなければならない．家族自身にも，自らの心理的葛藤や感情の表出と，それが受容，共感されるという経験の繰り返しが必要であろう．KTの妻はノートをきっかけに，それまで生活に追われ，意識的・無意識的に抑えていたものに対面し，表現してみる機会を得た．この作業を通して，自分の感情に向き合い，さらに娘や夫とそれを共有できたことで，いくばくかの心の整理ができたのであろう．このように内的体験を客観視していくために重要なのは，まず書くということであり，まさに娘の言う通り，ここでは文字の誤りや表現の稚拙さはなんら関係ない．その意味で，彼女の励ましは非常に適切であり，このような種類の支援をSTが行う場合の良い手本であると思われる．

　また，ノートの内容は，記載者の障害に対する中核的な思いが浮き彫りとなっているものも多く，似た境遇である読み手が今感じ，経験しているものに重なる．ノートを手にした家族が，何かを書くまでに至らなくても，読むことでこの大変な経験の共有者に出会え，障害の意味に思いを馳せるきっかけを得られるのであれば，実際の交流に準じた効果を持つと思われる．

　このような支援が最も効果的である時期を家族ごとに探りつつ，家族の交流ノートは，さまざまな家族支援の一つのツールとして考えてよいものと思われる．

（小島真奈美）

文　献

小薗真知子：ある失語症患者の妻の手記の分析―STは家族指導において何を考慮すべきか．聴能言語学研究 16：88-92, 1999.

生活の場への適応をめざした慢性期失語例の訓練

　脳出血で倒れたのはY子さんが52歳のとき．次男の結婚式の翌日だった．海外に新婚旅行に行っていた次男夫婦もあわてて帰国してきたほどで，予期せぬ出来事に家族がどんなに衝撃を受けたかは想像に難くない．

　6カ月のリハビリの後，自宅の中ではなんとか杖をつき移動できるようになった．言語理解は日常会話程度ならば問題なかったが，話し言葉は「あれが，，，あれが，，，」というような代名詞の羅列となり，結局コミュニケーションはうまくいかないことが多かった．夫が仕事に出てしまえば，日中は1人で誰とも話さずテレビを見たりして過ごしていることがほとんどだった．あぶないからと家事も夫から禁止されていた．その様子をみていた担当のヘルパーは，Y子さんに行政の行っている機能訓練に言語グループがあることを教えた．発症後5年目のことだった．来所当時は「だめなの，，，だめなんだよ，これ（話すこと），，，がね．」と残念そうに口を押さえコミュニケーションをすぐあきらめてしまっていた．文字や絵を書いたりすることも「だめ」と拒否的であった．

　Y子さんにはまず，コミュニケーションに対して前向きになってもらうために，グループの中でコミュニケーションの成功体験をたくさんしていただいた．言葉だけでなく，絵や地図，漢字，身振りなども積極的に取り込んでの訓練ゲームを選んだ．また，日常のなにげない会話を失語症会話パートナー（ボランティア）に援助してもらいながらやりとりする体験も繰り返ししていただいた．Y子さんは単語が出ないので簡単なファイルを持ち歩いてもらっている．それには個人の簡単な情報，話題にしたい内容，家族の写真，最近行ったところのパンフレットなどが入っている．2年間訓練に通った．現在Y子さんは身振りや指さしを駆使し，その自分用ファイルを上手に使い，不完全ながらも絵や文字，数字も書いて，さまざまな内容を伝えられるようになった．

　以前は外出も車椅子を使い誰かが付き添わなければ出来なかった．現在は自宅から坂道を下った先にある商店街に20分ほどかけて杖をついて歩いて行き，自分の気に入ったビーズ刺繍のセーターを買ってくることが出来るほどになった．倒れる前Y子さんは自分のほしい洋服を自分で自由に選んで買うことは当たり前であった．1人で好きな買い物が出来たということは些細なことのようでも，現在のY子さんにとっては大きい自信となったようで，それをうれしそうに報告してくれた．そして「これは（親指を突き出す．夫のこと）シー（人さし指を口にあてる），ね（夫にはないしょ，という意味）」といたずらっぽくつけ加えた．

　コミュニケーションは意思伝達というだけでなく地域社会とのつながりを保つという意味もあるとYorkston（1992）は言っている．実用コミュニケーションの訓練の成果が訓練室だけで終わらず地域社会での生活に広がっていってほしいと思う．

（野副めぐみ）

文献　Yorkston KM : Augmentative Communication in the Medical Settings. Communication Skill Builders, 1992（伊藤元信・監訳：拡大・代替コミュニケーション入門．協同医書出版社，1996）．

索 引

【欧文】

AAC（Augmentative and Alternative Communication）→拡大・代替コミュニケーションを参照
　　──機器操作訓練　178
　　──手段使用訓練　225
BDB（Back to the Drawing Board）　156
breakdown　129
CADL（Communicative Abilities in Daily Living）　3, 6, 8, 13, 89, 195
　　──の採点法　8
CADL-2　8
CARM（Complex Aphasia Rehabilitation Model）→複合失語リハビリテーションモデルを参照
CC（Conversational Coaching）→会話指導を参照
CETI（Communication Effectiveness Index）　4, 9, 197
C-VIC（Computerized Visual Communication System）　173, 174
FCP（Functional Communication Profile）　3, 4, 5
FCT（Functional Communication Treatment）→機能的コミュニケーション訓練を参照
ICF（International Classification of Functioning, Disability and Health）→国際生活機能分類を参照
LPAA（Life Participation Approach to Aphasia）声明　228
PACE（Promting Aphasics' Communicative Effectiveness）　50, 51, 68, 76, 87, 100, 134, 157, 159, 195
PCA（Profile of Communicative Appropriateness）　4, 13
PICA（Porch Index of Communicative ability）　2, 195
pictograph　156
PP（Pragmatic Protocol）　3, 4, 11
PSI（Problem-Solving Inventory）　199
QOL　117, 199, 230
RFP（Rating of Functional Performance）　3
Ryff's Scale　201
SCA（supported conversation for adults with aphasia）アプローチ　200, 230
VAT（Visual Action Therapy）　154
VIC（Visual Communication System）　173, 174
yes-no訓練　131
yes-no反応　138, 139, 141

【あ】

あいづち　132
誤りをさせない学習法（errorless learning）　180

【い】

移行グループ　195
維持グループ　195
一貫性　23, 26, 27, 82
　　──の崩壊　27
意味の単位　29
意味理解障害　27

【う】

ウェルニッケ失語　76, 118, 212
促し作業　80, 81
うなずき　139
運動と近接空間　13

【え】

エピソード　27, 28

【お】

音韻操作困難　186
オンスクリーンキーボード　186

【か】

解決　25
介護負担尺度　219
介護保険サービス　239
介護保険施設　228
階層的談話治療　30
回想法　62
外的文脈　22
会話　22
　　──指導　31, 133
　　──カード　101
　　──グループ　200
　　──訓練　50
　　──指導　224
　　──修復　88
　　──の開始と終結　132
　　──パートナー　200, 229
　　──補助装置　174, 177
カウンセリング　40, 224
拡散的行為　7
拡散的コミュニケーション　8

拡大・代替コミュニケーション（AAC）　135, 172
拡大抽象反応　30
確認作業実行率　76, 78, 80, 81
家族が抱える問題へのアプローチ　219
家族教室　224
家族支援　241
家族相互作用療法　224
家族のカウンセリングと支援グループ訓練　195
家族への質問表や実際のコミュニケーション場面の観察による方法　4
家族へのトータル・コミュニケーション指導　201
家族療法　228
活動制限（activity limitations）　218
カリフォルニア失語症センター　201, 230
環境因子　218
環境システムアプローチ　219
関係的反応　30
喚語　43
　　――困難　80, 133
観察　8
　　――プロフィール　4
関連要因　9

【き】

記憶障害　62
聞き返し・代償反応・自己修正・回避　9
機能障害（impairments）　15, 218
機能的コミュニケーション　3, 13, 15, 109
　　――訓練　2, 3, 5
　　――能力　3, 9
　　――能力評価　9
　　――の評価　4
　　――の改善　195
　　――評価の視点　5
機能的評価　4
教訓　25
協同グループ訓練　197

【く】

首振り　139
グループ訓練　192
　　――の効果　201
　　――の治療因子　193
　　――の評価　201
　　――の分類　194
　　――の利点・意義　193
　　――の留意点　202

グループダイナミックス　193
グループの運営活動　207
　　――に必要な技能の向上　209
訓練グループ　195

【け】

傾聴　40, 114
　　共感的――　223
系統的脱感作療法　101
系列的，関係依存的コミュニケーション行動　7
結束性　12, 13, 14, 23, 24, 25, 27, 82
言語技能　10, 14
言語指向の芸術療法　200
言語心理学的アプローチ　29
言語的象徴機能　167
言語・非言語文脈の利用　7
言語ボランティア　231
言語モダリティ　6
言語要素　5

【こ】

語彙の選択と使用　12
構造前反応　30
行動　25
　　――カテゴリー　7, 8
交流ノート　240
語義失語　58
国際障害分類（ICIDH）　218
国際生活機能分類（ICF）　218
個人因子　218
語想起　43
コミュニケーションにおける責任　130
コミュニケーション技術　212
コミュニケーション効果の測定　4
コミュニケーション手段　154
コミュニケーション・スタイルの多様性　12
コミュニケーション・ストラテジー　9, 15, 130
コミュニケーションに焦点をあてたグループ訓練　196
コミュニケーション・ノート　135, 146, 158, 216
コミュニケーションの仲介人　203
コミュニケーション・パートナー　11, 230
コミュニケーション・ボード　135, 146, 158
語用論的アプローチ　2, 15, 16
語用論的技能　210
語用論的技法　16
語用論的行動　3

語用論的コミュニケーションモデル　10
語用論的側面　15
語用論的能力　2，3，128
語用論的行動　3
語用論的能力　15，24
語用論的評価　10，11
語用論的方法　16
混合型超皮質性失語　54

【さ】

サイン言語　47，48
参加制約（participation restrictions）　218

【し】

ジェスチャー　13，154，164
視覚シンボル　172
刺激法　15
自己アイデンティティ　118
自己評価　199
　　──の向上　210
指示　12
支持グループ　195
自助グループ　118，227
　　──支援　201
失語症会話パートナー　235
失語症グループ訓練における心理・社会的側面の評価表　199
失語症者の語用論的能力の特徴　14
失語症者の社会化　228
失語症者の談話能力　24
失語症デイケア　231
失語症友の会　227
失名詞失語　42，96
実用コミュニケーション　2，128
　　──訓練　2，15
　　──能力　2，84，100，128
　　──能力検査　→CADLを参照
実用的訓練　117
実用的コミュニケーション能力分析表　77，81
自動語　104
自発話　46
シミュレーション　7
社会言語学的アプローチ　29，30
社会言語学的視点　29
社会言語学的なグループ訓練　194
社会言語学的な敏感性　14
社会言語的敏感性　13
社会参加　235
社会資源
　　──の活用　220

　　──の紹介　228
社会的アイデンティティ　229
社会適応　220
社会的活動・役割　231
社会的慣習　7
社会的技能　10，14，24
社会的相互作用　8
社会的能力　14
重度失語症　154
修復　130
障害の理解　224
状況設定　25
状況の文脈　123
抽象化能力　171
象徴機能　145
冗長性　129
情報送信成功率　76，78，80，81
情報伝達成功率　76，78
情報量　34
省略　12，23
職場復帰　38，96，118，231
書字訓練　135
叙述構造　14
叙述的能力　45
叙述話　22，24，25，27，28，29，31
シンボル化　165
心理劇　198
心理・社会的活動プログラム　199
心理・社会的グループ訓練　195
心理・社会的側面　214
　　──の改善　207，209，210
心理・社会面に焦点をあてたグループ訓練　198
心理・社会面の改善を目的としたグループ訓練　198
心理的幸福感　199

【す】

スクリプト　31，92，97
ストラテジー　48

【せ】

生活の再建　228，230
生活場面　108
精神活動低下　62，107，114
全失語　104，138，142
前方照応　23

【そ】

相互関係　123

相互作用　5, 6, 22, 31, 88
喪失体験　198
促通ストラテジー　8
促通メカニズム　129

【た】

代償手段　168, 214
代償・促通手段　146
代償的手段　16
　　──の使用　135
対人認知　125
代替手段　164
代名詞　23
代用　12, 23
対話構造　68
多面構造反応　30
多目的グループ訓練　199
単一構造反応　30
段階的アプローチ　213
談話　4, 11, 20, 21, 23, 82, 87, 88, 131
　　──規則　10
　　──訓練　38
　　──構造　26
　　──構造のレベル　22
　　──産生　27
　　──能力　22
　　──能力の改善　20
　　──の組織化　26
　　──標識　88

【ち】

地域ST連絡会　235
地域に根ざしたグループ訓練　200
チームアプローチ　220
注意障害　186
超皮質性感覚失語　50
直示性　7
治療ストラテジー　30

【て】

テキスト　20, 21, 23
手続き談話　22, 24, 26, 28, 31
伝導失語　100, 186

【と】

統語的複雑性　27
トータルコミュニケーション・アプローチ　159

【な】

内的文脈　22

【に】

日常コミュニケーション行為　109
日常コミュニケーション場面　7
日常生活場面　100
認知機能　25, 28, 30
認知技能　10, 14, 24
認知障害　31
認知能力　14

【の】

ノース・ヨーク失語症センター　200, 230

【は】

発話意図　10
発話─言語治療グループ訓練　195
発話行為　7, 11
発話行動　129
発語失行　80
発話分析　61
場面特定的訓練　110
パラ言語　22
　　──側面　12
　　──的　5
バリアー訓練　134
半構造化された枠組み　215

【ひ】

非言語的記号によるコミュニケーション　7
非言語側面　13
非言語的　5
　　──コミュニケーション　8, 13, 14
　　──手段　140
　　──象徴機能　167
　　──文脈　22
評価　25
描画　156
　　──訓練　168
標準高次視知覚検査　58
ヒントと推測の連鎖　130

【ふ】

フィードバック　90, 96
複合失語リハビリテーションモデル（CARM）　198
複合的評価　4
福祉機器　176

福祉センター　228
復唱　132
復職　→職場復帰を参照
ブローカ失語　34，46，62，80，84，114，164，168，212
文脈　2，5，6，7，20，21，29
　　　言語的――　21
　　　――情報　14，128
　　　――処理　14
　　　――に基づいたアプローチ　31
　　　――のあるコミュニケーション　8
　　　場面的（社会的）――　21，22

【へ】

平均形態素数　61

【ほ】

訪問ST　111

【ま】

マクロ構造　22，23，24，27
マネージド・ケア　201，230
○×カード　142

【み】

ミクロ構造　22，23，24，27

【め】

命題設定　48
明瞭さとプロソディー　12

【も】

物語文法　28
問題に焦点を当てたグループ訓練　200

【や】

役割交代　12，14，212，220
やりとり行動　104

【ゆ】

ユーモア・不合理・メタファー　7，8
ユニバーサルデザイン　177
指さし　140，148

【よ】

要請行動　131
ヨークダーラム失語症センター　200，230
予測性　129
読み上げ機能　189
読み・書き・計算・数や時間の判断　7

【り】

リソース・ブック　200
流暢性　12，13，14

【れ】

連続性　129

【ろ】

ロールプレイ　8，197
ロールプレイング　9
ロールプレイ活動　7，88，96，100

【わ】

ワープロ入力支援ソフト　181
話題　11

装幀 … 岡　孝治

失語症者の実用コミュニケーション　臨床ガイド

2005年12月 1日　第1版第1刷　発行
2012年 6月 1日　　　　　　第3刷　発行

　編　　集　　竹内　愛子
　発行者　　木下　攝
　発行所　　株式会社 協同医書出版社
　　　　　　東京都文京区本郷 3-21-10　〒113-0033
　　　　　　電話 (03) 3818-2361　ファックス (03) 3818-2368
　　　　　　URL　http://www.kyodo-isho.co.jp/
　　　　　　郵便振替口座 00160-1-148631
　印刷 製本　　横山印刷株式会社

ISBN4-7639-3041-9　　　　　　　定価はカバーに表示してあります

JCOPY〈(社)出版者著作権管理機構 委託出版物〉
本書の無断複写は著作権法上での例外を除き禁じられています．複写される場合は，そのつど事前に，(社)出版者著作権管理機構 (電話 03-3513-6969, FAX 03-3513-6979, e-mail: info@jcopy.or.jp) の許諾を得てください．
本書を無断で複製する行為 (コピー，スキャン，デジタルデータ化など) は，「私的使用のための複製」など著作権法上の限られた例外を除き禁じられています．大学，病院，企業などにおいて，業務上使用する目的 (診療，研究活動を含む) で上記の行為を行うことは，その使用範囲が内部的であっても，私的使用には該当せず，違法です．また私的使用に該当する場合であっても，代行業者等の第三者に依頼して上記の行為を行うことは違法となります．